循案识方

50首经典名方名医医案解读

李楠

胡春宇

高飞／编著

中国健康传媒集团

中国医药科技出版社

U0285946

内 容 提 要

本书选择 50 首经典名方，以名家医案为先导，在分析医案的基础上解读方剂。本书对方剂的解读注重组方结构和立法之间的关系，注重方剂适应证与方剂结构之间的关系，注重同类处方之间的细微差别，包括类方比较，后附学习启示、创方者的背景资料等相关知识，帮助读者深入感悟中医思维，准确理解方证。本书适合中医临床工作者、中医药院校师生及中医药爱好者阅读参考。

图书在版编目（CIP）数据

循案识方：50 首经典名方名医医案解读 / 李楠，胡春宇，高飞编著 . —北京：中国医药科技出版社，2024.8. — ISBN 978–7–5214–4802–3

Ⅰ . R249.7

中国国家版本馆 CIP 数据核字第 20247X8A98 号

美术编辑　陈君杞
版式设计　也　在

出版　**中国健康传媒集团** ｜ 中国医药科技出版社
地址　北京市海淀区文慧园北路甲 22 号
邮编　100082
电话　发行：010–62227427　邮购：010–62236938
网址　www.cmstp.com
规格　710 × 1000 mm $^1/_{16}$
印张　18 $^1/_4$
字数　347 千字
版次　2024 年 8 月第 1 版
印次　2024 年 8 月第 1 次印刷
印刷　河北环京美印刷有限公司
经销　全国各地新华书店
书号　ISBN 978–7–5214–4802–3
定价　**59.00 元**

获取新书信息、投稿、为图书纠错，请扫码联系我们。

史　序

方剂是中医进行药物治疗的核心，经典名方更是核心中的核心。患者求医问诊，无外乎想得到一首能解决病痛的处方，中医医生的学识素养、临床水平，最终也体现在那一首处方上。两千多年来，中医积累了大量有效的经典名方，如何用准、用好这些经方，是每位中医师孜孜以求的目标。

我常用打靶来形容医生开方，一般而言，只要"上靶"就会有效，但疗效的等级完全不同。打中1、2环和打中10环的效果是绝对不一样的。我们每个医生应该去追求打10环，即古人所谓的"效如桴鼓""覆杯而愈"的水平。

想要命中10环，不但需要对患者病证有准确的判断，同时要掌握大量的经典名方，并对这些方剂的适应证了然于胸。

张仲景在《伤寒论》里说"病皆与方相应者，乃服之"。也就是说方剂与疾病之间存在着精确的对应关系，而找到这一对应关系的钥匙，就是方剂的适应证，我们称之为"方证"。谙熟"方证"，在临床当中才能真正做到灵活应用，随证加减。所以学习方剂的关键，就是要全面、精确、精细地把握好"方证"。若能领会其精髓，把握住方证的关键点，往往能达到举一反三的效果。

中医经典名方是方中的精华，之所以称其为经典，是因为这些方剂都经过了上百、数千年临床实践的反复验证，组方精炼，配伍严谨，适应证明确，临床疗效显著，所以受到历代医家的关注与推崇，也积累了无数经典医案，在这些医案中蕴含着医家对疾病病因、诊断、治疗等全方位的思考与经验。而从大量有效病案来学习经典名方是一个很好的尝试。既往方剂教学以方为核心，着重围绕方剂的组成、功效、主治等知识点展开，通过讨论方剂君、臣、佐、使的配伍关系，来理解方剂的结构与效用，这是学习方剂的基础。病案则是临床一个个鲜活的实例，以病案为先导的学习方式，更贴近临床的思维过程，对准确、深入理解一首方剂的功效与适应证的特点，活用方剂等更有裨益。

李楠2008年考入我院攻读硕士，在读期间就发现他酷爱中国传统文化，阅读过大量古籍，中医基本功非常扎实，是同级学生中的翘楚。学习期间，他不但认真听课，而且还随我门诊，勤学好问，善于思考，每有所得，则喜而相告。随后，李楠又进入博士阶段学习，毕业后以优异的成绩留院任教，为研究生讲解《黄帝内经》《温病条辨》《中医名家名方精讲》等多门课程，同时他坚持出门诊，注重理论与临床相结合，是我十多年来看着慢慢成长起来的青年才俊。

多年来，李楠从病案角度研究中医经典名方，颇有心得，撰成本书。全书方剂没有选录仲景方与温病方，而是选了在临床十分常用的唐代至清代方，特别是《方剂学》教材中没有收录的名方，如防风通圣散、升阳散火汤、化肝煎、升降散等。全书以名医医案为先导，在分析医案的基础上，引出名方，并对方剂进行解读，包括类方比较，后附学习启示、创方者的背景资料等相关知识，帮助读者深入感悟中医思维，准确理解方证，拓展知识领域。

读李楠博士之书稿，其对病案分析之细，方证解读之到位，使我甚感欣喜！并乐为之序。相信读者定会开卷有益！

史欣德

2023 年 10 月 1 日

前　言

一、缘起

从病案学中医经典名方的思路来自于苗德根先生。2016 年，苗先生邀请我去讲方剂。考虑到传统的讲法很枯燥，特别是学员学习之后，仍然感觉与临床实践存在距离，于是我们商量采用讲病案导出方剂的形式，先分析病案，从病案中引出方剂，之后再详细展开讲解方剂，这样一来，整个思维的过程更加贴近临床。

当时采用录音加 PPT 的形式在微信群中授课，很多学员听课后表示，希望能够将录音整理出版，但由于种种原因，几年间仅陆续整理了 10 余篇。2021 年，"药匣子"建设课程平台，将本课程的录音再次上线播放，受到听众出乎意料的热烈欢迎，感慨之余，遂集中精力将剩余的 30 余篇文稿全部整理完成。

由于录音完成于几年前，这期间，我对于病案和方剂又产生了很多新的想法与认识，所以本次整理时，在病案及方剂原文的基础上，我将病案分析和方剂讲解两部分内容重新撰写。

二、几点说明

（一）关于中医经典名方

现在通常将张仲景的方称为"经方"。在汉代以前，这个"经"是经验的意思，所以那个时候的"经方"就是指"经验方"。后来由于张仲景被尊为医圣，《伤寒论》成为方书之祖，"经"被赋予了经典的含义。仲景以后，历代的经验方很多，如地黄丸、逍遥散等传世名方，临床疗效确凿，经受了历史的检验，获得医家的普遍认可。这些方剂组方精炼，具有很好的代表性，与仲景经方一样，也堪称经典。本书所说的中医经典名方主要就是指这些历代流传下来的经典方。这些方是仲景经方的延续，同时也是对经方的最好补充。

经方不是万能的，如果经方能够解决一切问题，这些后世的经典名方也就没有必要流传下来。这些经典名方是中医的重要组成部分，凝聚着历代中医的智慧，反映了仲景以后中医学术思想的演变。由于其组方精炼，思路清晰，因此可以像学习经方一样，通过原著来学习经典名方，体悟原作者创立方剂的最初思路与用途，以更好地掌握方剂的根本。比如地黄丸的适应证在《小儿药证直诀》中表述为："肾怯失音，囟开不合，神不足，目中白睛多，面色㿠白。"这就与我们想象中的阴虚患者，面色潮红或颧红如妆不同。因为地黄丸证在肾精不足的同时，还有水液代谢异常的问题，故此面色才会出现㿠白，所以方中才要用茯苓、泽泻利水。仅从这一点，就能很好地鉴别其与左归丸这样纯补不泻方的区别。

本书选了 50 首经典名方，既没有选取张仲景的经方，也没有选温病四大家（叶天士、薛生白、吴鞠通、王孟英）的创制方剂。因为目前经方的课程很多，大家获取资料很容易，在中医院校中，温病也有专门的课程，温病名方也会在方剂学、温病学、内科学等课程中反复地讲，所以我们将重点放到了从唐代到清代这一阶段，特别是选取了一些具有重要地位和代表性，但《方剂学》教材当中又没有收录的方剂，如防风通圣散、升阳散火汤、化肝煎、升降散等。

（二）本书适合哪类人群

我们最初的课程设计，主要是面向临床应用这一需求，所以阅读本书的人最好是曾经系统学习过《方剂学》教材的人群，包括中医院校的毕业生、自学中医的爱好者，以及临床医生当中想要从不同角度重新学习方剂者。

本书讲方剂注重组方结构和立法之间的关系，注重方剂适应证与方剂结构之间的关系，注重同类处方之间的细微差别，因此没有按照君、臣、佐、使的体系来分析方剂，而是尽可能地站在临床应用的角度讲解方剂。我想学习方剂最终的目的还是要在临床当中使用，如果想要了解方剂的君、臣、佐、使配伍方法，不论《方剂学》教材，还是历代的"方论"著作，相关的资料很多，大可不必在此重复。作者水平所限，有些地方讲得并不深刻或可能挂一漏万，但希望能够通过本书帮助大家建立一个学习方剂的模式，为进一步深入学习打下基础。

（三）病案的选择

首先要说明为什么选择通过病案学习方剂这样一个模式。病案是临床的再现，除了现场跟诊以外，模拟临床最好的方法就是读病案。如果病案记载得比较详细，读者在细心体会下，几乎可以模拟当时诊疗的全过程。所以，为了更好地切合临床实用，我们通过病案引导方剂的学习，实际上是希望能够在读病案的过程中，逐渐体会中医思维，然后从中医的角度来思考立法与处方的关系，从而能够深入体会方剂的内涵。这样比直接告诉你这个方是哪些药组成，能够治疗什么病要困难一些，但如果能够跟着病案的诊疗思路一路思考下来，可能你会发现组方、适应证等很多知识都是自己思考得来的，印象会更加深刻。

为了实现这一目的，我们选择医案的时候遵循以下几个原则。第一，尽量选择病情记载详细的医案，其中大部分是近现代名老中医的医案，古代医案比较少。主要是因为大部分古代医案记载过于简略，比如王某，咳嗽，下面跟着处方就出来了，这样信息过少的医案，对学习的帮助有限。第二，尽量选择使用原方的病案，或者加减很少，一般不超过20%。有些医案名为某方加减，但已经改得面目全非。曾见一医生门诊病例，病情记录简短，后面写了小柴胡汤加减，结果一看处方，除了柴胡，剩下6味药全都去掉了，另外又加了20多味药。显然，这个处方已经和小柴胡汤没什么关系了，这样的病案对于学习方剂也没有多大的帮助。第三，考虑病证的选择，一个方剂能够治疗的病证很多，我们尽量选择非常规的应用。比如生脉散，有一定中医基础的人都知道它能够治疗气阴两虚证，患者会有"汗多神疲，体倦乏力，气短懒言，咽干口渴，舌干红少苔，脉虚数"等症。而我们选择了"鼻衄"病案，听到鼻衄大家可能想得最多的是"血热妄行"，可能会想到清热凉血，可能会从"肺开窍于鼻"联想到清肺热。但为什么要用生脉散？有什么依据？背后的原理是什么？希望大家能够带着这些问题，在这些意想不到的病证中，找到使用生脉散的蛛丝马迹。希望通过这样的方式，帮助大家体会中医思维，同时也对方剂的内涵有更为深刻的体会。

（四）关于中医思维

我们在课程当中反复强调中医思维这个词，读病案也好，学方剂也好，一方面是获取更多的中医学知识，更重要的则是培养中医思维。思维的培养是很困难的事情，这并不是谁来告诉你应该怎么做的问题。思维有时候是一种习惯，与个人的生活环境、文化底蕴、知识储备有密切关系。比如我们现在讲阴阳五行很困难，很多人不理解。但古人却不存在这样的问题，他们生活的环境和文化本身就包含了这些，至少在学习过程中，没有来自内心深处的排斥感。所以你和一个古代的读书人说"肝木横逆，克犯脾土"的时候他能够接受，即使他从来没有学习过中医。而你和现代人讲这些时，他会觉得理解起来很困难。甚至会有人说这不科学，你的哪只眼睛看到"肝木"还是"脾土"了？但是你要是和他说细菌、病毒，他就很容易接受，虽然他很可能也从来没有见过细菌或病毒。而对于古人，你只能用"杂气""戾气"这样的概念来表述。

中医思维，简单地说就是用中医的方式思考问题，具体一点就是用中医理论来分析、解决临床问题。对于当前的医生来说，需要解决两方面的问题。第一，突破西医知识带来的影响。并非西医知识有问题，而是很多时候我们错误地理解了西医与中医之间的关系，错误地理解了西医知识。比如遇到发热的患者会化验血常规，发现白细胞升高，西医认为是细菌感染，有的中医医生就会想要用"清热解毒"药，因为"清热解毒"药大多能够抗菌、抗病毒。中医使用清热药是针对"热证"的，而发热并不等于中医的"热证"，白细胞升高也不等于"热证"。伤寒、中风、湿温、秋燥等都会引起发热，再加上气、血、阴、阳亏虚引起的发热，中医通过辨证会给出不同的处方，绝非简单的清热解毒。第二，突破既往知识体系中的中医惯性思维。比如见到咳嗽，就想到降气止咳，清热化痰。《黄帝内经》讲"五脏六腑，皆令人咳，非独肺也"。这句话大家很熟悉，但是到了临床是否还能用上？呼吸科开出来的处方为什么总是围着肺转圈圈。《黄帝内经》的五脏咳、六腑咳讲得很清楚，比如心咳的特点，咳则胸中痛，喉中介介如梗，这个描述和《金匮要略》关于胸痹的记载很相似。喉中介介如梗也与梅核气很相似。所以这一类咳嗽用《金匮要略》当中治疗胸痹的瓜蒌薤白白酒汤、瓜蒌薤白半夏汤、枳实薤白桂枝汤、橘枳姜汤、茯苓杏仁甘草汤效果非常好，相关病案也很多。其他脏腑的咳嗽也都一样。所以一定要突破惯性思维。类似的问题如出血就是血热妄行，腹胀就是气机壅滞，小便不利要利水，大便不通要攻下，这种想法都是片面的，是没有真正深入思考的结果。

（五）如何阅读本书

本书通过病案来引出经典名方，所以需要先读病案，如果有基础的读者可以先不看后面的处方与分析，只看病情的部分，然后自己来分析病机、治法、处方乃至加减用药。独立分析的收获更大，也更贴近临床实际情况。

分析病案可以按照自己的方法，不论是六经辨证、卫气营血辨证、八纲辨证、脏腑辨证，乃至方证相应都可以。如果实在没有思路，可以参考方药中先生的辨证论治七步（五步）法，从定位、定性等逐步入手。

中医的学习是没有止境的，本书后附学习启示、知识链接等内容，以期帮助读者感悟中医思维，拓展知识领域，希望能够对大家学习中医产生一点帮助。书中所选医案中有些临床检查指标和药用剂量用的是旧制，为避免转换造成错误，均予保留，不做转换。书中所述犀角、穿山甲等药物均为古方用药，现已禁用，临床中请以其他中药代替。书中的观点与知识仅为个人见解，鉴于水平所限，可能存在不妥和疏漏。希望大家能够以批判的眼光来学习，通过思考得出自己的认识。

编者

2023 年 11 月

目　录

读郭雍医案

学《肘后备急方》之黄连解毒汤

一、医案

伤寒汗出而喘

一人年逾五十，五月间因房后入水，得伤寒证，误过服热药，汗出如油，喘声如雷，昼夜不寐，凡数日，或时惊悸发狂，口中气自外出，诸医莫措手。郭诊之曰：六脉虽沉无力，然昼夜不得安卧，人倦则脉无力耳。细察之，尚有胃气不涩，可治也。夫阳动阴静，观其不得安卧，气自外出，乃阳症也，又误服热药，宜用黄连解毒汤。众皆危之。一服尚未效，或以为宜用大青龙汤。郭曰：此积热之久，病邪未退，药力未至也。再服，病减半，喘定汗止而愈。

（《名医类案·伤寒》）

【验案解说】 这里介绍的是一则古代医案，患者是一名50多岁的老年男性。按照现在的标准，50多岁最多算是中年，但在南宋时期，应该算是老年人。发病的原因是"房后入水"，大概是五月（相当于阳历的六七月）时候天气较热，房事后用凉水洗澡。房事后体虚，又入水中，所以得了伤寒证。这里的"伤寒"应指外感而出现发热的一类疾病。房后入水，受了寒，开始发热。从表面看当然是一个寒证，所以用温热的药物，估计是辛温发散之品。服药之后，出现了汗出如油，喘声如雷，昼夜不寐，惊悸发狂，口中气自外出等症状，显然病情较重，需要仔细分析。

汗出如油，是说汗出黏滞，如同油脂，也叫黏汗。按照《中医诊断学》的观点，一般汗出黏滞多属于湿热病证；而"汗出如油"一词又多用于描述"亡阴证"。对于本患者而言，高热同时又服用了热药，大量耗伤阴液，出现"亡阴证"似乎也是合理的。但进一步分析，虽然提到"汗出如油"，但后面的喘声如雷，昼夜不寐，惊悸发狂，口中气自外出等症状都更像是实热证，而非亡阴常见的虚烦躁扰、恶热口渴、皮肤皱瘪、唇舌干燥等阴伤表现。脉象也非细数而疾，反而是沉而无力，根据郭雍的分析，脉沉而无力是由于长时间不能正常睡眠，导致机体倦怠所致。同时脉中有胃气，也进一步印证了这种判断。从上述种种表现分析，这个患者出现的"汗出如油"并非"亡阴证"，也非"湿热证"，而是标准的实热证。实热证患者，往往面目红赤，皮肤油脂分泌较多，常常见到"红光满面"，或面部似乎被油腻污垢包裹等现象，如《伤寒论》白虎汤证中提到的"面垢"。本案中的患者满面油脂，再加上汗出较多，因此用"汗出如油"来形容，本质上就是实热证，并非《中医诊断学》上面提到的"汗出如油"的亡阴证，所以用苦寒清热的黄连解毒汤治疗。

对于这一方案，其他医家，可能还包括患者家属都觉得不可思议，特别是在一服后没有见到效果，都认为应当用大青龙汤治疗。郭雍则坚持认为病重药轻，继续服用黄连解毒汤，最终获效。危重疾病当中，一服不效或反而加重的情况并不少见，对于医生和患者均是重要考验。本案当中患者明明已经出现了一系列实热证候，为何大部分人仍主张用大青龙汤？这需要从前文"误过服热药"入手。如果表述为"误服热药"可能患者本非寒证，因此用热药治疗为误。但"误过服"则提示患者可能本是伤寒，用热药过多，导致病证由寒转热，而大部分医家并没有发现由寒转热这一迹象，仍然按照疾病初起时的寒证治疗，这种惯性思维也就导致了患者"过服"热药。特别是黄连解毒汤一服未效的时候，本就没有察觉疾病转变的医家，更坚定了用辛温药物的信念。此时郭雍提出的"积热之久，病邪未退，药力未至"可谓判断精准。

二、方剂

（一）文献记载

（1）《肘后备急方》：（黄连解毒汤）治烦呕不得眠。

（2）《外台秘要·崔氏方一十五首》：前军都护刘车者，得时疾三日已汗解，因饮酒复剧，苦烦闷干呕，口燥呻吟，错语不得卧，余思作此黄连解毒汤方。

黄连三两，黄芩、黄柏各二两，栀子十四枚（擘）。上四味，切，以水六升，煮取二升，分二服。

一服目明，再服进粥，于此渐瘥。余以疗凡大热盛，烦呕呻吟，错语不得眠，皆佳。传语诸人，用之亦效。此直解热毒，除酷热，不必饮酒剧者。此汤疗五日中神效。忌猪肉、冷水。

（3）《方剂学》：功能泻火解毒，主治三焦火毒证。大热烦躁，口燥咽干，错语不眠；或热病吐血、衄血；或热甚发斑，或身热下利，或湿热黄疸；或外科痈疡疔毒，小便黄赤，舌红苔黄，脉数有力。

（二）方剂讲解

黄连解毒汤是苦寒直折法的代表方，所谓"苦寒直折"是指用味苦性寒的药物为主组方，是针对火热毒盛实热证的一种治法。《素问·至真要大论篇》里面讲"热者寒之"，对热性病证，用寒凉药平衡其偏性，属于逆治法。

中医很多治法是用药物的性味来归纳的，比如酸甘化阴、辛凉清透等。中医十分重视药物性味，古人开方子时重点考虑的就是性味问题。《汉书·艺文志》中记载："经方者，本草石之寒温，量疾病之浅深，假药味之滋，因气感之宜，辨五苦六辛，致水火之剂，以通闭解结，反之于平。"前边"量疾病之浅深"，"因气感之宜"是诊断过程，开方子时真正关注的要点是"辨五苦六辛"，而中药能够治疗疾病靠的也是"药味之滋"。因此学习中医一定要关注性味，要习惯从古人的视角思考问题。

由于临床疾病的复杂性，在治疗时往往应用多种不同性味的药物，相互配合，提高疗效，因此也有了"用药如用兵"的说法。如果将中药复方比喻为多兵种大规模作战军团，类似黄连解毒汤这种由单纯苦寒药组成的方剂，更像是精锐的尖刀连或突击队，以小规模的单兵种部队，直插敌人要害。"苦寒直折"的提法，也总有一种给敌人以迎头痛击的感觉。所以这张方子的组方思想很容易理解，就是纯粹的苦寒。如果细分，黄芩清上焦热，偏重于肺系；黄连清中焦热，偏重于胃肠系统；黄柏清下焦，偏重于肾、膀胱系统；栀子则上、中、下三焦通吃。

主治病症方面，由于其功专清热，因此在许多人的印象中，把本方当作了超级泻火剂，凡是"上火"都可以用。实际上，从《肘后方》的记载来看，本方治疗的核心病症为烦、呕、失眠。烦和失眠都属于心火的问题，呕则是胃火。换言之，本方重点是清除心、胃两经的火，与黄连的归经一致，因此以黄连为君药，并为方剂命名。从药物比例看，黄连用量三两，是最大的，也进一步证明了创立本方的初衷。

《外台秘要》则以病案的形式收纳了本方，患者的病症中，除了烦、呕、失眠之外，还增加了口燥呻吟、错语。错语仍是心经的问题，程度较心烦、失眠有所加重；口燥是胃热伤津的表现。呻吟的原因没有交代，可能由于烦闷，也可能是口燥、干呕等消化道症状严重，过于痛苦所致。虽然补充了两个症状，但其治疗方向的核心，仍然以心、胃两经的火热为主。

《方剂学》中进一步补充了本方的适应证，如果仔细分析，这些病症多数是结合苦寒清热这一特点，从病机角度推导出来的。如吐血、衄血、发斑，是热盛动血的表现。从温病学角度看，热邪已入血分，按照叶天士的原则要"凉血散血"，黄连、黄芩均有止血的作用，但如果能配伍凉血止血药，或考虑配合泻心汤、犀角地黄汤等方，似乎更为妥当。又如身热下利，或湿热黄疸，均属于湿热问题，不是单纯的火热。黄连解毒汤中药物均为苦味，能够燥湿，但湿热痢可考虑白头翁汤，黄疸可用茵陈蒿汤，都有专方、专药。至于外科疮疡如属热毒者，一般多用金银花、连翘、蒲公英等药，代表方如四妙勇安汤。因此，在学习使用黄连解毒汤时，首先要抓住其核心适应证，即烦、呕、不得眠。脉象虽然不一定会数，但多为滑实有力。

方剂鉴别应注意泻心汤、大黄黄连泻心汤、栀子生姜豉汤，三个都是经方。泻心汤出自《金匮要略·惊悸吐衄下血胸满瘀血病脉证治》："心气不足，吐血、衄血，泻心汤主之。"方子里面也有黄连、黄芩，但是没有黄柏、栀子，换成了大黄。大黄也是一味苦寒药，但其主要作用除了攻下以外，还有很好的止血、活血效果。配伍同样能够止血的黄连、黄芩，成为治疗吐血、衄血的经方。

大黄黄连泻心汤是《伤寒论》方，很多人将其与《金匮要略》的泻心汤混淆，这张方子里面只有大黄、黄连两味药，主治胃痞证。154条："心下痞，按之濡，其脉关上浮者，大黄黄连泻心汤主之。"为什么差了一味黄芩，整个治疗的作用就不一样了呢？先分析一下组方，吐血是胃热，衄血是肺热，黄连清胃，黄芩清肺，加上大黄，刚好覆盖这些症状。而胃痞则主要是胃热，与肺无关，所以方中不用黄芩。如果有人问，泻心汤是否也能治胃痞？大黄黄连泻心汤是否能够治疗吐血？单从药物组成上看，答案应该是肯定的。不过如果仔细读仲景之书，我们发现两个方子的煎煮方法有所不同，泻心汤是需要煎煮的，大黄黄连泻心汤则是用开水泡服。根据病症选择不同煎煮方法应该引起我们注意。

最后栀子生姜豉汤，从组方看只有栀子与黄连解毒汤一样，其他药物均不同，但在主治病症上，两方十分相近。《伤寒论》76条："发汗后，水药不得入口为逆，若更发汗，必吐下不止。发汗吐下后，虚烦不得眠；若剧者，必反复颠倒，心中懊憹者，栀子豉汤主之。若少气者，栀子甘草豉汤主之；若呕者，栀子生姜豉汤主之。"栀子豉汤治疗虚烦不得眠，在此基础上加上呕，就是栀子生姜豉汤。其与黄连解毒汤的区别在于，栀子豉汤系列，治疗的是虚烦。所谓虚烦，一般理解为无形邪热引起，与有形实热相对应，因此称为虚烦。其实从原文看，发汗吐下后，正气受损，是本方的关键，所以如果兼有少气的人还要加甘草扶正，这与黄连解毒汤纯实无虚有别。临床当中应当注意观察舌、脉，以助判断虚实。

（三）用方要点

病性：火热，纯实无虚。

病位：心、胃两经为主。

症状：烦，呕，失眠。

（四）学习启示

本书当中选取的古代医案并不多，主要原因是很多古代医案记载过于简单，对患者的病情交代不清，甚至仅有少数一两个主症，不便于深入研究。但古代医案却是我们研究古代医家学术思想，向古人学习中医的重要资料，没有这些资料，我们很难深入了解古代中医学究竟讲的是什么。比如明代的温补学派与清代的扶阳学派都重视人体阳气，在他们的理论著作中均充分地论述了人体阳气的重要作用，表面上看是近似的，但如果看他们的医案，温补学派常用的药物是鹿角、淫羊藿、巴戟天；扶阳派则主要用附子、干姜、肉桂，可以说泾渭分明。

古人惜墨如金，因此我们只能利用有限的文本，尽量提取更多的有价值的信息，从无字句处读书。本案中"误过服温药"中一个"过"字隐含了证候由寒转热的过程，需要细心体会，才能发现其中的端倪。此外如患者得的是"伤寒"，利用中医学知识就知道，患者应该有发热的症状，也正是由于长时间高热，导致耗伤阴液，出现将要亡阴的"汗出如油"。这些问题在医案中没有详细记载，但通过文本结合医理不难推测，在补充这些信息之后，疾病的全过程才更加完整，也更便于理解。因此读古代医案一定要细致，从字里行间阐微发明，发现隐藏在背后的情况。

【知识链接】郭雍（1106—1187），南宋名医，出身儒门，其父为宋代著名理学家程颐的弟子。早年习儒，晚年钻研医书，致力于伤寒的研究，撰有《伤寒补亡论》，后世尊为伤寒"宋六家"。

《名医类案》，作者为明代江瓘（民莹）、江应宿（少微）父子。该书收集自秦越人、淳于意、张仲景，至元明诸家共193家案论。引用《素问》《难经》《伤寒论》《备急千金要方》等书共150种。全书12卷，按病证分类，记载医案较为完整，部分医案有江瓘评语。被后世视为中医医案学的奠基之作。

读吴佩衡医案

学《备急千金要方》之温脾汤

一、医案

便　秘

张某，男，32岁，昆明人。

患便秘证已1年余。初起大便难解，凡二三日一行，干结不爽。头昏食少，脘腹痞闷不适，时常哕气上逆，冲口而出。医者以为阴虚肠燥，胃腑有热，连续治以清热苦寒、滋润通下之剂。每服一剂，大便通泻一次，其后又复秘结如故，脘腹痞闷终不见减。如此往复施治数月之久，愈见便秘，甚者六七日始一行。口苦咽干，纳呆食减，体瘦面黄，精神倦怠。余诊其脉，沉迟而弱，舌苔厚腻，色黄少津，口气微臭，思饮不多。如此并非肠胃燥热之证，乃是气虚之便秘。因长期服用苦寒通下之品，脾肾之阳受戕，脾气虚弱，无力运化，肾气不足，难以化气生津，气机壅滞，胃肠传化失司，遂成便秘。当以温下之法，务使枢机运转，腑气自能通达。方用温脾汤加味。

附片45g，大黄9g（后放），明党参15g，厚朴9g，杏仁9g（捣），干姜12g，甘草6g

煎服一次后，则腹中肠鸣，气窜胸胁，自觉欲转矢气而不得。再服2次，则矢气频作，便意迫肛，旋即解出大便许多，干黑硬结如栗，其臭无比，顿觉腹中舒缓，如释重负，呕哕已不再作。连服2剂后，大便隔日可解，口苦咽干已愈，食思转佳，腹中痞胀消去，厚腻黄苔已退，呈现薄白润苔，脉仍沉缓。遂照原方加肉桂9g，增其温化运转之力。

连服4剂后，大便通调如常，精神、饮食明显好转，面色呈润泽。为巩固疗效，继以吴茱萸汤加肉桂、甘松温中健胃，调理20余日，并嘱其常服桂附理中丸。3年后相遇，询及便秘之证已痊愈，迄今未复发。

（《吴佩衡医案》）

【验案解说】 便秘是临床常见的疾病，老人和儿童尤为常见，大部分患者都会自己服用一些润肠通便的药物或食品。来医院寻求治疗的多为较顽固的便秘，或者是因为其他疾病前来就诊，同时兼有便秘。见到这类疾病，往往最先想到的就是通便，简单而直接，有时效果很好，有时只能当时解决问题，停药后仍然会便秘。从中医角度来看，大便不通仅仅是外在表现，其背后的原因可以多种多样，因此只有运用中医理论准确分析病情，才能找到恰当的治疗方法。我们常说的中医思维，其实就是用中医的方式思考问题，透过现象看本质。下面结合病例来探讨如何用中医的方式思考问题。

这是吴佩衡先生治疗的一名便秘患者，原案记载在《吴佩衡医案》当中。患者张某，32岁的年轻男性，便秘一年多，开始仅大便困难，两三日一次，大便干，排便不痛快，同时还有头晕、腹胀、吃东西比较少、经常打嗝等等症状。请医生治疗，认为是阴虚肠燥，胃腑有热，所以用苦寒清热，滋润通下的药物治疗。前面说过，便秘仅仅是外在表现，其背后的原因很多，其中由于内热致肠道成水分减少，大便干燥是很常见的类型，因此许多医生看到便秘，经常会率先想到"热结便秘"与"阴虚便秘"两种类型，这个患者便秘时间较长，同时以大便干为主要表现，因此医者可能考虑的是阴虚肠燥，而时常打嗝，冲口而出则更像胃热实证，因此苦寒与润下同用。

用这个方法治疗，结果出现服药的时候大便可通，停药则又反复的情况，如此经过数月治疗，便秘反而加重，逐渐到了六七日大便一次的程度，于是找到吴佩衡先生诊治。此时除了便秘以外，患者还有口苦咽干，纳呆食减，体瘦面黄，精神倦怠，口气微臭，思饮不多等症状，脉沉迟而弱，舌苔厚腻，色黄少津。这些症状可以分两组来看，第一组是口苦咽干、口气微臭、舌苔厚腻色黄少津，都属于内热津伤的表现；第二组症状则是纳呆食减、体瘦面黄、精神倦怠、思饮不多、沉迟而弱，属于典型的阳气不足。考验医生的时候到了，这个患者究竟是寒是热，孰真孰假？如果单看第一组症状，前面的医生治疗方案是没有问题的，为什么会出现病情加重的情况？说明内热津伤的结论是存在问题的。而阳气不足是如何产生的？这与患者吃了两个月的寒凉药有关，很多长期吃寒凉药，或吃生冷食物的人，都会出现不同程度的阳气不足，最直接的是损伤脾胃阳气。脾胃阳气不足，运化功能下降，同样会导致便秘。而大便日久不通，留存在腑内，积而化热也会出现如口苦咽干等热证的表现。治疗时只要抓住阳虚运化功能下降这一关键，温阳通便即可，大便一通，内热自然也会随之消除。

本案当中吴佩衡先生使用了温脾汤加减进行治疗，服药一次后，腹中肠鸣，气窜胸胁，自觉欲转矢气而不得。再服2次，则矢气频作，便意迫肛，旋即解出大便许多，干黑硬结如栗，其臭无比，顿觉腹中舒缓，如释重负，呕哕已不再作。连服 2 剂后，大便隔日可解，口苦咽干已愈，食思转佳，腹中痞胀消去，厚腻黄苔已退，呈现薄白润苔，脉仍沉缓。此后又加入肉桂 9g，再服 4 剂，大便通畅，精神、饮食都明显好转。后面又用吴茱萸汤加肉桂、甘松温中健胃，调理 20 余日，并嘱其常服桂附理中丸。

本案脾阳虚弱，无力运化是本，大便不通，腹胀痞闷为标。初时标本兼顾，温下并用。待腑气通畅，标证解除后，用桂附理中丸专事温补脾阳，善后调理。可谓进退有度，值得学习与效法。温脾汤原方当中附子为二两，大黄为五两，显然是以通下为主，本案当中附子用量达到 45g，是大黄的五倍，则是以温阳为主。吴佩衡作为火神派大家，平素用附子动辄上百克，因此增大附子剂量与其用药习惯不无关系。同时本案患者连服数月苦寒清热之剂，脾阳受损较重，审时度势，将攻下为主变为温阳为主，更加切合实际情况。

二、方剂

（一）文献记载

（1）《备急千金要方·心腹痛》：治腹痛，脐下绞结，绕脐不止，温脾汤方。

当归、干姜各三两，附子、人参、芒硝各二两，大黄五两，甘草二两。上七味㕮咀，以水七升，煮取三升，分服，日三。

（2）《方剂学》：攻下冷积，温补脾阳。主治阳虚寒积证。腹痛便秘，脐下绞痛，绕脐不止，手足不温，苔白不渴，脉沉弦而迟。

（二）方剂讲解

温脾汤同名方剂甚多，仅《备急千金要方》当中记载的同名方就有 15 首，其中最为常用者为《备急千金要方·心腹痛》中所记载的这张温脾汤。在这里主要讨论组方思想、主要适应证和应用要点、类似方的鉴别等三方面问题。

首先，简单分析一下组方思想。温脾汤是温下治法的代表方之一，即温阳法与攻下法组合应用的一张方。许多方剂书中，认为此方是由四逆汤演变而来，因为方中有完整的四逆汤。在四逆汤中加大黄、芒硝，等于合入了调胃承气汤，也就是用四逆汤温阳，用调胃承气汤通下。在此基础上，考虑到虚的问题，再加入人参、当归补气血，就形成了温脾汤。从药味变化角度看，这样的阐述是合理的，如果从治法入手，我们还可以从另外的角度来分析此方。本方的两个核心药物是附子和大黄，一个是温，一个是下，构成了温下治法的核心；第二组药物是干姜、芒硝，仍然是一温一下，可以理解为对附子、大黄作用的补充与加强；第三组，人参、当归、炙甘草，是调中焦，补气血的基本组合。这样一来，形成了温、下、补三足鼎立的形势，所针对的问题可以概括为寒、积、虚，其中核心是寒与积，同时兼有虚的问题。因此在临床应用当中，我们可以根据患者的具体情况进行调整，如果以肠中积滞为主者，可按原方的比例，多用大黄而少用附子；如果以寒为主者，则可参考医案中吴佩衡先生的做法，增加附子的比例。在虚的方面，如果气虚表现更为明显，则可适当增加人参的用量；如血虚表现较多，则可多用当归。许多经典名方组方十分严谨，考虑也很周密，如能把握其组方思想，临床之中稍做加减，或仅调整药物用量的比例关系，即可解决很多相对复杂的问题，多数情况下，不用大刀阔斧，肆意加减，使方剂面目全非。

关于适应证的问题，从原书记载的主治病证看，本方的适应证十分明确，就是腹痛，而且腹痛的部位就在肚脐周围，性质是绞痛。如仔细问诊，这种疼痛很多时候还有得温则减，得寒则剧的特点，患者可能喜欢用暖水袋之类的东西在局部温一下。《方剂学》中补充了便秘、手足不温两个症状，是考虑到本方中含有调胃承气汤、四逆汤两方，临床中并非必然出现。

应注意手足不温这个描述，很多人理解为手足冷，是有问题的。一方面并非所有需要用四逆汤的患者都会出现手足冷的症状；另一方面即使有手足冷，也不一定是四逆汤证，还有可能是四逆散证等，可以选择的方子很多。手足不温不一定是冷，但一定不能是热。所以在应用本方时，要注意患者是否有手足发热的情况，如果有则要谨慎，因为这一个症状，就有可能排除温脾汤。

舌象方面，多为白苔，但也可因肠道积滞较多，出现本案中所描述的黄厚苔，舌质则多偏淡、紫，一般不会很红。《方剂学》中补充了沉、弦、迟等脉象，反映里、寒、痛等问题。临床很多时候会见到沉细而弱的脉，有时因为积滞较重，阻塞脉道，更多的是反映阳气不足，虚寒方面的问题，可以考虑增加附子、干姜等温阳药的比例。如果沉细而弱的脉象，同时伴有很多全身性气血不足的表现，则应考虑气血亏虚的问题，适当增加补益药的比例。

除上述症状外，临床常见的还有腹胀、小腹冷等症状，这些症状可以单独出现，即使没有腹痛、便秘等，只要判断病证性质属寒，同时有肠道积滞即可使用。大便也可表现为不成形或稀溏，但多伴有排便不净，或大便黏滞等特点，提示肠道有积滞存在。

本方定位十分明确，重点解决肠道问题，症状集中出现在腹部，特别是脐周。临床应用时，重点考察寒、积、虚三方面问题，对应的症状应关注痛、胀、便秘等。根据三者的轻重缓急，主次关系，选择适当的药物比例，是用好本方的关键。

在方剂鉴别方面，最容易想到的是《金匮要略》的大黄附子汤，因为两方同样以大黄、附子作为核心药物，同属温下治法的代表方。但大黄附子汤中没有用补益药，而是加入了细辛，乍一看，可能会认为是虚实之间的差别，大黄附子汤没有用补益药，所以是纯实证，而温脾汤则是虚实夹杂。但阅读原文就会发现，由于一味细辛的加入，整个方子治疗的方向从腹部转向胁下，主症变成了"胁下偏痛，发热"。所以大黄附子汤是治疗胁痛为主的，腹痛也可以用。关于细辛在该方中起到的作用，可以结合麻黄附子细辛汤来体会，这里不做展开。

第二组是理中汤、附子理中汤、小建中汤等治疗寒性腹痛的方剂。由于同属寒性腹痛，因此一般都有喜温的特点。但这三张方子基本都以虚寒为主，即没有兼肠道积滞的问题。

第三组是承气汤及其加减方。都有肠道积滞的问题，可以出现腹痛、腹胀、便秘等。核心就是寒与热的问题，属寒者温脾汤，属热者承气汤。本来认为没有必要讨论这一条的，但临床见到很多本属温脾汤而误用承气汤的案例，因此觉得有必要在此提醒大家。

（三）用方要点

病性：寒，虚，积。

病位：腹部，尤以脐周为主。

症状：痛，胀，秘。

（四）学习启示

这则医案可以带给我们很多启示，首先，应抛弃固有的习惯性思维，做到客观辨证。习惯性思维在中医临床中十分常见，比如见到咳嗽就考虑肺的问题，见到呕吐就考虑胃，大便不通想通便，小便不利则利水，诸如此类，比比皆是。很多时候这种习惯性思维束缚了我们的思想，遮蔽了我们的双眼，令我们很难客观冷静地分析问题。吴佩衡先生之前接诊的医生，都认为是热结津亏，用了数月清热药仍不见效，且不思变通。如果所处方药无误，何至数月不效，这是需要医家反思的问题。

中医临床强调"察色按脉，先别阴阳"，似乎从开始学中医，就讲这两句话，但真到了临床，往往忽视了这些问题。郑钦安先生讲："为医不难于用药，而难于识证；亦不难于识证，而难于识阴阳。"临证先将阴阳的大方向辨清，把寒、热、虚、实搞明白，不犯方向性错误，已经是难能可贵了，之后才是进一步精细辨证的问题。表面看，辨阴、阳、寒、热、虚、实是很简单的问题，而实际上由于临床的复杂性，看到症状后要先将真假辨清，而后才能正确地辨证。本案"舌苔厚腻，色黄少津，口气微臭"皆似热证，而实为肠道积滞产生的假热，积滞一除，假热自去。透过现象，观察本质，是中医辨证的重要功夫。

【知识链接】吴佩衡（1886—1971），四川会理人，云南四大名医之一。曾任云南中医学院院长，著有《吴佩衡医案》《医药简述》等。18岁时，受业于当地名医彭思溥，精研中医经典。吴氏尊郑钦安扶阳思想，临床擅用附子，长于使用经方，尤在辨别寒热真假方面有独到见解。他在郑钦安辨阴阳方法的基础上，进一步提炼，提出著名的十六字诀，即寒证"身重恶寒，目暝嗜卧，声低息短，少气懒言"；热证"身轻恶热，张目不眠，声音洪亮，口臭气粗"。对辨别疾病的寒热属性具有提纲挈领的作用。

中药十大"主帅"（节选）

此十味药品，暂以十大主帅名之，是形容其作用之大也。由于少数医家，以为此等药物，性能猛烈，而不多使用，即使偶然用之，而用量较轻，虽对一般轻浅之病亦多获效，但对于严重病患及沉疴痼疾，则疗效不显。据余数十年经验，如能掌握其性能，与其他药物配伍得当，且不违背辨证论治之精神，在临床工作中，不但治一般常见疾病效若桴鼓，并且治大多数疑难重证及顽固沉疴，亦无不应手奏效。如诊断不确，或配伍不当，则不但无效，反而使病情增剧，变证百出。惟是不良后果，只能责之于用之失当，决不能归咎于药性之猛烈，更不能将其化险为夷之巨大作用一笔抹杀也。盖病之当服，乌、附、硝、黄，皆能起死回生；病不当服，参、芪、归、地，亦可随便误人。故谚云："人参杀人无过，附子、大黄救人无功。"关键在于能否分清虚实寒热，当用不当用而已。

（《吴佩衡医案》）

读邢锡波医案
学《备急千金要方》之独活寄生汤

一、医案

痹 证

张某，男，30岁，工人。

病史：2年前感受风寒，关节肿痛，每逢寒冷则疼痛加剧，屈伸受限，得热则舒适。近半个月来各关节肿胀疼痛，以膝踝关节为重。

检查：下肢关节肿痛，活动时明显。脉弦紧，舌淡红，苔薄白。

证属：风寒湿邪，痹阻关节。

治宜：祛风散寒，利湿通痹。

处方：独活24g，桑寄生24g，秦艽15g，防风15g，川芎15g，当归15g，赤芍15g，茯苓15g，桂枝10g，牛膝10g，甘草6g，细辛3g。

连服7剂，关节疼痛大减，能下地活动。脉弦缓，舌淡红少苔。前方减当归、赤芍、茯苓、细辛，加制川乌10g，苍术10g，桑枝30g，杜仲15g，海风藤15g。

又服7剂，关节肿痛又减轻。仍依前方略有加减，再服7剂，症状消失。继服散风活络丸，巩固疗效。

（《邢锡波医案集》）

【验案解说】 我们对痹证的认识有很多错觉。比如高世宗等许多名家对"痹"的解释为"闭"，就是闭阻不通的意思。《说文》中则说"痹，湿病也。"也就是由于湿邪引起的疾病称为"痹"。《痹论篇》中提出"风、寒、湿三气杂至，合而为痹也。"可见"痹"的含义更多地侧重在病因方面，与闭阻不通有别。但由于闭阻不通的观念停留在脑海中，我们在临床当中也会习惯性地联想到不通则痛，将肢体关节疼痛类的疾病与痹证联系在一起，经常会在治疗时加入通经络的药物，特别是一些藤类药物。其实早在《素问》中已经有《痹论篇》专门论述痹证，可以说古人在很早的时候就已经对痹证有了深入的研究。《痹论篇》记载"五体痹""五脏痹""六腑痹"等多种类型。如"五脏痹"中的肺痹主要表现为烦闷、喘、呕；肝痹则表现为晚上睡眠易惊醒，饮水多，小便多，腹部胀满（原文是"上为引如怀"）。这些症状涉及内科多种疾病，显然已远远超出肢体关节疼痛的范围。之所以产生错觉，究其原因是知识结构的局限，没有深入研究经典，所以还要不断地学习，这是开场白，在此与大家共勉。

本次要讨论的病案是以关节肿痛为主要表现的痹证，显然没有到"五脏痹""六腑痹"的程度，患者是 30 岁的年轻男性，起因是 2 年前感受风寒，症状是下肢各个关节肿胀疼痛，尤其以踝关节最重。特点是遇冷加重，关节屈伸受限，遇热则舒适。从这一特点可以判断疾病的性质很可能是寒，或者说至少不是热。《痹论篇》说风寒湿三种病邪共同引发疾病，其中以风为主的称为"行痹"，表现为游走性疼痛，即疼痛部位不固定。以湿为主的称为"着痹"，以寒为主的称为"痛痹"，两者疼痛的部位都是固定的，但"着痹"往往有因为湿邪产生的肿，伴有沉重感，而"痛痹"则主要表现为剧烈的疼痛。除此之外，临床还经常可以见到以湿热为主的痹证，一般表现为红肿疼痛。本案患者关节肿痛，部位固定，喜温恶寒，应是以寒湿为主的痹证。脉弦紧是受寒而疼痛的表现，舌象没有特异性，因此邢锡波先生诊断为"风寒湿邪，痹阻关节"，用独活寄生汤加减治疗。

独活寄生汤后面会详细讲，先简单地把它理解成补虚药加祛风湿药的组合，也就是通补兼施的一张方子。而本案在应用此方时去杜仲、人参、地黄，肉桂换为桂枝。也就是把方中主要的补药基本都去掉了，肉桂也换成了通经络能力更好的桂枝。这也是根据患者情况的化裁，虽然前后病了 2 年，但从临床表现看，并未发现明显的虚证，因此不用那么多补虚药。服药 7 剂，关节疼痛大减，能下地活动。又加减治疗 14 天，症状消失，改用丸药善后，巩固疗效。

案例当中没有记录其他兼症，可能是患者没有其他全身性症状，或者症状与关节肿痛无关。这种情况在很多肢体经络疾病中十分常见，有时不仅症状很少，舌象、脉象亦无特异之处，因此要对局部症状仔细询问，尽可能获取更多的信息。本案对患者的局部症状记录十分详细，包括疼痛的性质、部位、加重与缓解因素等，对辨证起到了重要作用。除了问诊外，望诊、触诊等客观检查亦在此类疾病中有重要作用。比如可以通过望诊观察局部皮肤变化，或通过触诊感受局部的皮肤温度等。如以寒湿等阴邪为主者，往往局部皮肤没有明显变化，或者呈现发青等颜色，局部皮肤温度降低，摸上去感觉冰冷；以湿热为主者，局部皮肤多呈现不同程度的红色，触之亦觉温度较高等。

二、方剂

（一）文献记载

（1）《备急千金要方·偏风》：治腰背痛，独活寄生汤。夫腰背痛者，皆由肾气虚弱，卧冷湿地，当风所得也，不时速治，喜流入脚膝，为偏枯冷痹缓弱疼重，或腰痛挛脚重痹，宜急服此方。

独活三两，寄生（《古今录验》用续断）、杜仲、牛膝、细辛、秦艽、茯苓、桂心、防风、芎䓖、人参、甘草、当归、芍药、干地黄各二两。

上十五味㕮咀，以水一斗，煮取三升，分三服，温身勿冷也。

（2）《方剂学》：祛风湿，止痹痛，益肝肾，补气血。主治痹证日久，肝肾两虚，气血不足。腰膝疼痛、酸软，肢节屈伸不利，或麻木不仁，畏寒喜温，心悸气短，舌淡苔白，脉细弱。

（二）方剂讲解

前面说过，对独活寄生汤最简单的理解就是补虚加祛风湿通经络。补虚补什么？补气血，补肝肾。独活寄生汤里面有非常接近八珍汤的组合，地黄、芍药、当归、川芎、人参、茯苓、甘草，等于是八珍汤去掉白术，再把熟地黄换成干地黄。当然并非独活寄生汤的创立者真的想要把八珍汤拼到方子里，因为八珍汤出自《瑞竹堂经验方》，是元代的著作，产生时间远远晚于独活寄生汤。但这样便于理解与学习，独活寄生汤的第一组药物是由补气血的八珍汤化裁而来。第二组药物是补肝肾为主的，桑寄生、杜仲、牛膝、肉桂，除了肉桂，其他三个药还兼有祛风湿的作用。第三组药物是纯粹的祛风湿通经络的独活、细辛、秦艽、防风。通过这样的拆分，就容易理解了，独活寄生汤针对的问题是肝肾气血不足，风寒湿邪侵袭产生的痹证。而肝肾气血不足其实是一件事，就是肝肾的物质基础（阴血）亏虚，同时其生理功能（阳气）不能正常发挥作用，所以要一块儿补。正气亏虚到一定程度，单用祛邪药是不能解决问题的，因为人体自身的抗病能力已经衰弱了，所以这时候要攻补兼施，用补药扶助正气，恢复抗病康复能力，配合祛邪药才能产生效果。这是第一层问题，也就是《方剂学》上讲的治疗肝肾两虚，气血不足。

接下来要讨论主治病证，原书记载的只有三个字"腰背痛"，部位包括腰与背，实际上还应该包括下肢。独活、牛膝都是下行的，解决的就是下面的问题。后面的一段文字应该是其他人的注释，"夫腰背痛者，皆由肾气虚弱，卧冷湿地，当风所得也",解释腰背痛的机制。这里面提到了肾虚,提到了风寒湿,即虚人受邪是主要病因,如不及时治疗则容易发病。此后注释者又补充了一些病证:"偏枯冷痹缓弱疼重,或腰痛挛脚重痹,宜急服此方。"偏枯是半身不遂;冷痹就是我们讲的寒痹。缓是肌肉松弛,弱是无力,是偏枯的表现;疼重则是冷痹的表现,是寒湿阻滞经络所致。后半句痛、挛、重、痹是症状,包括疼痛、痉挛、沉重感,部位则是在腰与下肢。总结下来,独活寄生汤主治的病症可以包括两类,一类是以腰背及下肢疼痛为主的痹证;一类则表现为肌肉松弛无力,类似半身不遂的病证。所以不仅仅是痹证,半身不遂也可以用本方治疗,这是我们经常忽视的部分。

还要注意本方的服用与护理方法,一是"急服",二是服药后注意"温身勿冷",注意保暖问题。两者联系在一起看,急服强调治疗时机要尽早,之后还要保暖护理,这更像是邪气初犯,疾病急性期的用法。使用麻黄汤、桂枝汤等解表类方剂时经常会有类似的做法,补虚调理类方剂相对较少。进一步讲,"急服"还可能提示了这类病症较为危重,需要尽快治疗。因此,虽然本方治疗的是肝肾气血不足,感受风寒湿邪引发的病证,但绝不仅限于那种痹证日久,久病成虚的类型。久病成虚才能用独活寄生汤是我们的又一个错觉。《备急千金要方》将本方编入《偏风》门下,也提示该方对偏枯,即半身不遂一类的疾病有一定疗效。

方剂鉴别方面,注意大秦艽汤、宣痹汤等。大秦艽汤是刘河间的方子,《素问病机气宜保命集·卷中》:"中风,外无六经之形证,内无便溺之阻格,知血弱不能养筋,故手足不能运动、舌强不能言语,宜养血而筋自荣,大秦艽汤主之。"两方的组成很接近,我们比较一下就会发现问题。第一组也是八珍汤化裁的,川芎、当归、白芍药、白术、生地黄、熟地黄、茯苓、甘草,人参与白术两个补气药换了一下,多了一个熟地黄。第二组是祛风湿通经络的,独活、秦艽、防风、细辛是独活寄生汤的,又加了羌活、白芷。第三组是黄芩、石膏两个清热药。没有用桑寄生、杜仲这些补肝肾的药。所以总体而言肝肾亏虚并不明显,同时是兼有内热的。主治中风,表现为手足不能运动,舌强不能语言,进一步印证了独活寄生汤能够治疗偏枯。差异在于虚实关系与是否兼热。同时由于加入了羌活、白芷两味上行的药,去掉了牛膝的下行,所以作用部位更偏于上,主治病证中多了舌强不能语言。

宣痹汤是《温病条辨》中治疗湿热痹证的方子。上焦篇与中焦篇各有一张宣痹汤。上焦篇四十六条:"太阴湿温,气分痹郁而哕者,宣痹汤主之",是此方用于治疗肺痹,组方包括枇杷叶、郁金、射干、通草、豆豉,只是方名中有痹字,与独活寄生汤治疗的痹证没有太多关系。

中焦篇六十五条:"湿聚热蒸,蕴于经络,寒战热炽,骨骱烦疼,舌色灰滞,面目萎黄,病名湿痹,宣痹汤主之。"组方包括防己、杏仁、滑石、连翘、山栀、薏苡仁、半夏、晚蚕沙、赤小豆皮。以清热利湿为主，治疗湿热痹证，除了局部疼痛外，全身症状也较为明显。临床只要辨清寒热，不会混淆。

还有一张与半身不遂密切相关的方子：补阳还五汤，它是以补气活血为主的一张方，从组方思想上存在根本差异，注意观察气虚与血瘀的相关指征即可。由于后面会专门讲到此方，这里不再赘述。

（三）用方要点

病性：风，寒，湿，虚。

病位：左侧或右侧半身；腰背及下肢。

症状：半身不遂；腰背痛，喜温而恶寒。

（四）学习启示

本案的主题词是"错觉"，由于认知的局限，我们对很多方剂以及临床问题认识上都存在"错觉"。这种"错觉"在很大程度上限制了临床水平的提升。临床当中有时觉得自己辨证没有问题，处方也没有问题，为什么疗效不好？比如看到睡眠易惊醒，饮水多，小便多，腹部胀满的患者，总在考虑行气、利水、安神、养阴，根本想不到"肝痹"。又如只有看到肢体关节疼痛才会想到痹证，才会想到独活寄生汤，不知道这个方子还能治疗半身不遂，或者说可能是主要用来治疗半身不遂的。真的碰到了半身不遂时，满脑子又都变成了补阳还五汤。

另外，还要进一步讨论化裁的问题，因为只有能够随证化裁，才算真正掌握了一张方子。邢锡波先生根据虚证的情况去掉了一些补药，就是一种化裁。刘河间的大秦艽汤也可以看作是从独活寄生汤上化裁出来的，组方原则相似，但通过药物加减，改变了作用方向。还是那句话，化裁不需要大刀阔斧，只要掌握了方剂的结构，在关键部位做出调整，就能引导整个方剂的方向。

【知识链接】邢锡波（1906—1977），河北省名中医。师从名医刘润卿。1936年赴天津行医，临床经验丰富，尤其对《伤寒论》有深入研究，在天津、河北中医界颇有威望。晚年著书立说，遗著《邢锡波医案选》（1980年）、《伤寒论临床实验录》（1984年）等先后出版。《伤寒论临床实验录》是体现其学术思想的代表性著作。总论介绍《伤寒论》之源流、六经分析、伤寒传经、辨证论治、八纲、合病、并病与兼证等基本问题，并对六经病进行概述。各论包括六经病、霍乱、阴阳易、瘥后劳复等，内容包括原文校勘、提要、词解、阐述、方药、选注、临床体会、病案举例等。书中附有大量图表，使《伤寒论》中的主要内容一目了然。2012年，该书由人民军医出版社修订再版，更名为《邢锡波伤寒论临床实验录》。

读岳美中医案

学《太平惠民和剂局方》之二陈汤

一、医案

磨牙症

咬牙（磨牙症）一证，多见于小儿虫积，成年人则很少见。

1974年2月22日，友人宋某某携其子来访，谈及其子已25岁，每夜入睡后，即上下齿相切磋，震震有声，可闻于户外。同屋之人，往往惊醒，自己殊以为苦，问我能否以中药治愈。我云旧医籍中还未见过，临床上亦没有经验，只可据四诊投药以试治之。因切其脉滑象显露，望其体肥壮，面色光亮，断为痰饮蓄于中焦，足阳明之脉入上齿，痰阻经络，滞碍气机，或导致咬牙。为拟二陈汤加焦荷叶以燥湿化痰。

法半夏9g，云茯苓9g，化橘红9g，炙甘草6g，焦荷叶9g。水煎服10剂，以观后效。

服5剂后，咬牙声即减少，十剂服完，同屋之人，已不复闻其齿牙相击声了。嘱再服数剂，以巩固疗效。

中医学很强调痰之为病，故有"痰生百病""怪病生于一痰"之说。本例患者之痰系在中焦，上影响到齿牙，据脉象及表征是有所体现的，故投二陈，效验颇迅捷。

（《岳美中医案集》）

【验案解说】 睡觉磨牙很常见，大部分不很严重，因此多数没有到医院就诊。以前最常见的病因是小儿虫积，但随着卫生条件的改善，小儿虫积越来越少。本案患者睡觉磨牙声音较大，户外可闻，影响同屋之人睡眠，只得求诊。作为20多岁的青年，如有良好的卫生习惯，虫积可能性不大，同时患者也没有虫积的表现，因此只能转换思路。从病案记载看，患者除了磨牙外，应该也没有其他有价值的临床表现，此时望诊、脉诊的价值陡然上升，成为重要的辨证依据。肥而面色光，多为痰证；脉滑亦主痰，岳美中先生的分析已经丝丝入扣，此不赘述。

既然诊断为痰饮蓄于中焦，自然应以化痰为主要治法，但化痰的方剂甚多，为何选择二陈汤治疗？首先，病性为痰饮，而定位则在中焦，二陈汤恰是中焦之方，切合病机；其次，患者除了主症磨牙外，没有过多兼症，没有太多加减的依据，盲目变化，反可能画蛇添足，因此岳美中先生在原方基础上仅加了一味荷叶。现在临床用荷叶主要有三方面功效，一是祛暑湿，二是治疗脾虚食少、腹泻，三是止血。很多医生虽然经常在处方中配伍荷叶，但一般是作为佐使药，甚至随手添加，并没有认识到这味药的重要作用。

金元时期名医张元素创制枳术丸，将仲景枳术汤改为丸剂，同时用荷叶裹烧饭为丸。其弟子李东垣专门长篇论述了荷叶的作用。他说自己早年只是学习张元素先生使用枳术丸，直到老年，反复玩味，才领悟了方中使用荷叶的神奇之处。东垣认为荷叶"生少阳甲胆"，而少阳甲胆之气是脾胃升清功能的根本，所以在调理脾胃的时候，一定要加入升阳之品。这一思想始终贯穿在他的学术体系中，成就了整个易水学派。后面还会讲到李东垣的方子，以补中益气汤为代表的很多方剂，都体现了这一思想。岳美中先生本案中加入荷叶可谓点睛之笔，深得东垣三昧，荷叶入脾胃经，在二陈汤化中焦之痰的同时，升脾胃阳气，助脾胃运化，提升了临床疗效。

岳美中先生在按语中提到的"痰生百病""怪病生于痰"，可以说为我们临床辨治疑难怪病提供了思路，但本案的关键还在于患者体质与脉象为"痰"提供了可靠依据。临床如果遇到疑难怪病，想要从痰论治，也需找到相应依据。

二、方剂

（一）文献记载

（1）《太平惠民和剂局方·治痰饮附咳嗽（绍兴续添方）》：二陈汤：治痰饮为患，或呕吐恶心，或头眩心悸，或中脘不快，或发为寒热，或因食生冷，脾胃不和。

半夏（汤洗七次），橘红各五两，白茯苓三两，甘草（炙）一两半。上为㕮咀，每服四钱，用水一盏，生姜七片，乌梅一个，同煎六分，去滓热服，不拘时候。

（2）《方剂学》：功能燥湿化痰，理气和中，主治痰湿证。咳嗽痰多，色白易咯，恶心呕吐，胸膈痞闷，肢体困重，或头眩心悸，舌苔白滑或腻，脉滑。

（二）方剂讲解

在探讨二陈汤的组方特点之前，还要先从方名说起，本方名为"二陈"，指的是方中的半夏、陈皮两味药，这两味药都是适宜陈久使用的。同时，这两味药也是最常见的化痰药，半夏燥湿化痰，陈皮理气化痰，一个解决痰中水湿的问题，一个解决流动性的问题，所以经常配伍在一起使用。在此基础上加入利水健脾的茯苓，健脾调中的炙甘草，解决脾胃运化的问题。脾胃运化失调，导致水液代谢不力，是产生痰的很重要原因，所以治痰主要就是从水湿代谢与脾胃运化两方面入手。

在主治病症方面，由于二陈汤是治痰的基础方，"痰生百病"，所以本方的适应证可以千变万化。《太平惠民和剂局方》中描述了二陈汤儿个核心症状，第一是消化系统的恶心、呕吐、中脘不快，这一组症状是痰阻中焦，气机不畅的表现；第二是痰证常见的头晕、心悸，是痰阻中焦，清阳不升的表现，提示我们二陈汤主治疾病的病位核心在中焦脾胃。

除了原书提到的基本症状外，由于痰无处不至，所以各种症状都有可能出现，大部分时候很难从症状上辨识痰证，因此患者的体质特点辨识具有很高的临床价值。一般而言"肥人多痰"，所以形体偏胖，特别是皮肤油腻者，多有痰湿，其舌苔多腻，脉则多滑。

二陈汤作为治"痰"之基础方，性质平和，重在调理脾胃，以绝化痰之源，因此凡是兼痰之证，均可以此为基础或加减或合方，以适应各种临床变化。如温胆汤、导痰汤、六君子汤等名方均与本方有密切关系。温胆汤增加枳实、竹茹，兼顾胆经，擅长治疗胆怯易惊、失眠等精神系统疾病，亦是治疗脾胃疾病的常用方；导痰汤加天南星、枳实，主要解决呼吸系统之痰，治疗"痰厥"；六君子汤可以看作二陈汤与四君子汤的合方，治疗气虚兼有痰湿者。

（三）用方要点

病性：痰。

病位：脾胃。

症状：恶心，呕吐，头晕，心悸，体肥而油光滑腻。

（四）学习启示

临床之中，因病情千变万化，用原方者相对较少，医者时常在处方时加减化裁，但这种加减必应有临床依据。

第一，这些依据必为临床客观所见，或在临床客观表现基础上分析所得，决不能为主观臆断。常见的错误如"考虑患者年迈气虚，酌加西洋参补气""患者产后，阴血亏虚，酌加当归、熟地滋阴补血"等。年迈者多气虚，产后多血虚，这是一般规律，但绝不等于每个年龄大的患者都有气虚的问题，也不是每个产后的患者都有阴血亏虚，加补气或补血药的根据应当是相应的临床证候，而绝非年迈或产后，年迈或产后主要起到提示作用。

第二，临床症状要经过深入分析，才能作为依据。《伤寒论》加减法中经常出现小便不利加茯苓，咳嗽加干姜、五味子等，似乎是固定套路，如果仔细分析，则应知道，水停引起的小便不利才适合加茯苓，如果是阴液不足的尿少，反而当以滋补为主。不明其所以然，往往随手加减，处方混乱。比如患者见头晕、失眠、惊悸、胃胀、食欲不振、苔腻、脉滑，本来一张温胆汤就能解决问题，但医生考虑患者食欲不好，加焦三仙消食化积；又因为患者睡眠不好，加酸枣仁、远志养心安神；头晕则加天麻、钩藤止眩，最后画蛇添足，反而影响疗效。如能仔细分析，则一个"痰"字，已经将上述症状全部概括在内，哪用如此繁杂。

第三，化裁不宜大动干戈。曾见某医病案，明明写着"小柴胡汤加减"，往下一看，洋洋洒洒二十多味药，除了柴胡之外，再无一味是小柴胡汤中的药物。如果真的是患者病情需要，那也可以断定，这个患者绝非"小柴胡汤证"，根本就不应以小柴胡汤作为基础方进行化裁。

这些盲目随意的加减，很多时候并非浪费药材资源那么简单，画蛇添足的做法，经常影响疗效。曾经有一个高热的患者，是典型的小柴胡汤证，之前的医生因为患者体温很高，加了石膏 50g，结果反而不能退热，去掉石膏改用小柴胡汤原方，当日即热退痊愈。诸如此类，屡见不鲜。因此，临床医生处方时，一定要"管住手"，想不清楚为什么要加减，就不要乱加减。《黄帝内经》讲"有病不治，常得中医"，其中有很大一部分原因就是随意加减惹的祸。

【知识链接】岳美中（1900—1982），河北滦县人。幼入私塾，习四书五经，后担任小学教师，1925 年因病开始学习中医，深入学习、研究中医经典著作。1954 年，调任原卫生部中医研究院（现中国中医科学院前身）筹备处门诊部副主任。此后多次为各国领导人诊病，1962 年，随中国医疗组赴印度尼西亚，用中药治疗苏加诺（时任印度尼西亚总统）的左肾结石、肾功能衰竭，取得较好疗效，苏加诺称之为"社会主义中国中医学的奇迹"。岳美中晚年开始致力于中医教育工作，1972 年，上书原卫生部和中央领导，倡议开办中医研究班，并于 1976 年开始招收第一批学员，1978 转为中医研究生班，开中医研究生教育之先河。

医有五等（节选）

初等医生，叫开方医生。这种人只会念《汤头歌诀》《药性歌括四百味》《药性赋》，于中医学术实际上还是门外汉。平日打听名医好开什么方药，依样葫芦，拿去应诊，看病用方与抄方无异，冀其有效，自不可能。

二等医生，叫用药医生。这种人正是学过中医基本理论，懂得生理病理、理法方药，但是应用不好。一般的病可以治，病情稍一复杂就束手无策。因为所学尚在皮毛，辨证自然不精，全凭自己对症用药，纳呆则麦芽、山楂，头痛则白芷、川芎，头痛医头，脚痛医脚，胸无定见，幸中自少。

三等医生，叫辨证医生。这种人正是受过老师教训，学有师承，对于中医学下过一番功夫，比较精通，有点根底，会辨一点证，也能够综合分析，辨证论治。虽然学有渊源，但是经验不够，所以旁人能治的病，他能治，旁人治不好的病，他也治不好。现在所谓好医生，大致属于这一类。

四等医生，叫入细医生。这种人学验俱富，最为可贵。能够纯熟地运用中医理论辨证论治，独立地分析问题，解决问题。遇着复杂的病，不论头绪多么繁杂，病情多么凶险，一经他手，辨证如理乱丝，轻拢慢捻渐得丝头，用药如解死结，徐引缓导切中症结。别人治不好的病，他能治好许多，一方一药之投，看似平淡，而渐入佳境，在从容和缓之中，即愈大症。这种医生内里蕴藏了深厚的学识和丰富的经验，堪称名医。

最上等医生。旁人治不了的病一到他手，往往着手回春。辨证分析，准确细微；论治方药，贴切对病。可惜这种医林妙手，在今天所见甚少。

（《岳美中医学文集·岳美中医话集》）

读喻嘉言医案

学《太平惠民和剂局方》之人参败毒散

一、医案

休息痢

周信川，年七十三岁。平素体坚，不觉其老。秋月病痢，久而不愈，至冬月成休息痢。一昼夜十余行，面目浮肿，肌肤晦黑，求治于余。诊其脉沉数有力，谓曰：此阳邪陷入于阴之证也，吾当以法治之，尚可痊愈。

明日吾自袖药来面治。于是以人参败毒散本方煎好，用厚被围椅上坐定，置火其下，更以布条卷成鹅蛋状，置椅褥上，垫定肛门，使内气不得下走。然后以前药滚热与服，良久又进前药，遂觉皮间有津津微润。再溉以滚汤，教令努力忍便，不得移身，如此约二时之久，皮间津润总未干。病者心躁畏热，忍无可忍，始令连被卧于床上。是晚，止下痢二次。以后改用补中益气汤，一昼夜只下三次，不旬日而痊愈。

盖内陷之邪，欲提之转从表出，不以急流挽舟之法施之，其趋下之势，何所底哉。

闻王星宰世兄，患久痢，诸药不效。苏郡老医，进以人参败毒散，其势差减，大有生机。但少此一段斡旋之法，竟无成功。故凡遇阳邪陷入阴分，如久疟、久痢、久热等证，当识此意，使其缓缓久久，透出表外，方为合法。若急而速，则恐才出又入，徒伤其正耳。

（《寓意草》）

【验案解说】 喻嘉言是明末清初颇具影响力的医家，提出了"秋燥论""大气论"等学说，临证每发奇思妙想，其医案多能发人深省，本次介绍其用人参败毒散治疗休息痢之病案。

患者周信川年老而身体很好，但本次发病日久，导致正虚邪气内陷，出现休息痢。对于这种正虚邪陷的证候，治疗主要采取"内托""外透"两种方法，"内托"是针对正气不足，无力祛除外邪者，如外科常用之"托里消毒散"等，通过扶助正气，提高抗病康复能力，以达驱邪外出的目的；"外透"则是采用升发透散之品，将在里的邪气，重新由肌表透发于外。两种方法可以单独使用，也可以同时兼顾。具体则要看患者正邪之间的态势而定，如正虚而不耐攻伐，则应先扶助正气，待正气恢复再考虑祛邪外出；如正气虚损并不严重，尚可耐受发散之药，则可两法同用，甚至以"透"为主。

本案患者平素体质很好，正气不虚，本次虽然发病日久，正气不能抗邪，导致邪气内陷，但还没有到了不耐攻伐的程度，这一点从脉沉数有力可以看出，因此采用透散邪气为主的人参败毒散加以治疗。喻嘉言称之为"急流挽舟之法"，现代一般称为"逆流挽舟"。一般情况下，中医多采用就近祛邪的原则，《素问·阴阳应象大论篇》即有"其高者，因而越之；其下者，引而竭之"这样的观点。本案患者邪气在里，从常规情况看，似乎不应使用透表的方法祛邪，但患者邪气在里是因为正气不足，如采用通下的方法不仅邪气不能祛除，反而进一步损伤正气，因此只能通过内托外透的方法，让邪气从表而解。这一方法逆病邪传变之势，如激流之中，力挽狂澜，逆流行舟而上，故称为"逆流挽舟法"。

从本案可以看出，用"逆流挽舟"之法有两个要点，第一患者正气虽虚，但尚耐攻伐。第二各种护理措施一定要得当，否则疗效亦可能受到影响。末尾举王星宰病案，同用人参败毒散，因护理方法不得当，最终功亏一篑，也说明了这一问题。喻氏在末尾提到的"使其缓缓久久，透出表外，方为合法"可谓点睛之笔，是运用这一方法的关键。不仅如此，凡透邪外出，必以"缓"为要，这个"缓"并非疗效缓慢，而是服药后让药力持续发挥作用，不可一鼓而散。《伤寒论》："遍身漐漐，微似有汗者，益佳。不可令如水流漓，病必不除。"讲的也是这个道理。

二、方剂

（一）文献记载

（1）《太平惠民和剂局方·治伤寒附中暑》：人参败毒散：治伤寒时气，头痛项强，壮热恶寒，身体烦疼，及寒壅咳嗽，鼻塞声重，风痰头痛，呕哕寒热，并皆治之。

柴胡（去苗）、甘草（爁）、桔梗、人参（去芦）、芎䓖、茯苓（去皮）、枳壳（去瓤，麸炒）、前胡（去苗、洗）、羌活（去苗）、独活（去苗）。上十味，各三十两，为粗末。每服二钱，水一盏，入生姜、薄荷各少许，同煎七分，去滓，不拘时候。寒多则热服，热多则温服。

（2）《方剂学》：散寒祛湿，益气解表。主治气虚，外感风寒湿表证。憎寒壮热，头项强痛，肢体酸痛，无汗，鼻塞声重，咳嗽有痰，胸膈痞满，舌淡苔白，脉浮而按之无力。

（二）方剂讲解

人参败毒散又名十味汤，一共由十味药物组成，是益气解表的代表方之一。其组方药物大体可分为三组理解，第一组是针对外感寒湿的，羌活、独活、柴胡、前胡、川芎五味药，羌活、独活散太阳经的寒湿，主要解决壮热恶寒，身体烦疼等表证。柴胡、前胡解决少阳经的问题，对应的是呕哕寒热，典型的少阳经证候。前胡多视之为止咳药，实际上也有很好的发散作用，与柴胡很相近，都是伞形科植物，把它视为祛痰止咳药也可以，实际上是两方面兼顾的。川芎既能活血止痛，针对身体烦疼、头痛等问题，同时其辛温香燥，经常配伍在解表散邪的方剂中，如九味羌活汤、羌活胜湿汤等，总之川芎不仅仅是血分的活血药，同时也是很好的止痛药，特别是寒湿阻滞，气血不通的疼痛。《神农本草经》记载川芎："主中风入脑头痛，寒痹，筋挛缓急，金创，妇人血闭无子。"主要作用是祛寒湿，止疼痛，金疮和妇科方面的应用反而放在后面。第二组是治痰的，包括枳壳、桔梗、茯苓，桔梗、枳壳都是理气的，一升一降，疏通气机，加上茯苓利水，气水运行通畅，自然痰湿皆除。最后一组是扶正的，人参和甘草，两者比例很小，所以患者虽然有正气不足的问题，但是治疗并不以扶正为主。

在适应证方面，《太平惠民和剂局方》描述的是伤寒时气，也就是流感或其他瘟疫类传染病，因此用"头痛项强，壮热恶寒，身体烦疼"这样的词语，实际临床中更多的是用来治疗普通感冒，恶寒发热可能并不十分严重，头身疼痛也不很剧烈。第二个常见的病症是咳嗽，寒邪引起且病邪并不深入，因此咳嗽声重，部位多在咽喉等浅表处，可有白痰。原书中提到的呕哕及《方剂学》补充的胸膈痞满是外邪影响脾胃及胸中气机，邪去后诸症自解，不必纠结。喻嘉言用本方治疗痢疾，是古方活用，其关键是抓住了本方适应证的核心，即"正虚无力祛邪"，这个邪气既可以在表，也可以内陷于里，关键是要有正虚。所以理解本方适应证的关键是正虚，这个正虚既要有，同时又不能是疾病的主要矛盾。在原书描述的适应证中没有正虚的表现，《方剂学》补充脉浮按之无力可以参考。

《小儿药证直诀》中也记载了本方，名败毒散，药物组成相同，但本方各药等份，钱氏方中甘草之量减半，也说明了本方扶正是次要的。同时钱氏用本方治小儿外感，也提示小儿体虚，易见本证。相应的老人或久病都易见虚证，在出现外感时，可考虑本方。大体而言，如面色晦暗无神，精神不振，脉有无力之象，或邪气有内陷之势，都可以作为判断气虚的依据。

在方剂鉴别方面，应注意荆防败毒散和参苏饮两方。荆防败毒散出自《摄生众妙方》，也是十味药，只不过将人参、甘草换成了荆芥和防风，补虚药换成了解表药，所以是治疗纯实无虚之证。原书主治疮肿初起，红肿疼痛，恶寒发热等证，用来治感冒也没问题，外科的疮疡也经常用。参苏饮也是《太平惠民和剂局方》里的方子，外感不严重，但是痰湿很厉害，所以里面除了枳壳、桔梗外，整个二陈汤都合进去了；祛邪方面把燥烈的羌活、独活换成了苏叶、葛根，去掉柴胡，保留前胡，川芎换成了木香；补虚的人参、甘草不变。所以患者的痰很多，咳嗽比较严重，兼有表证。

（三）用方要点

病性：寒，湿，虚。

病位：表证或表邪内陷。

症状：寒热，身痛，呕哕，兼有气虚表现。

（四）学习启示

调养护理意义重大，但临床中经常被忽略，特别是门诊当中，开方后应详细嘱托患者调护要点。常规如寒温适宜，饮食适度，劳逸结合等。很多方药有特殊的煎煮与服药护理方法，尤其应当引起注意，如桂枝汤的啜热粥与温覆取汗，小柴胡汤去滓再煎等。凡是用汗法解表者，一定注意观察汗出情况，如大汗淋淋，虽一时病情缓解，但预后不一定很好，极有可能出现反复或变化。

我们常说医者意也，喻氏的医案给了我们很好的示范，因势利导为治病的常法，逆流挽舟则是治病的变法。喻氏通过围厚被、堵布条、烤火等办法，助药力托邪出表，微汗取效，就是取截断扭转，中流砥柱之意，以对抗邪气下陷之势。

【知识链接】

人参败毒散治慣生疮疖（节选）

前人谓此方之妙，全在人参一味，其力能致开阖，始则鼓舞羌、独、柴、前各走其经，而与热毒以分解之门；继而调协精津血气各守其乡，以断邪气复入之路；与桂枝汤中芍药护营之意相同，能启协济表药之作用。喻昌说："虚弱之体，必用人参三、五、七分入表药中少助元气，以为驱邪之主，使邪气得药一涌而出，全非补养衰弱之意也。即和解药中，有人参之大力者居间，外邪遇正，自不争而退舍，否则邪气之纵悍，安肯听命和解耶？……古方表汗用五积散、参苏饮、败毒散，和解用小柴胡、白虎汤、竹叶石膏等方，皆用人参，领内邪外出，乃得速愈。"有人批判喻昌的论点说："但谓表药中有用人参之法则可，若谓表药中用人参更为得力则不可。"话虽笼统，颇有深意，入人参于外感药中偶一不慎，确有恋邪之弊。且在后汉张仲景方内之人参系党参，视唐时发现之辽东人参，非同科植物，力量较薄，日本人吉益东洞在《药征》中归纳仲景人参之作用说："主治心下痞硬支结也。"人参确能振起胃功能衰减，东洞深得南阳用参之奥蕴。但有应注意的一点，即小柴胡汤证虽有心下痞硬，而在加减法中"若不渴，外有微热者，去人参……若咳者，去人参"，均恐其恋邪。我的临床经验，若外感方中需人参时，用太子参比较好。

（《岳美中医学文集·岳美中医案集》）

读刘奉五医案

学《太平惠民和剂局方》之八正散

一、医案

术后尿潴留

裴某，女，29 岁，外院会诊病例。会诊日期：1974 年 5 月 13 日。

主诉：术后不能自行排尿已 10 天。

现病史：患者因胎盘早期剥离及子宫卒中，在全麻下行子宫次全切除术。术后 10 天来，小便一直不能自解，大便秘结。曾数次保留导尿管，并配合针灸和其他诱导法及口服酚酞 2 次，二便仍不能自解。今晨拔掉导尿管，现感下腹发胀，仍不能自行排尿，口咽干燥，渴欲冷饮，急躁胸闷，食纳尚可，两脚发麻。

检查：体温正常，血压 160/100mmHg，术后第 3 天（5 月 6 日）化验检查，血红蛋白 9.5g/dl，白细胞 17600/mm^3，中性白细胞 88%，淋巴细胞 12%；尿化验蛋白（±），比重 1.010，镜检有红细胞 1~2 个 /HP，白细胞 20~30 个 /HP。二氧化碳结合力 31.4%（容积），非蛋白氮 140mg/dl，血清钾 5.16mEg/L，钠 137.5mEg/L，氯 116.5mEg/L。

舌象：舌质淡红，尖红赤，舌苔根部薄白，前部无苔。脉象：弦滑数。

西医诊断：术后尿潴留。

中医辨证：心经火盛，小肠热结。

治法：清心解热，利尿通便。

方药：瞿麦四钱，萹蓄四钱，车前子三钱，大黄二钱，甘草梢二钱，木通二钱，滑石块五钱，栀子三钱，灯心五分，玄明粉三钱（分冲）。急煎服。

5 月 14 日，服头煎后 3~4 小时，小便已能自解，尿色黄浊，无尿痛现象；5~6 小时后自解大便；现无不适感，症状缓解。

（《刘奉五妇科经验》）

【验案解说】 术后尿潴留一般与麻醉、手术、药物等有关，多为非阻塞性尿潴留，大部分经热敷、按摩、改变体位等方法可以缓解。从中医角度分析，部分患者是由术后气血亏虚，膀胱气化不利引起，属于虚证。本案患者见口燥咽干、渴欲饮冷、急躁胸闷，属实热证。舌尖红，前部无苔，则是心火亢盛的表现，因此予清热利水的八正散，考虑患者大便秘结，又加玄明粉。

从患者临床表现来看，本案辨证并不困难，只要不受术后多虚、多瘀的惯性思维干扰，应该能够比较容易得出正确的辨证结论。在选方上，患者心火亢盛，下移小肠，很容易联想到钱乙的导赤散。导赤即导心经之热，专门针对心火立方，八正散则并不只为心经而设。导赤散中有木通、甘草梢、竹叶等利水药，八正散则更增瞿麦、萹蓄、车前、滑石等清热利水之品，本案患者小便不能自解10日，故选用利水作用更强的八正散较为恰当。

术后排尿的问题还有无尿与淋证，无尿多为肾功能衰竭，不能产生尿液，膀胱区无胀痛，导尿管不能导出尿液时需考虑这一可能，应谨慎处理。淋证则表现为排尿不畅，小便频、急、热、痛等，可与尿潴留相互参照。

对于尿潴留患者，当注意利水药的应用，但切忌一味利水。八正散虽然应用了大量利水药，但其核心病机仍为湿热阻遏，膀胱气化不利，因此组方以凉性利水药为主，属于清热利水的方法。此外，如阳气不足，膀胱气化不利，还可考虑五苓散、苓桂术甘汤、真武汤、桂枝加附子汤等；阴血不足者，则可考虑猪苓汤；兼有血瘀者，则可考虑活血利水的当归芍药散等。总之以辨证论治为核心，辅以利水之品，可以作为治疗的基本思路。

二、方剂

（一）文献记载

（1）《太平惠民和剂局方·治积热》：八正散：治大人、小儿心经邪热，一切蕴毒，咽干口燥，大渴引饮，心忪面热，烦躁不宁，目赤睛疼，唇焦鼻衄，口舌生疮，咽喉肿痛。又治小便赤涩，或癃闭不通，及热淋、血淋，并宜服之。

车前子、瞿麦、萹蓄（亦名地萹竹）、滑石、山栀子仁、甘草（炙）、木通、大黄（面裹煨，去面，切，焙）各一斤。上为散，每服二钱，水一盏，入灯心，煎至七分，去滓温服，食后、临卧。小儿量力少少与之。

（2）《方剂学》：清热泻火，利水通淋。主治湿热淋证。尿频尿急，尿时涩痛，淋沥不畅，尿色浑赤，甚则癃闭不通，小腹急满，口燥咽干，舌苔黄腻，脉滑数。

（二）方剂讲解

八正散由八味主要药物组成，之所以命名为"正"，是指该方采用"正治"之法。朱丹溪："小便不通有热有湿，有气结于下，宜清宜燥宜升，有隔二隔三之治。如不因肺燥，但因膀胱有热，则泻膀胱，此正治也。"按照朱丹溪的说法，单纯的膀胱有热，没有其他脏腑的问题，通过清泄膀胱之热，而通利小便者，就属于"正治"，所以方名"八正"。

从组方来看，方中药物也是比较单一的，车前子、瞿麦、萹蓄、滑石、木通、灯心草都是清热利水药，再加栀子、大黄两个清热药，所以清热利水四个字完全概括了这张方。需要注意的是，原方用的是炙甘草，现代一般用甘草梢，因为甘草梢具有利水的作用。从方剂配伍角度分析，在大队的清热利水药中，加一味调护中焦脾胃的炙甘草，似乎更符合有制之师的风范，换成甘草梢则多少有点单打猛冲之嫌。临床大可根据虚实势态，在炙甘草、生甘草、甘草梢之间择善而用。

在适应证方面，现代应用八正散多集中在小便方面的问题，以小便淋涩赤痛，癃闭不通最为常用。但在原书的记载中，小便的问题仅仅属于"又治"，而主要的治疗方向为各种火热证。原文明确点出了"大人、小儿心经邪热""心忪面热，烦躁不宁，口舌生疮，咽喉肿痛"等确与心经邪热有关，而"咽干口燥，大渴引饮，目赤睛疼，唇焦鼻衄"等表现又提示本证之热邪，并不仅仅局限于心经，其作用范围较专治心经火热之导赤散更为广泛。

《方剂学》补充的舌苔黄腻、脉滑数有一定的价值。本方原文中描述了大量的火热、热毒等表现，单从这些症状来看，与一般的火热证没有明显区别，如黄连解毒汤、泻心汤、凉膈散等方均可治疗。但本方以清热利湿药为主组方，因此这些症状并非单纯的火热证，而是以湿热为主，对此舌苔黄腻具有一定的诊断意义。同时这些湿热主要集中在经络，而并非弥漫三焦，所以典型的头身困重，汗出黏腻等症并非必然出现。

（三）用方要点

病性：湿热。

病位：心经为主，兼及肝、胆、脾、胃、膀胱各经。

症状：小便不利，舌苔黄腻，火热诸症。

（四）学习启示

本案打破了术后多虚、多瘀的常规思维习惯，再次揭示了"辨证"在中医临床治疗中的重要性，提示了打破惯性思维，以临床客观表现为"辨证"依据的巨大价值，前面已经多次涉及这方面内容，此不赘述。

这里主要想讨论是选方的分寸。临床经常遇到辨证方向正确，但疗效平庸的情况，病情反复缠绵，消磨了患者与医生的信心。可当他人治愈此病后，反而发现其治疗思路与自己如出一辙或大同小异，这就是遣方、选药中细节的差异。大部分情况下，似乎治疗方向正确就会产生疗效，比如肝郁气滞证，用柴胡疏肝散可以，有时候吃点中成药的逍遥丸也有一定效果，甚至医生随便开一些柴胡、郁金之类的疏肝理气药组个方子也有效。其实这些"都有效"当中还是有优劣之分，只不过没有仔细观察这个"有效"的结果究竟是"治愈""明显改善"还是"稍微缓解"，起效的速度是按"月""日"还是"小时"甚至"分钟"来计算？

以柴胡疏肝散、逍遥散、小柴胡汤为例，简单而言，柴胡疏肝散是纯粹的肝郁，是完全的实证。逍遥散与小柴胡汤证中都兼有虚的一面，小柴胡汤主要是气虚，所以用人参；逍遥散则涉及血虚的层面，有当归、白芍来养阴血，同时保留了益气健脾的白术。所以当一位纯实证的患者用了逍遥散，可能就会感觉药力不足，起效缓慢，甚至补益药的壅滞会大于柴胡的疏导作用，出现越吃越"堵"的情况；反之如果兼虚之人，用柴胡疏肝散则最多只能缓解，不可能治愈，如果虚到一定程度，反而会因为柴胡疏肝散的作用，进一步耗伤气血，加重病情。这是从病性角度选方。从病位角度看，本次讨论的尿潴留案便是一例，在导赤散、八正散等同类的清热利湿方中，选择最切合病机者，是取得疗效的关键。

可以说，准确的辨证是良好的开始，但没有后续的遣方、选药拿捏分寸，亦很难取得临床疗效。曾几何时，辨证、立法、遣方、选药似乎已经公式化了，立法一旦明确，方子跟着就出来了，只不过出来的是最熟悉的那张方子，而非经过推敲后的最优处方。

【知识链接】刘奉五（1911—1977），北京人。与钱伯煊、王渭川、朱小南、韩百灵、哈荔田、罗元恺、何子淮等七人并称为中医当代妇科八大家。刘氏幼年学医，拜著名御医韩一斋为师。24岁在北京悬壶。后受孔伯华之邀，任教于北平国医学院，主讲中医妇科学。1956年调北京中医医院，担任妇科副主任，同时在中医学校任教。著名西医妇科专家林巧稚称刘奉五"用药如神"。著《刘奉五妇科经验》，内容包括医话、医案、经验方药等，阐释其学术思想。

略谈"冲任不能独行经"（节选）

妇科治疗月经、带下、妊娠病，以及妇科杂病时经常提到安冲、固冲、调理冲任、调补冲任、降冲逆等治则。但是未能从本草书中查到入冲脉或入任脉或冲任并入者，即或是治冲任的药物也都没有入冲任二脉之说。因为冲任二脉是奇经八脉中的二条脉络，不是正经。所以，在具体运用这些法则时，就需要搞清楚冲任二脉从属的脏腑以及与正经的关系。

临床用于调治冲任的药物，绝大部分都有补肾、理脾、和肝的作用。由此可见冲任二脉不能看成是一个独立的经络，而是附属于肝、脾、肾三脏的两条脉络，所以说"冲任二脉不能独行经"。另外，十二正经与五脏六腑直接相通。营卫、气血、津液依靠脏腑通过十二正经，才能运送到奇经八脉。若脏腑发生病变时，往往通过正经而累及奇经。因此在治疗时必须以治脏腑为先。若病发于外在的奇经也必然累及正经，或由正经内传脏腑。临床上一般也多以治疗脏腑、正经为主。

（《刘奉五妇科经验》）

读刘渡舟医案

学《太平惠民和剂局方》之龙胆泻肝汤

一、医案

痿 证

朱某，男，20岁，安徽农民。1993年12月8日初诊。

三天前酒后与同乡口角，即觉两胁胀满，小腹隐痛，两腿发凉，是夜双下肢痿软无力，不能行走活动，由人搀扶来诊。

主诉：两腿肌肉痿软，不能步履任地，关节疼痛，小便如油脂状，短赤不利，口渴喜饮，身体困重，少食，头目不爽，耳鸣口苦，脘腹闷满。其人面垢如烟尘，舌红，苔白腻，脉弦大而缓。询其日常饮食，喜食酒肉肥甘。辨为肝胆湿热下注，气机不利，经络受阻之证。当清泄肝胆湿热，通利气机。

龙胆草10g，栀子10g，黄芩10g，柴胡12g，木通10g，车前子10g，泽泻16g，木瓜10g，牛膝10g，枳壳10g，槟榔10g，当归10g，苍术10g，黄柏8g，白芍10g，防己15g。

七剂。

二诊：双腿痿软大减，能站立迈步，尿量增多，浑浊转清，药已奏效。上方柴胡增至16g，再服七剂。

三诊：行走恢复正常，颜面光润，小便清利，尚有口苦不欲食之证。转方用小柴胡汤加减，其病渐瘳。

按：患者素食酒肉，使湿热内生，蕴结于肝胆，又因勃怒导致肝胆疏泄不利，令内蕴之湿热循经下注，痹阻于经脉，气血运行不利，发为下肢痿弱。其伴发之证皆为肝胆湿热下注，气机不利之表现。故以"龙胆泻肝汤"清利肝胆之湿热，配伍"三妙散"则专清下注湿热之邪，通利下肢经脉之气血，又加枳壳、槟榔、白芍、防己等以理气行湿，通络止痛。俟湿热去，经脉通，气血畅，则痿疾遂愈。

（《刘渡舟临证验案精选》）

【验案解说】《说文解字》："痿，痹也。"古代"痿""痹"二字经常连用，段玉裁注释中说："古多痿痹连言，因痹而痿也。"在《黄帝内经》当中，"痿"与"痹"皆有专篇论述，分为两种疾病。现代对"痿证"的定义是"肢体痿弱无力，不能随意运动的一类病证"。研究痿证，《素问·痿论篇》是必读的，其中提到的"肺热叶焦"的发病机制，"独取阳明"的治疗原则都值得临床重视。

本案患者发病急骤，突然出现下肢无力，不能活动，因此应注意与中风的鉴别。由于两者均出现肢体活动不利的表现，在古代曾一度混淆，朱丹溪等金元医家均大力纠正"风痿混同"之弊。从现代医学角度看，中风属于中枢神经系统疾病，而痿证则多见于周围神经系统疾病，中风多伴有神志昏迷等，痿证则意识清醒，结合CT等检查手段，不难鉴别。

从患者发病过程看，有明确的情志病因，由怒而发病，结合症状不难判断为肝胆湿热证，原按中已经对病因病机做了比较详细的分析，不在这里赘述。先抛开痿证不谈，郁怒而引发的肝胆系统疾病，一般都要考虑几方面问题，最直接的是肝郁气滞，以两胁胀满疼痛为主要特征，多兼胸闷、太息等，有随情志加重或缓解的特点；如肝郁进一步犯脾胃，则出现胃脘胀痛、恶心、呕吐等消化系统症状；郁而化火，则出现耳鸣、口苦等火热上炎的表现。此外由气滞而致气结，气滞而致血瘀，肝火兼有湿热，或病久耗伤正气，出现肝阴、肝血亏虚等证候亦较为常见。从逻辑分析，这些证候似乎是由气滞一步步发展起来的，但临床中往往数证并见，并非按照我们想象的模式，慢慢发展。因此，辨证时一定仔细推敲，对疾病性质，主次兼夹等问题分析清楚。本案患者有热有湿，但没有出现瘀血或是肝阴、肝血不足的表现，因此选用治疗肝胆实火、湿热的龙胆泻肝汤，又因为病在下肢，所以加入三妙丸。

总体而言，本案辨证并不困难，关键在于抛开脾主肌肉，治痿独取阳明等简单的惯性思维影响，只知道从脾胃论治很难解决问题。《素问·痿论篇》提出"五脏使人痿"的命题，我们也反复强调中医整体观，疾病的发生可能与某一脏腑有独特的内在联系，但绝非所有问题都要责之一脏，必须综合分析，从整体考虑。《痿论篇》中也讨论了五脏气热，引发的筋、脉、肌、皮、骨等"五体痿"，提示我们，痿证的性质绝不是以虚为主，湿热是引起痿证的重要因素。

二、方剂

（一）文献记载

（1）《医方集解·泻火之剂》引《太平惠民和剂局方》：龙胆泻肝汤：治肝胆经实火湿热，胁痛耳聋，胆溢口苦，筋痿阴汗，阴肿阴痛，白浊溲血。（胁者，肝胆之部也，火盛故作痛；胆脉络于耳，故聋。肝者，将军之官也，谋虑出焉；胆者，中正之官也，决断出焉。胆虚故谋虑而不能决；胆气上溢，故口为之苦；肝主筋，湿热胜故筋痿；肝脉络于阴器，故或汗，或肿，或痛；白浊、溲血，皆肝火也。）

龙胆草（酒炒）、黄芩（炒）、栀子（酒炒）、泽泻、木通、车前子、当归（酒洗）、生地黄（酒炒）、柴胡、甘草（生用）。此足厥阴、少阳药也。龙胆泻厥阴之热（肝），柴胡平少阳之热（胆），黄芩、栀子清肺与三焦之热以佐之；泽泻泻肾经之湿，木通、车前泻小肠、膀胱之湿以佐之；然皆苦寒下泻之药，故用归、地以养血而补肝，用甘草以缓中而不使伤胃，为臣使也。

（2）《方剂学》：清泻肝胆实火，清利肝经湿热。主治：①肝胆实火上炎证。头痛目赤，胁痛，口苦，耳聋，耳肿，舌红苔黄，脉弦数有力。②肝经湿热下注证。阴肿，阴痒，筋痿，阴汗，小便淋浊，或妇女带下黄臭等，舌红苔黄腻，脉弦数有力。

（二）方剂讲解

龙胆泻肝汤有中成药，方子的作用很明确，定位在肝胆，性质是实火或者湿热。所以组方当中最主要的就是两大类药，一是清实火的龙胆草、柴胡、黄芩、栀子、生甘草；一是利湿的木通、泽泻、车前子。另外还有两个药物，地黄、当归，都是血分药。《方剂学》与《医方集解》的观点一脉相承，认为这两个药主要是防止肝胆实火耗伤阴血，所以先配上滋阴养血的药，同时也预防其他大量苦味药物伤阴。这种解释总令人产生一种错觉，即患者还没有伤阴血，但既然火热容易伤阴血，总要先预防一下。其实肝胆火热很盛的时候，生风动血是常有的，比如十分常见的带状疱疹，就是典型的动血。所以地黄、当归不是单为了预防，更主要的是患者已经有了"动血"的表现，就是仲景所谓的"有是证，用是药"。原书提到了"胁痛、阴痛"，这里的痛绝非气滞的胀痛，包括了火热引起的灼痛，乃至瘀血的刺痛也可出现。可以说，热与血的问题是分不开的，地黄、当归在方子里看似不重要，其实是要独当一面，解决所有血分问题的。如果说龙胆草、黄芩、木通、泽泻等是主力，在战场上与湿热之邪正面交锋的话，地黄、当归就相当于一旅偏师，经略一方，用之得当，往往取得奇效。

在适应证方面，《方剂学》按照火热与湿热将全部证候分成两类，如果从方便临床应用角度考虑，不妨换一种概括方法。龙胆泻肝汤虽说是治疗肝胆实火与湿热，但其适应证则主要集中在肝胆经络循行区域，在上为头面口腔，在中则为两胁，在下则为前阴与下肢，概括起来基本上是人体侧面的问题。症状上第一大类就是疼痛，结合部位看，包括原书没有提到的头痛，还有两胁痛、阴痛，也包括腿痛。这些疼痛往往伴有火热特征的烧灼或胀满感。第二类是肝胆经络循行区域出现的疮与疹，局部红赤，多有烧灼感。第三类是该区域相关器官出现的功能异常，如味觉异常的口苦，听觉异常的耳聋，运动功能异常的筋痿，泌尿、生殖器官功能异常的白浊溲血等。

在方剂鉴别方面，一类是肝胆系统常用的具有泻热作用方，如泻青丸、柴胡疏肝散、化肝煎等，都有肝火、肝郁的表现，很接近。关键在于利湿的部分，所以龙胆泻肝汤证有苔腻、身重等湿邪特征。另外，下焦的问题，如外阴与下肢，要优先考虑龙胆泻肝汤，因为湿浊下流，而火性炎上，所以上面多表现为火热为主的口苦、目赤等，下面多见白浊溲血。第二类是要与黄连解毒汤、二妙丸、三妙丸等清热或利湿的方剂鉴别，重点在寻找肝胆经定位的依据。

（三）用方要点

病性：湿热。

病位：肝胆经络循行区域为主。

症状：痛，热。

（四）学习启示

体质与发病的关系：本案的按语中，开始就是这样一句话"患者素食酒肉，使湿热内生，蕴结于肝胆"，而患者本次发病也恰好因为生气，最终导致肝胆湿热下注，下肢经脉不通，而发生痿证。即湿热体质，发病后也是湿热证，最终用清热利湿的方法治愈。这种情况很多见，逻辑上也很通顺，不会对辨证造成太大困难。但需要警醒的是另外一种情况，即患者体质与发病没有必然联系或无直接因果关系，这在治疗当中就要小心了。

一个朋友，平时形体偏胖，舌胖苔腻，典型的痰湿体质，也经常容易头晕。一次与好友通宵打麻将后再次出现头晕，伴有恶心、欲呕，某医见其痰湿体质，又有头晕、恶心等证，用半夏白术天麻汤治疗，数日无效。我详细问她情况，是打麻将时怕热，背对空调吹风，除了上述症状外，还有颈项僵硬疼痛，改用柴胡桂枝汤加葛根，一剂而诸证悉除。

这就是体质与发病不符的情况，患者虽然是痰湿体质，痰湿体质也确实容易头晕、恶心等，从逻辑上讲似乎很通顺，但并不代表本次发病一定就是痰湿体质造成的。临床一定要仔细辨证，不要轻易放过一些细节。结合本案的吹空调病史与颈项僵硬疼痛症状，不难判断出风寒袭于颈项，经络痹阻，清阳不升的病机，这才是造成头晕的关键。痰湿体质的影响最多是导致外邪容易入侵，但绝非造成头晕的直接原因，所以治疗方向截然不同。

【知识链接】刘渡舟（1917—2001），辽宁营口人，著名中医伤寒学家。16 岁拜营口当地名医王志远为师，开始学习中医。6 年后赴大连跟随名医谢泗泉继续学习，全力钻研《伤寒来苏集》《医宗金鉴》。同年（1938 年）开始在大连行医。1945 年随家迁居北京，1946 年通过"中医师特种考试"，后受聘于华北国医学院担任教授。1956 年，北京中医学院（北京中医药大学前身）成立，刘渡舟讲授《伤寒论》，先后担任伤寒教研组副主任、主任。此后又先后成为第一批硕士、博士研究生导师。他著述颇丰，主要代表作有《伤寒论十四讲》《伤寒论通俗讲话》《伤寒论诠解》《新编伤寒论类方》《伤寒论临证指要》等。除《伤寒论》以外，刘渡舟对肝病有深入研究，在治疗各种急、慢性肝炎方面疗效显著。著《肝病证治概要》一书，详述肝的生理、病理，并系统讲述各种肝病的证型、诊断、治法、方药等。创柴胡解毒汤、三石解毒汤等验方。

柴胡解毒汤

本方由小柴胡汤减人参、甘草、大枣，加茵陈、土茯苓、凤尾草、草河车而成。治肝胆湿热日久成毒，蕴郁不解而见肝区疼痛，厌油喜素，多呕，体疲少力，小便黄短，舌苔厚腻等症。肝功化验则以单项转氨酶增高为多见。证为湿热内蕴，所以辨证的关键在于舌苔腻与小便黄短。本方是我临床多年所总结出的经验之方，可疏肝利胆，清热解毒，利尿渗湿，用于上述证候，疗效颇为显著。

（《伤寒论十四讲》）

读马光亚医案

学《太平惠民和剂局方》之参苓白术散

一、医案

慢性肾炎

林某，男，15 岁，1958 年 7 月 5 日就诊。

患慢性肾脏炎，已 2 年多了，面白唇淡，食欲不振，大便常稀，上午头面浮肿，下午足肿，倦怠少神，服过西药，也服过草药，往医院检查小便，总是 3+~4+，并有少量红白细胞。

上列的症状，是脾虚，要补脾才能治好。处方如下：

西党参 10g，白术（土炒）10g，黄芪 13g，茯苓 10g，苡仁 13g，怀山 15g，扁豆 10g，广皮 5g，缩砂仁 5g，莲子肉 6.5g，炙草 3g，大枣 3 枚。5 剂。

这方是参苓白术散加减，服 5 剂之后，胃纳增加，大便渐实，肿势减轻。

7 月 10 日复诊，改方如下：西党参 10g，白术 10g，炮姜 2.1g，黄芪 13g，茯苓 10g，怀山 15g，扁豆（炒）10g，广皮 5g，莲子肉 10g，炙草 3g。10 剂。

服完 10 剂，小便清利，大便成条状，身面都不肿了。往医院检查小便，已正常。

7 月 20 日三诊，我给他处方，用参苓白术散叫他续服 20 剂，以固疗效。

（《台北临床三十年》）

【验案解说】 目前中医主流观点认为慢性肾炎的病机主要是虚实夹杂，一方面患者有脾肾亏虚的问题，另一方面则兼见湿热、浊毒、瘀血等。但不同医家在治疗时的侧重点有异，如方药中老先生主张以补脾肾为主，常用参芪地黄汤；而赵绍琴老先生则从湿热浊瘀角度论治，自创祛风化湿、活血解毒的经验方。

《素问·六节藏象论篇》："肾者，主蛰，封藏之本，精之处也。"受此影响，有医家提出了"肾多虚证",甚至是"肾无实证"的观点。如宋代钱乙在《小儿药证直诀》中说:"肾主虚,无实也。"许多人对此不加辨别,盲目认为慢性肾炎就是肾虚,治疗一味补肾,形成巨大误区。事实上,中医讲的肾,与西医学作为泌尿器官的肾脏并不是同一概念。因此,肾无实证的观点用在慢性肾炎是不恰当的。

本案患者面白唇淡、倦怠少神,还有水肿,是典型的阳气不足,水湿泛滥的表现,这种情况下一般要考虑脾肾两脏。食欲不振与大便糖稀都是脾胃虚弱的表现,且无腰膝酸软,遗精滑泄等肾虚表现,因此马光亚先生判断为脾虚,采用健脾利水的参苓白术散,去掉桔梗,加入黄芪、陈皮,增强理气健脾的作用。患者小便中有少量红细胞,是脾不统血所致,益气健脾后,自然能够缓解,不用另外加入止血药。

对于水肿,《金匮要略》中有明确的治疗方法:"诸有水者,腰以下肿,当利小便;腰以上肿,当发其汗乃愈。"腰以上的水肿,一般多为风水,可通过发汗的方法治疗;而腰以下水肿,则多为下焦疾病,需要用利小便的方法,将水液代谢出去。本案上午头面肿,下午腿肿,病位在脾胃,上午阳气升发,水邪随阳气上于头面;下午阳气沉降,水亦随之下行。所以从脾胃入手治疗。其实不论发汗还是利小便,都属于治标之法,通过汗与小便等渠道,将代谢失常的水排出体外。从根本而言,还要找到水液代谢失常的真正原因,才能有效根治。本案是因患者脾虚导致水液代谢失常,因此治疗以健脾为主,利水是重要的辅助手段,两者相辅相成才能迅速取得疗效。

二、方剂

(一)文献记载

(1)《太平惠民和剂局方·治一切气》:参苓白术散:治脾胃虚弱,饮食不进,多困少力,中满痞噎,心忪气喘,呕吐泄泻,及伤寒咳噫。此药中和不热,久服养气育神,醒脾悦色,顺正辟邪。

莲子肉(去皮)、薏苡仁、缩砂仁、桔梗(炒令深黄色)各一斤,白扁豆(姜汁浸,去皮,微炒)一斤半,白茯苓、人参(去芦)、甘草(炒)、白术、山药各二斤。上为细末,每服二钱,枣汤调下。小儿量岁数加减服。

(2)《太平惠民和剂局方·附指南总论·论中风证候》:伤寒本无补法,不可用太温药补之,若补甚,则再发热,但可用微温药调理,只可与参苓白术散。虚弱老人,用嘉禾散之类调理。

(3)《太平惠民和剂局方·附指南总论·论泻痢证候》:霍乱吐泻后,调理脾胃，可与参苓白术散、嘉禾散、五苓散、四君子汤、调气散之类。渴者，与参苓白术散止之，多服尤佳。出冷汗，手足软者，加金液丹、二气丹、朝真丹。未效者，灸气海。若吐泻定，热药皆止，只用温药理脾。

（4）《方剂学》：益气健脾，渗湿止泻。主治脾虚湿盛证。饮食不化，胸脘痞闷，肠鸣泄泻，四肢乏力，形体消瘦，面色萎黄，舌淡苔白腻，脉虚缓。

（二）方剂讲解

参苓白术散是调理脾胃的名方，其特点是温和，除了良好的治疗作用外，还经常用于疾病后期善后调养。要解读这张方子，关键是体会两组关系，一是气与水的关系，两者是互相影响的，一方面气虚或运行失常，有可能影响水液代谢；另一方面水液停聚，也会加重脾胃运化负担，出现脾气虚弱等临床表现。参苓白术散要解决的是因为脾气虚弱造成的水液代谢失衡这一类问题，所以方中用人参、白术、山药、甘草益气健脾，用茯苓、薏苡仁利水，益气健脾为主，利水为辅。第二是脾胃气机升降的关系，在原书主治病症范围内，没有提到水肿，反而是以各种消化道症状为主，其中饮食不进、呕吐、噎、嗳等都是胃气不降的表现，而泄泻则是脾气不升。中焦脾胃气机升降失常，则出现中满、痞等症状。莲子肉、扁豆都是针对腹泻的，桔梗升清阳，砂仁和胃降逆，加在一起解决脾胃气机升降失常的问题。

这张方子治疗的对象是脾气虚弱为核心，进而影响到胃失和降，机体水液代谢失常。所以适应证中首先是脾气亏虚的倦怠乏力、大便溏泻等；其次是气机失常，胃失和降的一组症状，饮食不进、呕吐、噎、痞满等，但由于本质上是气虚证，所以和常见的火热、食积等不同，呕吐、噎、痞满等症状一般不很剧烈，也不会伴有酸腐气味或口腔异味等。本案讲到的水肿也较为常见，与腹泻一样，都是脾虚之后水液代谢失常，水到了肠道就腹泻，散溢周身即出现水肿。对于这类虚证，脉象是很重要的判断依据，总体而言以虚弱无力的脉为主，特别是右手关脉，往往沉细而弱。如脉象浮沉皆有力，则不适合用本方。

在方剂鉴别方面，要注意和四君子汤为主的一系列益气健脾方相鉴别，四君子汤、异功散等证的患者，脾虚而无明显水停。这些方子利水药少，也没有莲子肉、扁豆等止泻药，所以腹泻、水肿之类的情况较少见。第二是和四神丸等补肾止泻药鉴别，典型肾阳不足的腹泻是"五更泻"，即清晨五更时分腹泻。两者鉴别的关键点在定位，参苓白术散的腹泻有明确的脾胃症状，如中焦痞满、呕吐、噎等；而四神丸的腹泻则有明显的肾系症状，如腰酸、腰冷、手足冷，甚至遗精等。此外，如肝气犯胃亦会出现恶心、呕吐、不欲饮食等，治疗可以选用逍遥散、小柴胡汤等疏肝为主的方剂，其共同特点是有明显的肝胆系统症状，如胸闷胁胀、目干、口苦、情绪变化等。还有仲景的泻心汤系列方，治疗中焦热痞或寒热错杂的痞满，多是偏于实证，一般有明显的寒热特征，同时脉象也以弦滑有力者为主。

（三）用方要点

病性：虚，湿。

病位：中焦脾胃。

症状：无力，吐，泻，肿。

（四）学习启示

补脾还是补肾

"补肾不如补脾""补脾不如补肾"两种说法在中医界引发过很多争论。许多明清医家称是孙思邈提出的"补肾不如补脾"，但现存《千金要方》《千金翼方》中均未见类似说法，较早提出这一观点的可能是孙兆。张锐《鸡鸣普济方》引用孙兆的话："补肾不如补脾。脾胃既壮，则能饮食既入，能旺荣卫，荣卫既旺，滋养骨骸，保养精血。"朱丹溪在《格致余论》中也提到"补肾不如补脾，脾胃得温则化而食味进，下虽暂虚，亦可少回。"后世医家也多有发挥。"补脾不如补肾"的说法，则见于严用和，《严氏济生方》中说："古人云补肾不如补脾，余谓补脾不如补肾，肾气若壮，丹田火经上蒸脾土，脾土温和，中焦自治，膈能开矣。"

两种观点皆有道理，脾与肾关系密切，肾为先天之本，脾为后天之本，两者常相互影响，因此在治疗当中也经常会产生协同促进的效果，所以凭空争论没有意义，只要补一方，从理论上讲，另外一方必然会受到影响。从临床实际情况，具体问题具体分析，才是解决问题的关键。

临床中确实有看似脾胃虚弱证，但补脾胃效果不理想，补肾反而收效的情况；也确有看似肾虚，补肾不应，补脾反而收效的情况。这恰恰是临床情况复杂的表现，如果深入推敲，这些看似脾胃虚弱者，是否真的是脾虚？抑或本质上是肾虚，但表现出脾虚的证候？张仲景《伤寒论》提到，患者服用泻心汤，之后又用其他攻下的药物，出现了下利不止的情况。一般我们都将下利视为中焦脾胃的问题，所以医生用理中汤治疗。结果患者出现"利益甚"的情况，下利更严重了。仲景对此的解释是"理中者，理中焦，此利在下焦，赤石脂禹余粮汤主之"。要改用收涩的方法。李东垣在《脾胃论》当中专门提出过假象的问题，如肺之脾胃虚证，本质是脾胃虚，但会表现出肺病，这时候单治肺不会收到良好效果，必须用补脾胃的方法才能解决问题，李东垣的解决方案是升阳益胃汤。本次讲的马光亚先生用参苓白术散治疗水肿也是这样，水肿也好，慢性肾炎也好，总会让人首先想到肾虚，但仔细分析，实际就是脾虚，补脾胃就够了。可见临床症状并非表面所见那样简单，不仔细推求疾病的本质，盲目讨论补脾补肾孰优孰劣的问题，是没有价值的。

那么补脾还是补肾，在临床中究竟应该如何决策呢？最好的办法就是遵循仲景的"有是证，用是方"的原则，不论是脾虚还是肾虚，首先要找到证据，然后根据证据属于脾虚就补脾，属于肾虚就补肾。在这个鉴别的过程中，脉象的变化就十分重要，关、尺两部脉的强弱变化是判断虚实的重要依据。一般情况下，关脉相对旺一些，尺脉则偏弱一些，但如果关脉弱于尺脉，或尺脉特别弱，远远不如关脉，则提示相应的脏腑虚弱。第二要注意矛盾的证候，相互矛盾的证候，有时候是错杂证，但很多时候也提示疾病出现了假象，要具体分析。此外，患者年龄、病程长短、生活规律等也可作为参考。归纳起来就是要以临床实际情况为依据，尽量减少凭空推理。

【知识链接】

嘉禾散

亦名谷神散。治中满下虚，五噎五膈，脾胃不和，胸膈痞闷，胁肋胀满，心腹刺痛，不思饮食，或多痰逆，口苦舌酸，胸满短气，肢体怠惰，面色萎黄。如中焦虚痞，不任攻击，脏气虚寒，不受峻补；或因病气衰，食不复常，禀受怯弱，不能多食，尤宜服之。常服育神养气，和补脾胃，进美饮食。

枇杷叶（去毛，尽涂姜汁，炙令香熟为度）、薏苡仁（微炒）、白茯苓（去皮）、人参（去芦）、缩砂仁（去皮，各一两）、大腹子（微炒）、随风子（如无，楝实、诃子亦得）、杜仲（去皮，用姜汁与酒合和涂，炙令香熟微焦）、石斛（细锉，酒拌，微炒）、藿香叶、木香、沉香、陈皮（去白，各三分）、谷蘖（微炒）、槟榔（炒）、丁香、五味子（微炒）、白豆蔻（微炒，去皮）、青皮（去瓤）、桑白皮（微炒，各半两）、白术（炒，二两）、神曲（微炒）、半夏（汤洗七遍，生姜一分，切作片子，与半夏同捣烂，作饼炙黄，各一分）、甘草（炙，一两半）。

上捣，罗为末。每服二钱，水一盏，入生姜二片，肥枣三枚，同煎至七分，温服不计时候。及疗四时伤寒，能调治阴阳，使无变动，克日得安。如疗五噎，入干柿一枚同煎，十服见效。如疗膈气，吐逆羸困，入薤白三寸、枣五枚同煎。妇人亦可服。

（《太平惠民和剂局方》）

读史道生医案

学《太平惠民和剂局方》之凉膈散

一、医案

石淋腰腹痛

李某，男，40岁。初诊：1970年4月9日。

主诉：自述以往体健神充，偶有腰痛，旋即消失。1970年4月8日晨起左腰区及左胁下腹部突感阵发剧烈绞痛，腹部平片未见结石阴影，经多次注射止痛针剂，但剧痛有增无减。于4月9日邀余会诊。

诊查：患者面苍白，出冷汗，轻度头痛，寒热，精神疲惫，左腰部阵发性剧痛拒按，大便燥，小便短赤涩痛，苔黄而燥，脉滑数，沉取有力。

辨证：湿热蕴藉三焦（左输尿管结石待排除）。

治法：清解上焦，荡涤中下焦。

处方：连翘12g，薄荷6g，黄芩10g，芒硝12g，酒大黄10g，金钱草60g，竹叶12g，生甘草6g。3剂。

初服上方1剂后，腰腹剧痛即渐缓解；2剂后腑气已通，大小便荡下而畅；3剂服尽即由尿中排出黄豆大珊瑚状结石1枚，诸恙悉平。

[《中国现代名中医医案精华（一）·史道生医案》]

【验案解说】 腹痛是非常复杂的一类问题，消化系统、泌尿系统以及盆腔器官疾病都可能引发腹痛。本案的输尿管结石属于急腹症范畴，由于发病急，疼痛剧烈，对医生临床水平要求很高，需要在短时间内做出正确判断。

腹痛寒证很多，因为寒主凝滞、收引，寒则涩而不流，所以受寒后经常出现腹部拘急绞痛，有收引与抽搐感。本案患者出现面色苍白、出冷汗、精神疲惫等，乍一看像是虚寒证，但剧烈疼痛下，出现面色苍白、冷汗属于正常现象，剧痛持续一天多的时间，患者不能得到休息，表现出精神疲惫，也是合理的。所以这些症状的诊断价值不高，可以不用过多考虑。后面的大便燥，小便短赤涩痛，苔黄而燥，脉滑数，沉取有力等都是实热证表现，因此，本案患者的腹痛，属于实热无疑，不用考虑虚寒证。诊断中写了"湿热"，但从交代的病情看，并无过多湿邪的表现，有可能是考虑泌尿系统结石，水液代谢系统的问题，应与水湿相关。

凉膈散给我们的印象是清上焦心肺之热为主的方子，实际上里面有大黄、芒硝、炙甘草，是一张完整的调胃承气汤，所以也能治疗腹部疾病。想到承气汤，便会和燥屎联系起来，总感觉承气汤都是解决肠道问题的，与本案的输尿管没有关系。承气汤之所以称为承气，其核心是通顺腹部的气机，从临床表现看，腹部胀痛、拒按是重要的应用指征，腹部胀满疼痛是气机不通，拒按是实证的特点，所以腹部气机不通，属于实证者，都可以是承气汤的应用范围。大便干结不通，会造成腹部胀满疼痛，攻下燥屎后，腹气得以通顺，胀痛自然解除，这很好理解。但关键在于我们用承气汤，用大黄这类药物的目的并非为了通便，大便通顺只是现象，本草上说大黄能涤荡肠胃，实际上是通顺气机，气机得降，大便得通，胀痛自除。除了通大便外，大黄还有很好的清热、解毒、活血、止痛的作用，承气汤等方剂并非单纯为肠道燥屎而设，其核心是"通降"二字，所以可以治疗很多下焦或者腹部的疾病。

加减中去掉了栀子，加入金钱草，应该是考虑结石的问题，虽然影像学没有看到结石，但从临床表现上看，仍然怀疑结石的可能性，所以加入能够利水排石的金钱草。如果从排石角度考虑，也可以进一步加入鸡内金和海金沙，也就是所谓的"三金"。

有人问，既然是结石，为什么不用"石韦散"？石韦散是《外台秘要》里面记载治疗石淋的方子，中医讲的石淋，基本相当于西医学的尿道结石。既然都是结石，又都是泌尿系统的问题，似乎用石韦散也讲得通。但如果站在中医角度看问题，就不会产生这样的想法了。首先，石淋是小便时疼痛，而且是尿道疼痛，部位不在腹部，所以本案的疾病诊断为腹痛，而不是石淋，从根本上就是两个不同的病。其次，从病机分析，本案以火热实证为主，湿的比例不大，但石韦散是以利水药为主，方子里面的石韦、瞿麦、车前子、滑石、冬葵子都有很好的利小便作用，但清热力量并不很强，所以并不适合本证。可见，虽然我们结合现代诊查手段，能够判断这是泌尿系统的结石，但在使用中药时，整体思路仍应该以中医辨证为根本，不应受到"结石"的过多干扰。

还有一个问题，既然病在下焦，前面分析凉膈散的时候，也主要是在分析其中调胃承气汤的治疗作用，为什么不索性直接用一个下焦的方子，比如直接用承气汤，小便短赤再加一些清热利水的药，或合用我们前面讲到过的八正散？这个问题我们后面分析方剂时再做详细解释。

二、方剂

（一）文献记载

（1）《太平惠民和剂局方·治积热》：凉膈散：治大人、小儿脏腑积热，烦躁多渴，面热头昏，唇焦咽燥，舌肿喉闭，目赤鼻衄，颔颊结硬，口舌生疮，痰实不利，涕唾稠黏，睡卧不宁，谵语狂妄，肠胃燥涩，便溺秘结，一切风壅，并宜服之。

川大黄、朴硝、甘草（炙）各二十两，山栀子仁、薄荷叶（去梗）、黄芩各十两，连翘二斤半。上粗末，每二钱，水一盏，入竹叶七片，蜜少许，煎至七分，去滓，食后温服。小儿可服半钱，更随岁数加减服之。得利下住服。

（2）《方剂学》：泻火通便，清上泄下。主治上中二焦邪郁生热证。烦躁口渴，面赤唇焦，胸膈烦热，口舌生疮，睡卧不宁，谵语狂妄，或咽痛吐衄，便秘溲赤，或大便不畅，舌红苔黄，脉滑数。

（二）方剂讲解

凉膈散的名字非常好，一下就点出了其核心治疗方向。凉膈散的"膈"会让我们联想到解剖学上的"膈肌"，横在胸腹腔之间的一片肉，有什么好凉的？中医科学院史欣德教授将"膈"解释为"纵隔"，从解剖学上看，"纵隔"里面主要是气管、血管和食道，凉膈散主要解决这个区域的热证，也兼顾上焦的心肺。外感咳嗽一类的疾病最为明显，病情轻浅时，证在咽喉部位；病情深重时候，病在心肺深处，唯独不轻不重的中间阶段，气管出问题，咳嗽就会在胸骨后，也就是"纵隔"这个位置出现。这个时候如果是热证，就是凉膈散的最佳使用时机。除了"纵隔"这一最佳应用部位外，《方剂学》说本方主治上中二焦，而本次讲解的腹痛病案又提示下焦的问题也能治疗，也就是说凉膈散能够治疗整个胸腹腔，囊括上、中、下三焦的各种热证。为什么这张方子治疗范围如此之广呢？我们先看一下组方。

凉膈散的药性很比较纯粹，除了甘草之外，所有的药物都是凉性的，所以治疗火热证，这是没有问题的。其中连翘、黄芩、竹叶都是清上焦的，黄芩主清肺热，竹叶主清心火，连翘则心肺都能清；大黄、芒硝是清中、下二焦的，侧重于下焦；栀子则是能清三焦一切热，所以从部位上说，上、中、下三焦都覆盖了。再进一步分析，薄荷、连翘两味药是轻清宣上之品，以透散为主，可属汗法之列；

大黄、芒硝重浊沉下，属下法；竹叶清利小便，属于清利之法；栀子、黄芩苦寒清热，属于清法。从治法看，汗、下、清、利齐备，其中利小便虽然不属八法之列，但从祛邪外出的角度看，汗与二便是祛邪的主要途径。所以凉膈散不同于单纯苦寒直折的黄连解毒汤，在清热的同时，祛邪外出，透邪于外，是火郁发之思想的体现。

虽然局部的邪气宜就近祛邪，遵循《黄帝内经》"其高者，因而越之，其下者，引而竭之"的原则。但从整体角度看，如果邪气难以直接祛除时，另辟蹊径，往往收到奇效。比如治疗小便不利的"提壶揭盖"法，通过宣肺气而帮助通利小便；"釜底抽薪"法，通过通腑以泻火热。因此，凉膈散上下并治，汗、下、清、利的治法齐备的组方特点，使之不仅能够解决全身火热的问题，局部问题也可用之。本案中患者腹痛虽属下焦，但核心是热邪亢盛，腹部气机不通，因此在通腑利水的同时，加入上焦宣透之品，有助于恢复气机通顺，祛邪外达。

《太平惠民和剂局方》将本方主治病证概括为脏腑积热，可谓提纲挈领，由于火热炎上的特点，大部分症状集中在上焦，其中又以头面关窍的问题为多，如面热头昏，目赤鼻衄，唇焦咽燥，口舌生疮，舌肿喉闭，颔颊结硬，眼、鼻、口、舌全包括了。要注意，这里面没有耳的症状，肝胆经的热证有龙胆泻肝汤，凉膈散里面黄芩、薄荷兼入肝胆经，但主要还是清肺热。第二组症状是分泌物的黏稠不利，如痰、涕、唾。第三是扰心神的烦躁、失眠，甚至谵语狂妄。此外是中焦的口渴和下焦的二便秘结。所以整张方子虽然说三焦通治，但还是以上焦纵隔、心、肺为主，兼顾中下二焦。

方剂鉴别方面，一是此前学过的黄连解毒汤，两者都是清热的，治疗的症状也很相似，有时候很难分辨，有些病证两张方子都有效，但黄连解毒汤是单纯的清热，可治疗一般的实热证；而凉膈散内含汗、下、清、利诸法，所以还能治疗火郁之证。《太平惠民和剂局方》用脏腑积热概括这种火郁，与一般的火热证不同，火郁者用单纯的苦寒清热方法是无效的，或者一时有效，很快复发。当前临床这类火郁证很多见，特别是都市人，平时工作压力大，生活节奏快，长期保持精神紧张的状态，很多年轻人又喜欢吃辛辣，火郁于内，经常口舌生疮或痤疮反复不愈，用清火药后，或没有效果，或当时缓解，不久复发，这些就可以考虑用凉膈散，边清边透。如果效果仍然不理想，可以在凉膈散基础上增加透散的力量。刘河间的防风通圣散就是在凉膈散的基础上加入辛温发散之品，及活血的川芎、当归，因此两者主治病证亦有相似之处，但防风通圣加入辛温，更适合寒包火一类的寒热错杂证。此外，刘河间还有双解散，由防风通圣散与益元散组合而成，也值得我们注意。

（三）用方要点

病性：实热。

病位：三焦，重在上焦。

症状：头面关窍火热，上烦，中渴，下闭（二便不通）。

（四）学习启示

就是临场决策的大问题，这里简单讨论一下。有些药物对相应的疾病有独特疗效，如芍药止痛，五味子止咳，三金（金钱草、海金沙、鸡内金）排石，一些炭类药物（棕榈炭、血余炭）止血等。使得我们在临床中看到某些疾病，会自然而然地在脑海中跳出某些特效药，开方子的时候也自然而然地想要加入这样的药。但中医强调辨证论治，且不论"辨证论治"这个词出来得有多晚，即使《伤寒论》中，也强调方证相应，辨方证其实也是辨证。于是问题来了，在临床中，如果辨证准确，选方无误，是否还需要再加入这些专病专药？

最常见的是发热、咳嗽这一类疾病。某患高热不退，证候表现为典型的小柴胡汤证，有医家觉得烧得很厉害，加一些石膏帮助清热。表面看没有问题，很多时候也不大会影响疗效，但实际上这个患者给小柴胡汤原方就足够了，照样解决问题，疗效可能更明显。按照仲景方证原则，发热不是石膏证，如果患者没有热入阳明的口渴证，没有必要加石膏。又如咳嗽，有患者本属逍遥散证，用逍遥散原方，迅速痊愈，这时候需要加入止咳药吗？这个患者之前看了很多中医，清热、化痰、止咳的中药吃了无数，毫无效果。因此，辨证论治是中医的根本，没有准确辨证的基础，简单的专病专药可能有时会有效，但很难保证较高的临床疗效。

既然辨证为根本，专病专药为什么会存在？因为有的时候，即使辨证准确，也需要加入专病专药提高疗效。比如仲景用小柴胡汤就有"咳者，去人参、大枣、生姜，加干姜、五味子"，干姜、细辛、五味子在仲景很多方中出现，作为治疗咳嗽的固定组合。又如呕者加生姜，小便不利加茯苓，都是这一类情况。

于是问题来了，临床决策时，这个度如何把握？我想主要有几个原则要把握。第一，辨证论治是基础，在没有辨证的情况下，使用专病专药很多时候是盲目的；第二，在辨证准确的基础上，如果原方适应证中已经涵盖这一疾病，则可以不加或少加专病专药，如逍遥散本身就能治咳嗽，所以不必再加止咳药；第三，加入专病专药时最好能遵循前人法度；第四，加减时不可喧宾夺主，原方只有六七味药，在没有合方的情况下，又加了六七味药，显然是不恰当的。总之，这种加减宜谨慎，之所以提倡少加减，就是要尽量避免画蛇添足的情况，既影响疗效，又浪费药材。

凉膈散治疗慢性鼻炎（马光亚医案）

戴某，男，47 岁，住嘉义市。患鼻塞多年，天气晴和时，鼻孔不塞，一遇阴雨天气，鼻即鼻塞不通。1968 年 3 月 12 日就诊。我用凉膈散加味治之，方如下：凉膈散 7.0g，白芷 1.0g，荆芥 0.8g。1 日量，分 3 次服。服 7 日，鼻即畅通。遇阴雨气候，鼻即半塞，是内热，绝非风寒外客之证，金元刘河间早已有明确的论述。这样的治法，详见李梴著《医学入门》。

（《台北临床三十年》）

读张龚梅医案

学《太平惠民和剂局方》之逍遥散

一、医案

慢性肝炎

欧阳某，男，29 岁。初诊：1959 年 2 月 26 日。

主诉：右胁疼痛反复发作 1 年余。

病史：1957 年 5 月患无黄疸型传染性肝炎。因肝功能起伏，有时正常，有时异常，先后住某院 2 次，并赴外地疗养。近来肝功突然恶化，白球蛋白倒置，蛋白电泳丙种球蛋白升高，谷丙转氨酶升高，右胁剧痛，体力衰弱，来本院治疗。检查发现肝于肋下一指半，有压痛，质中等硬，脾未触及，腹部无移动性浊音。

诊断：慢性肝炎。

医案：右胁疼痛，脘腹胀闷，纳呆泛恶，体力衰弱。脉弦细，苔薄腻。肝郁气滞，横逆犯胃。方以疏肝理气，健脾和胃。

柴胡 2.4g，当归 9g，白芍 9g，党参 18g，丹皮 9g，白术 9g，茯苓 9g，枸杞子 9g，炙甘草 3g。4 剂。

疗效：此后，即以上方加败龟甲 9g，炙鳖甲 9g 等出入。10 余剂后体力渐复，又调理一段时间后，肝功能恢复正常，较长时间比较稳定。以后恢复工作。

（《张龚梅医案》）

【验案解说】 如果没有提前知晓后来的处方，从病案的开头一点点地边看边思考，在看完病史的时候，会感觉这是一个危重症，考虑方子时，也会比较复杂。可能会想到疏肝清热解毒的处方，看到肝肿大，也可能会想到加一些活血散结的药，甚至从癥瘕积聚的角度考虑治疗方案。可是当最后看到逍遥散加减的寥寥九味药时，是否会有几分诧异，怎能如此举重若轻？轻描淡写地就解决了这么棘手的问题？实际上，中医对疾病的严重程度及预后转归的判断有独特的方法，有时候与西医学的检查结果并不相符，这个问题后面再讨论。

从病史上可以获得的对辨证有帮助的信息是胁痛，肝脏触诊质地变硬，属于中医的"胁痛"病，考虑肝胆经的问题。刻下症中，除胁痛以外，还有脘腹胀闷、纳呆泛恶等胃系症状，所以判断为肝气犯胃。体力衰弱是气不足，脉弦细提示可能有阴血的亏虚。总体来看是肝郁气滞，横逆犯胃，气血不足，而想象中的火热、瘀毒等并未出现。因此，患者虽然病情较重，但从中医角度看，核心就是气滞，并未出现化火、瘀毒等情况。虽然兼有气血不足，但应是患者长期疾病，本身体质问题。所以治疗重点在疏肝解郁、健脾和胃，兼顾补益气血，方子选逍遥散符合病机。加减变化中去掉发散的姜与薄荷，改用补气的党参与滋阴的枸杞，加强扶正的力量。牡丹皮既能清热，又能凉血活血，是逍遥散的经典搭配。临床常用的加味逍遥散，就是在逍遥散基础上加入牡丹皮、栀子两味药。本案患者肝脏触诊质地变硬，虽然没有明显瘀血指征，仍可考虑加入活血散结的药物，同时考虑肝郁日久，有化热可能，也可考虑加入一些凉性药物，牡丹皮正好符合这一需求。相比之下，栀子过于苦寒，患者没有明显火热征象，不必大动干戈。二诊加入龟板、鳖甲，既能滋养肝阴，又能软坚散结，主要针对肝脏质地变硬的问题。

前面讲到选择逍遥散符合病机，其实进一步深入探究，符合这一病机的方剂很多，比如小柴胡汤、化肝煎等都有很好的疏肝作用，适当调整，增加活血及补益之品，也可切合病机。由于原文中没有给出更多的信息，仅凭脉弦细一条判断，逍遥散确实更为恰当。如果临床当中遇到类似情况，则一定要仔细鉴别，这些疏肝利胆的方子，大多可以见到肝郁气滞的胁痛，横逆犯脾胃的胃脘胀满、疼痛、恶心、呕吐、吞酸等，因此要从兼症、舌、脉等方面加以区分，虽然同是疏肝解郁，但选方不准，同样也会影响疗效。这些方剂的鉴别，后面讲方剂的时候再讨论。

二、方剂

（一）文献记载

（1）《太平惠民和剂局方·治妇人诸疾》：逍遥散：治血虚劳倦，五心烦热，肢体疼痛，头目昏重，心忪颊赤，口燥咽干，发热盗汗，减食嗜卧；及血热相搏，月水不调，脐腹胀痛，寒热如疟；又疗室女血弱阴虚，荣卫不和，痰嗽潮热，肌体羸瘦，渐成骨蒸。

甘草（微炙赤）半两，当归（去苗，锉，微炒）、茯苓（去皮，白者）、芍药（白）、白术、柴胡（去苗）各一两。上为粗末，每服二钱，水一大盏，烧生姜一块（切破），薄荷少许，同煎至七分，去滓热服，不拘时候。

（2）《太平惠民和剂局方·附指南总论·治妇人诸疾》：虚劳发热，及寒热俱发者，可与黄芪鳖甲散、逍遥散、地黄丸、泽兰丸、荆芥散、嘉禾散、参苓白术散。

（3）《方剂学》：疏肝解郁，养血健脾。主治肝郁血虚脾弱证。两胁作痛，头痛目眩，口燥咽干，神疲食少，或月经不调，乳房胀痛，脉弦而虚者。

（二）方剂讲解

很多人将逍遥散当作妇科专用方，以为只能适合女性患者服用，是专门治疗妇科疾病的。从原书来看，似乎也有一些道理，《太平惠民和剂局方》把逍遥散放在了《治妇人诸疾》篇中，所以说，原本这张方子就是打算主要用来治疗妇科疾病的。学习《方剂学》的时候，又强调本方疏肝的作用，讲肝郁脾虚的问题，所以在我们的印象中，这张方子解决的是肝郁气滞等一系列问题，如胸闷，胁痛，头痛易紧张，易恼怒，情绪不佳，各种症状容易受到情绪影响而明显波动等，在此基础上，还伴有脾胃虚弱的表现，如神疲、食少、大便偏稀等，妇科疾病反而有些淡化了。

逍遥散的核心药物是柴胡、白芍两味，是经典的调肝组合，柴胡疏肝理气，还能升发肝胆阳气，而白芍则滋阴养血，补养肝体。所以两个药配合在一起，一体一用，一散一收，一阴一阳，相得益彰。这种组合在很多调肝的方剂中都有应用，如四逆散、柴胡疏肝散等。第二组是益气健脾利水的白术、茯苓、甘草，这三个药是调节脾胃气机功能与水液代谢的基本组合，再加上党参就是四君子汤。没有党参时，补气的作用弱很多，毕竟逍遥散证不是脾胃自己出问题，主要是肝郁犯脾胃，使脾胃功能出现异常，说有脾虚也对，但主要问题在肝。最后是当归，这是一个温性的养血活血药，经常与白芍配伍应用，两个药一个温一个凉，一个走一个守，在补血的时候形成动态平衡，是调节血液生成代谢的经典组合。如果再加上熟地、川芎就是四物汤，是养血活血的基础方。最后加入的薄荷和姜都是辛散的药，帮助柴胡升发气机，疏肝理气。可以看出，逍遥散的组方是围绕气、血两条线展开的，气的方面，是肝气郁滞为主，进而影响脾胃功能，脾胃气有些不足又在一定程度上影响水液代谢；血的方面则主要是肝之阴血亏虚，所以用白芍、当归养血。

我们理解逍遥散都是从肝郁气滞开始的，所以在谈逍遥散适应证的时候首先是前面讲过的那一组肝郁气滞的症状，之后似乎脾胃不足的食欲不振、便溏等，最后再加一些阴血的问题，如月经不调等。如果认真学习《太平惠民和剂局方》，不难发现，里面主要的适应证多与气血不足相关。原书明确地提出逍遥散"治血虚劳倦"，是针对气血不足证而设立的，没有讲肝郁气滞。临床表现可以归为几类，第一是虚热证，如颊赤、五心烦热、口燥咽干、发热盗汗、寒热如疟、虚劳发热、寒热俱发、骨蒸潮热，不仅有各种虚热之象，发热的热型也很丰富，寒热俱发就是恶寒发热并见，寒热如疟就是往来寒热，如果是外感病，似乎太阳、少阳、阳明都有问题了，为什么会这样？《太平惠民和剂局方》后面有解释"荣卫不和"，外感病的"荣卫不和"是功能失调，所以在太阳恶寒发热，进入少阳就往来寒热，而此处的"荣卫不和"是气血都有些亏虚，不能发挥正常功能导致的失调，所以热型与外感很像。除了虚热证，如肢体疼痛、头目昏重、心忪、减食嗜卧、肌体羸瘦都是气血不足的重要表现，这里的肢体疼痛不同于外感，多为肢体酸软而痛，多喜按摩。这样一来，逍遥散似乎成了补气血的方子了，其实也没什么不对，把里面的柴胡拿掉，剩下的五味药就是一个简化版的八珍汤，所以说它能补气血，毫不为过。所以我们知道逍遥散是疏肝的，但千万不要忽视其补气血的作用。

在妇科方面，逍遥散主要用于治疗月经不调，这在现在的临床中亦十分常见，此不赘述。原书提到的还有两个重要症状，十分容易被我们忽视。一是脐腹胀痛，也就是肚脐周围胀满疼痛，这种腹痛常见于肝气犯脾胃，逍遥散没有什么理气止痛药，所以腹痛类疾病容易被我们忽视。第二是咳嗽，《素问》讲五脏六腑皆令人咳，其中肝咳之状为"咳则两胁下痛"，也就是由于肝的问题，导致的咳嗽，最常见的是肝气犯肺。这类咳嗽单纯的化痰止咳、理气宣肺是治不好的，一定要调肝，逍遥散就是备选方之一，至于如何与其他调肝方鉴别，后面再讲。

总结一下逍遥散的适应证，大体上可以分两类看，一类是我们临床常用的疏肝解郁，另一类就是十分容易被我们忽视的气血亏虚证，如果加上脏腑定位，就是肝阴血亏虚与脾气亏虚，前者更为主要。需要注意，阴血亏虚方面只有肝，或者以肝为主，肾不是主要的。逍遥散的组方也可以有两种归纳方法，一是气血两分，如我们之前讲的，调气的柴胡、白术、茯苓、甘草、薄荷、姜，调血的白芍、当归；还可以按照疏散和补益分类，前者是柴、薄、姜，后者是苓、术、归、芍、草。为什么这么归纳呢？主要是临床加减应用的时候就比较方便了。首先看患者是肝郁为主还是虚为主，肝郁为主的，可以加一些疏肝药，比如郁金；虚为主的要看是气虚还是血虚，气虚加党参、黄芪，血虚加地黄。或者不用加药，调整一下各组药物的用量比例。

方剂鉴别也包括两方面，一是与补虚药的鉴别，特别是补阴血为主的方，如四物汤、大补阴丸、左归丸、六味地黄丸等，这些方总以补益为主，脉象以虚弱者为多，肝郁气滞常见的胀痛证与弦脉较为少见。大补阴丸、左归丸、六味地黄丸又都是肝肾同补的，所以除了阴血不足的表现，还多兼肾脏症状，如腰膝酸软、耳鸣等。另一方面是疏肝诸方的鉴别，主要是小柴胡汤、柴胡疏肝散、四逆散，这三张方都是柴胡剂，其中柴胡疏肝散、四逆散主要用于肝郁气滞，纯实无虚者佳，所以脉象虽然都是弦脉，但皆是弦而有力的。柴胡疏肝散里面包含有四逆散，同时增加了陈皮、川芎、香附三味药，理气活血作用增强，所以擅长治疗各种胀、痛为主的疾病，妇科月经不调属气滞血瘀实证者。小柴胡汤与逍遥散在临床表现上可能很相近，都可以出现情志症状，都有肝气郁结的胀痛，都有脾胃系统的不欲饮食、恶心、呕吐等，也都能治疗妇科的月经不调。但小柴胡汤主入胆经，常见胆热上犯的口苦、咽干，逍遥散则无肝火表现。最关键的是小柴胡汤中补益药用的是人参，也就是患者有气不足的问题，而逍遥散则有血虚问题，临床上最重要的鉴别点是脉象，两者都有弦脉，但逍遥散证的左脉偏弱一些，小柴胡汤证的右脉偏弱一些，左脉主血，右脉主气，有了这样的脉象，两个方子就比较容易区分了。

（三）用方要点

病性：气滞，气虚，血虚。

病位：肝经与脾胃为主。

症状：胀痛，虚热，倦怠乏力。

（四）学习启示

中医预后判断有独特方法。本案患者肝炎日久，急性发作，又有肝脏硬化的倾向，属于重症。但中药治疗仅用逍遥散，轻描淡写，即获疗效。曾见心衰患者，各种检查基本正常，精神状态良好，而两尺脉先绝，一周以后合并肾衰去世。临床当中经常会遇到看似危重患者，中医看后说可治，简单的几味药下去，病情就有了好转。有时候经过现代医学检查后，认为病情虽重，但没有生命危险，到了中医这里，反而认为预后不良，不可挽救。

中医有独特的预后判断方法，古时名医，能决生死于百日之外。因此，临床时不可被现代检查手段过度影响，而忽视中医判断预后的各种办法。脉诊是判断预后的重要手段，胃、神、根则是脉诊的关键，有胃气者生，无胃气者死；得神者生，失神者死；有根者可治，无根者不治。不仅脉诊，其他诊法也应关注这三方面的情况，对判断疾病的转归十分有帮助。另外，患者正气之盛衰，邪气之所入，都是值得推敲的。总之要以中医的方法，对疾病有一较为准确的判断，而不应盲目以现代检查的结果作为预后判断的标准。

【**知识链接**】张羹梅（1905—2001），上海人。跟随凌秀千、陈雪生学习中医。1933年开始行医。擅长治疗内科杂证，尤擅治疗脾、胃、肝、胆疾病。曾任江宁区第七联合诊所所长，上海中医学院附属曙光医院内科主任医师。自创健脾汤、养胃汤，治疗胃溃疡和慢性胃炎。主要学术思想整理为《临证偶拾（张羹梅医案）》，1970年由上海科学技术出版社出版。全书收录医案80余例，每一病例均有疗效评价及按语。

读易思兰医案

学《简要济众方》之平胃散

一、医案

泄　泻

瑞昌王既白之妃，患泄泻，屡用脾胃门消耗诸药，四五年不能止。一医用补中益气汤，人参三钱。服一月，不泻。忽一日胸膈胀满，腹响如雷，大泻若倾，昏不知人，口气手足俱冷，浑身汗出如雨，用人参五钱，煎汤灌苏，如是者三。病者服久，自觉口中寒逆。医者以为出汗过多，元气虚弱，于前汤内加人参三钱，酸枣仁、大附子、薄桂各一钱，昏厥尤甚，肌肤如冰，夏暑亦不知热。二年计服过人参二十五斤，桂、附各二斤，酸枣七十斤。至己巳冬，饮食入口，即时泻出，服中即饥，饥而食，食即泻，日十数次，身不知寒，目畏灯火。

予初诊之，六脉全无，久诊六部来疾去缓。有力如石。闻其声尚雄壮，脉亦有余。自予断之，乃大郁火证也。以黄连入平胃散与之。饮药少顷，熟睡二时，不索食，不泄泻。饮五日，方知药味甘苦。即用通元二八丹，与汤药间服。一月饮食调和，其病遂愈。

（《易氏医按》）

【验案解说】　本案患者初患泄泻，具体情况不清楚，治疗主要用"脾胃门消耗诸药"，具体药物没有说，推测应该是消食化积一类的药物，可能患者最初有一些食积的情况。由于四五年还不能彻底痊愈，医生考虑病程较长，久病多虚，改用补中益气，特别加大了人参的用量。服药1个月后，腹泻停止，但突然有一天出现胸膈胀满，腹中肠鸣，剧烈腹泻。同时患者出现昏迷，大汗，口气及手足冷。像是大泻之后，阳气暴脱，所以用独参汤急救。醒后不久又开始剧烈腹泻，重复出现上述症状，再次昏迷。如是反复多次，患者开始出现口中寒冷的感觉。医生见到这个情况，以为出汗过多，加上剧烈腹泻，导致元气虚弱，所以进一步益气温阳，结果症状越来越重，不但昏厥加重，肌肤也变得冰冷，即使夏天也不会感觉炎热。前后两年服用了大量的人参、附子、肉桂等药。

从上述过程中可以看出，最初的消食化积药并不对症，但亦未造成严重后果。但自服用补中益气汤开始，医生在温补的道路上越走越远，越治越错。我们从患者服用补中益气汤后开始一步步分析。如治疗方案正确，一般情况下患者会病情逐渐减轻，至 1 个月泻止后，应该就基本痊愈了，此时改用中成药或食疗善后巩固即可。即使停药后复发，如无特殊原因，一般症状也较治疗前减轻，继续服药很快可以取效。但本案患者泻止后突然爆发，来势凶猛，较前更甚，显然提示病情加重，说明补中益气汤用错了，此时不但不能继续补益，反而应当改弦易辙，考虑清、泻等治法。之后用人参汤急救后，病情依然反复，再一次提示患者并非虚证，表现出的寒象，均为热郁于内所致。可惜医生不但没有深思，反而加入桂、附等热药，持续两年地温补，结果就是病情不断加重。热郁于内，所以容易饥饿，但同样因为热郁于内，所以饮食入腹即泻。《素问·至真要大论篇》的病机十九条中有专门论述"诸呕吐酸，暴注下迫，皆属于热。"所以这是典型的热泻。同时患者身不知寒，目畏灯火也是内热的佐证。再加上患者声音雄壮，脉有力如石，所以完全可以判断为火郁实证。描述脉象时，易氏用了初、久二字，看似是在讲脉诊的时间，所以有人会疑惑，为什么时间不同脉的强弱会有如此大的差异？实际上初持脉时，一般先轻取，之后逐渐向下按，根据脉之浮沉，判断病位之表里。所以易氏初诊轻取时六脉全无，久诊沉取时六脉有力，说明病位在里。同时这种越按越有力的脉象，也是郁证的特征，气、火等郁结越深，脉就越沉，有时需要医生用很大力量按脉，才能感觉到脉搏，所以脉诊中专门有一个词叫"推筋着骨"。

辨证没有问题之后，治法就不难确立了。对于火郁的证候，不能单纯使用寒凉药清热，要遵循"火郁发之"的原则，用行气药宣散郁热，所以选择行气和胃的平胃散为底方。在此基础上加入清热的黄连，十分精妙，黄连除了能清胃热外，还是很好的止泻药，《名医别录》上说黄连能够"调胃，厚肠"，很多治疗热性泻痢的方中也配伍有黄连。

服药后很快熟睡，不再索要食物，腹泻也止住了。最有趣的是"饮五日，方知药味甘苦"，这是关于患者口味的记录，读病案时容易漏过去，实际上是临床很实用的方法。从字面意思看，就是患者服药五日之后，口中的味觉才恢复正常。很多火热证患者，确实有这种现象，在火热亢盛的时候，即使是黄连这样的药，也感觉不到苦，而火热退去后，对苦味药物的敏感性显著提高。所以可以从患者对苦寒药物口味的耐受程度，间接判断病性。

二、方剂

（一）文献记载

（1）《医方类聚·五脏门》引《简要济众方》：治胃气不和，调气进食平胃散方：苍术四两（去黑皮，捣为粗末，炒黄色），厚朴三两（去粗皮，涂生姜汁，炙令香熟），陈橘皮二两（洗令净，焙干），甘草一两（炙黄）。上件药四味，捣罗为散，每服二钱，水一中盏，入生姜二片，枣二枚，同煎至六分，去滓，食前温服。

（2）《方剂学》：燥湿运脾，行气和胃。主治：湿滞脾胃证。脘腹胀满，不思饮食，口淡无味，恶心呕吐，嗳气吞酸，肢体沉重，怠惰嗜卧，常多自利，舌苔白腻而厚，脉缓。

（二）方剂讲解

北宋时期，官方曾多次组织编修方书，最著名者如王怀隐主持编修的《太平圣惠方》。皇祐三年（1051年）周应奉旨编纂《简要济众方》，其内容主要节选《太平圣惠方》以及当时的一些验方。但这部书到了明末就已散佚，其内容主要保存在《证类本草》等书中，我们这里要讲的平胃散，就是收录在《医方类聚》当中保存下来的。《医方类聚》是朝鲜官修方书，1443年开始编纂，历时3年才编写完成，此后1460年又进行了全面的校正工作，直到1477年才彻底完成。该书收录中国唐代至明代的医书152种，朝鲜医书1种，收方剂5万余首。有些书标注平胃散来源时直接写《简要济众方》，不够严谨，容易引起误会。实际上我们现在看不到原来的《简要济众方》，只能从《医方类聚》等存世文献中，找到《简要济众方》的内容。

平胃散颇具汉唐医方的风貌，全方一共四味药，但配伍十分精妙。苍术和厚朴是常用组合，在《中药学》当中，两者都归入芳香化湿药一类，具有很好的化湿醒脾和胃的作用，相比之下，苍术的作用范围比较广，肢体经络都能到达，所以常用来治疗风湿痹痛；厚朴的作用主要集中在胃肠道，有很好的行气消胀作用，常用于各种胃胀、腹胀，甚至用于治疗由于食积、燥矢等引起的泻痢或便秘。所以《伤寒论》大承气汤、小承气汤、厚朴七物汤、厚朴三物汤等治疗肠道积滞的方中，厚朴均占有重要地位。于是有人可能要问，既然平胃散主要治疗胃病，用厚朴就好了，而且芳香化湿醒脾的药那么多，为什么要用苍术？这就要从湿邪的特点说起，湿邪虽然和脾胃关系最密切，但其分布却是弥漫全身，因此患者症状虽集中在脾胃，但湿邪弥漫，全身气机未必通畅。中医十分注重整体，想要妥善解决脾胃局部的问题，恢复气机升降，全身气机通畅也是重要条件之一，两者是能够互相影响的。比如感冒之人，经常会出现胃口不好，但邪气明明侵犯的是皮肤、肌肉，并没有到达肠胃，这就是经络气机不畅，影响了胃肠的气机升降。因此，平胃散用厚朴专治胃肠道，用苍术化湿而恢复一身气机之通畅，从而达到相辅相成的作用。剩下两味药，陈皮理气化痰，最擅理脾胃之气，所以是对厚朴的补充与加强。甘草则是兼顾了补脾胃、调和诸药两方面作用。

平胃散是煮散，这种剂型在宋代很多，都是将药物制成粗末，服用时先煮一下。平胃散煎煮时加一点生姜和大枣，也是沿用《伤寒论》等古方的习惯，用姜枣来调和脾胃。

原书主治"胃气不和"，功效是"调气进食"，意思就是本方重点是调理胃气，增进食欲，所以叫平胃散，这个平是平和的意思。由此可知患者的核心问题是胃气不能和降，出现食欲不振，脘腹胀满，甚至嗳气、恶心、呕吐等症状。同时由于湿邪困阻，《方剂学》当中还补充了肢体沉重，倦怠嗜卧两个症状，临床当中不一定都会出现，但舌苔白腻多见，是较为重要的特征。

（三）用方要点

病性：湿阻气滞。

病位：胃。

症状：胃胀，食欲不振，舌苔薄白腻。

（四）学习启示

口中的感觉有时对辨证有很大的帮助，本案中患者"自觉口中寒逆"，这与四肢逆冷的原因一样，属于寒厥的表现。所以口中的感觉也可以反映出疾病的情况。除了口感以外，患者饮食的喜好也与辨证密切相关。《金匮要略》里面说，"病者素不应食，而反暴思之，必发热也"就是很好的例证。患者平素不喜欢的饮食或者味道，突然变得特别想吃，说明脏腑需要这种味道，这恰恰是疾病所引起的。比如很多火热实证的患者，对苦味的耐受变得很强，平常吃不了苦的味道，但生病之后反而不觉得苦。我曾见到一个火热极盛的患者，黄连不断加量，用到20g以后，他才说有一点苦味。后来病情逐渐好转，开始觉得药越喝越苦，于是又逐渐减少黄连的用量。还有很多气机郁滞的患者，特别喜欢吃辛辣，因为辛味能散，对开郁有帮助，吃了辛辣的食物会觉得身体很通畅、很舒服。

临床要注意询问患者口味的变化，如果患者长期喜欢或者厌恶某种味道，则多与其体质状态有关，而口味在短期内发生变化，特别是这种变化发生在本次生病期间，则对判断疾病情况有很大的参考价值。

【知识链接】

予用前药，众皆惊曰：久泻之病，饮下即出，六脉俱无，虚弱极矣。先生言六脉有余，而用黄连寒苦之物止泻，实吾辈所不知也。予曰：此乃亢极之病，火极似水。若以为虚弱而用补药，是抱薪救火矣。众曰：既云是火，则火能化物，今食物不化何也？予曰：譬之铳炮，先已有药在内，遇火即时充出。《书》有曰：胃中有热难停食。正合此也。果是虚弱之证，前已用过参、附等药数十斤而不愈耶？予以黄连四钱为君，以泻火热；用平胃散为脾胃之引。因此病火势甚烈，不可偏用苦寒之黄连，兼用苍、朴四味之温，以缓治之，此所以用平胃散而效也。

（《易氏医按》）

读万密斋医案

学《小儿药证直诀》之导赤散

一、医案

小儿急惊风，发热而搐

一小儿周岁，发热而搐，以泻青丸投之不效。乃问其发搐之状。其母曰：搐过后则好睡，以乳与之则饮，不予乳则不思乳，醒时则戏作猫儿声，见人则笑，不发搐便是好了。予曰：医要识证，药要对证，怪底前药之不效也。以导赤散服之，一剂而安。其父问是何故？予曰：心脏属火，其声为笑，火生于寅属虎，猫者虎之类也。猫声而笑，知非肝病，乃心病也。故以导赤散泻其心火而安。闻者叹服。

（《幼科发挥》）

【验案解说】 这个医案很简单，但是很有中医味，能给我们很多启发，小儿发热抽搐，以肝风内动多见，因此选用清肝热的泻青丸，但是没有效果。我们可以考虑这样几种可能，第一是没有加入息风止痉的药物，但如果辨证准确，即使没有息风止痉的药物，至少会有一定效果，症状有一定程度的缓解。第二，发热抽搐不是热极生风引起的，而是其他原因，如阴虚风动等，但对周岁小儿来说，这些情况较为少见。病案中没有关于舌脉及其他兼证的记载，可能是遗漏，也可能医家十分肯定这是一个火热实证，因此没有必要浪费笔墨，从后面用导赤散清心火也可以佐证这一点。既然疾病性质判断没有问题，那就很可能是第三种情况，即定位出现差错。从最终选用导赤散治愈来看，患儿证属火热，定位在心。临床用药时，归经是很重要的问题，定位不准，对疗效影响有时会很大。

本案中医家推断病位在心有两条依据，一是"见人则笑"，心在声为"笑"是中医的基础理论，很好理解。但临床当中，这样的症状有时很容易被忽略，小儿见人发笑比较常见，可能不会引起我们的重视。本案的患儿母亲特意提出这一表现，说明此儿"笑"得较多，明显异于平时，患儿母亲观察很细致，注意到这一问题。这样的细节问题，临床时一定要重视，很多时候就是这些细节问题，决定了我们对疾病判断的最终走向，有时差之毫厘，谬之千里。我的一位朋友，游泳后出现恶寒、发热、无汗、身痛、腰痛等症，予大青龙汤后，汗出而热不退，再仔细询问，腰痛明显，还有小便不利，从现代医学角度看，应属尿路感染，改用柴苓汤一剂而诸症悉除。首诊时以为游泳受凉，没有重视腰痛这一症状，认为是全身疼痛的一部分，太阳伤寒虽然经常是"一身尽疼痛"，但最明显且最多见的就是腰背疼痛，所以患者虽然特意提到腰痛，我也没有认真考虑，造成误诊。类似的情况有很多，对细节的把握是考量医生临床功底的重要指标。

第二是"戏作猫儿声"，也就是没事学猫叫，想起来还有点瘆人。猫和虎都是猫科动物，算是一类，而十二地支关联生肖时，"寅"与"虎"是对应的。按照地支与六气的对应关系，寅、申二支对应少阳相火，火又属心，所以经过一连串的联系，学猫叫也成为判断病位在心的依据。对于接受现代科学洗礼的人来说，这些解释似乎很荒诞，至少是很牵强。客观地讲，从学猫叫，联系到老虎，又联系地支，又联系六气属性，最后联系到心，其逻辑链条也确实有点长。但这些对古人而言，接受起来是没有太大障碍的。中医学"取象比类"的思维方式其实是很有特色的，时常可以用来解决临床复杂的疑难问题，猫、虎、生肖、地支、运气、脏腑，看似毫无关联，但拥有共同的"象"，也就是这些事物都具有"火"象。这个"象"有时候很具体，有时候也很抽象，归根结底，通过其内在相同的"象"，这一系列毫无联系的不同类别事物，都划归了一类，其本质中有着内在联系。不要盲目否认这种看似有些牵强的逻辑，实际上这是中医很常用的一种思维模式，或者说是中医认识事物，构建理论体系的重要基石之一。临床并非所有患者都有明显的临床症状，或从症状就能直接分析出明确的辨证结论，类似本案这种一两个主症，没有其他明显兼证的情况也很常见。医生要做的就是从一些细枝末节的异常现象中，寻找线索，运用中医思维、中医理论加以分析，从而推测出一些对辨证有帮助的信息。

其实还有一个很重要的依据是病案中没有提到的，后面讲方子时大家会注意到，《小儿药证直诀》中专门提到了心热抽搐的问题，称为"母子俱有实热"，即肝、心皆有实热，治疗方案是，"治肝，泻青丸；治心，导赤散主之"。从这个角度看，小儿发热抽搐，肝、心有热时，泻青丸与导赤散可以看作一个组合，本案治肝不应，转而治心，合乎定法。

二、方剂

（一）文献记载

（1）《小儿药证直诀·诸方·导赤散》：导赤散：治小儿心热，视其睡，口中气温，或合面睡，及上窜咬牙，皆心热也。心气热则心胸亦热，欲言不能，而有就冷之意，故合面睡。

生地黄、甘草（生）、木通（各等份）。上同为末，每服三钱，水一盏，入竹叶同煎至五分，食后温服。一本不用甘草，用黄芩。

（2）《小儿药证直诀·脉证治法·目内证》：（目）赤者，心热，导赤散主之。

（3）《小儿药证直诀·脉证治法·肝有风甚》：凡病或新或久，皆引肝风，风动而上于头目，目属肝，肝风入于目，上下左右如风吹，不轻不重，儿不能任，故目连扎也。若热入于目，牵其筋脉，两眦俱紧，不能转视，故目直也。若得心热则搐，以其子母俱有实热，风火相搏故也。治肝，泻青丸；治心，导赤散主之。

（4）《小儿药证直诀·脉证治法·日午发搐》：因潮热，巳、午、未时发搐，心神惊悸，目上视，白睛赤色，牙关紧，口内涎，手足动摇，此心旺也，当补肝治心。治心，导赤散、凉惊丸；补肝，地黄丸主之。

（5）《小儿药证直诀·脉证治法·日晚发搐》：因潮热，申、酉、戌时不甚搐而喘，目微斜视，身体似热，睡露睛，手足冷，大便淡黄水，是肺旺，当补脾治心肝。补脾，益黄散；治肝，泻青丸；治心，导赤散主之。

（6）《小儿药证直诀·脉证治法·夜间发搐》：因潮热，亥、子、丑时不甚搐，而卧不稳，身体温壮，目睛紧，斜视，喉中有痰，大便银褐色，乳食不消，多睡，不纳津液，当补脾治心。补脾，益黄散；治心，导赤散、凉惊丸主之。

（7）《方剂学》：清心利水养阴。心经火热证。心胸烦热，口渴面赤，意欲饮冷，以及口舌生疮；或心热移于小肠，小便赤涩刺痛，舌红，脉数。

（二）方剂讲解

钱乙的《小儿药证直诀》中有四个泻五脏的方，分别是导赤散、泻白散、泻青丸、泻黄散，对应心、肺、肝、脾四脏。导赤散泄心火，但没有选择黄连、连翘等常用清心火的药，而是以木通、竹叶等清心火、利小便，利用心与小肠的相对表里关系，导心火从小便而出，治疗心火下移小肠之证。由于关木通有肾毒性，目前用导赤散时多以通草代替。方中另外两味药，生地黄是清热凉血滋阴的，除了补肝肾，还入心经，心主血脉，心经有热多影响血分，所以用地黄凉血清热。方中没有用大苦大寒之品，充分考虑了小儿脏腑稚嫩，易受损伤的特点，加入生甘草清热解毒，还有一定的顾护脾胃作用。导赤散的治疗目的是泻心火，而方法则是利小便，使邪热从小便泻出，则心火自清。

在适应证方面，《方剂学》总结了心经火热和热移小肠两方面。热移小肠的表现主要为小便涩赤疼痛，所以本方常用于治疗湿热淋证，前面讲八正散时曾经对两个方子做过比较。对于心经火热证，提出的心胸烦热是恰当的，而后面的口渴面赤，意欲饮冷，以及口舌生疮是胃热常见证，如果临床见到这些表现，首先想到的恐怕应该是清胃泻热。所以心经火热下移小肠，应见心胸烦热、小便涩赤疼痛等症，这也是我们对导赤散适应证中记忆最深刻的。

但细读原著则发现，书中并没有强调心火下移小肠，反而记载了很多被我们忽视的症状。首先是心热，表现为睡眠时口中气温，或合面睡，及上窜咬牙。合面睡就是脸朝下，趴着睡，如果仔细观察，很多小孩子都喜欢趴着睡觉。上窜是说睡觉不老实，不停地向上爬。有的小孩向上爬的时候，顶到床头，于是头部开始偏向一侧继续向上爬，最终整个人横在床头的位置。这些都提示心经有热，临床当中仔细观察，都很容易发现。第二类是动风，抽搐、手足动摇，也提示心热。目前临床当中，对于抽搐多责之肝风内动，主要从肝论治。学习了导赤散，则应知道心热亦会出现抽搐。书中还提到了一系列眼睛的症状，如目直视、目上视、睡露睛、目睛紧等，这些则主要与肝风有关。

出现抽搐等动风表现时，往往是心与其他脏腑同病，根据发作时间不同，可分为三种情况，一是心热肝虚，也就是肝阴不足兼有心火，表现为巳、午、未时发搐，兼见心神惊悸，目上视，白睛赤色，牙关紧，口内涎，治疗用导赤散泻心火，地黄丸补肝阴。二是心肝有火，影响到肺，出现潮热，申、酉、戌时不甚搐而喘，目微斜视，身体似热，睡露睛，手足冷，大便淡黄水，治疗用导赤散、泻青丸泻心肝之火，不治肺而用益黄散补脾胃。三是心热脾虚，饮食不化，亥、子、丑时不甚搐，而卧不稳，身体温壮，目睛紧，斜视，喉中有痰，大便银褐色，乳食不消，多睡，不纳津液，治疗用导赤散泻心，益黄散补脾。

提炼一下，关于心热需要用导赤散的指征包括心神惊悸，目赤，睡眠时口中气温，或合面睡，及上窜咬牙，抽搐，手足动摇。细心的朋友可能发现了，这些临床表现全都可以通过观察得到，这是因为《小儿药证直诀》为儿科专著，儿科又称哑科，小儿多不能自己描述症状，所以十分注重观察各种客观体征，临床时询问患儿家属也需要围绕这些细节展开，或叮嘱家长注意观察这方面的问题。在此基础上，结合心胸烦热，小便涩赤疼痛，导赤散的适应证基本概括出来了。

类方鉴别方面，一是此前提到的八正散，二是如栀子豉汤、泻心汤等清热除烦的方剂，这些方都可以清心火，治疗心胸烦热，而导赤散导热自小便出，所以多见小便症状，同时因为兼湿，可见腻苔。此外尤需注意与治疗肝风内动的方剂相鉴别，肝风内动除了抽搐外，多伴有目系症状，如目直视、上视、斜视等。同时由于导赤散组方小巧精炼，常作为清心火的基础方，与其他方剂合方应用。

（三）用方要点

病性：火热。

病位：心，小肠。

症状：心烦，抽搐，小便涩赤疼痛，合面睡。

（四）学习启示

学习中医目前有各种教材，很适合现代人来学习。相比之下，古籍原著由于文字晦涩，编写框架差异，学习起来具有一定难度。但如果想学习原汁原味的中医，想要进一步提高疗效，就要认真学习经典原著。

教材中的知识是从古籍原著中总结提炼出来的，在提炼的过程中，难免有所损耗，出现偏差。如本次学习的导赤散，心经火热、下移小肠是提炼出来的，学习教材后，我们的注意力都集中在小便涩赤疼痛、心胸烦热上面，反而忽略了原书的抽搐等动风表现。在结合抽搐多见于肝风内动，我们在临床遇到抽搐的患者，基本不会考虑心火的问题，也就不会想到导赤散。因此，学习原著有几方面好处，第一就是拓宽思路，很多方剂的适应证、治疗方向，并不是我们通过学习教材就能全面掌握的，甚至有的时候被我们忽略的才是重要的部分。补充这部分知识，临床时也许就能解决许多看似疑难的问题。第二是纠正一些我们学习教材后推导出的错误认识，典型的例子就是后面我们将讲到的六味地黄丸，大家可以比较一下自己印象中的六味地黄丸证和原书记载的症状有多大差异，这里不详细讨论了，后面讲六味地黄丸的时候会详细分析。这是为什么我们在这里讲病案、学方剂时，每次都要把原书的内容列在前面，就是便于大家熟悉原著，发现既往认识上的误区。

【知识链接】钱乙（1032—1117），字仲阳，宋代东平人。3岁时其父出海后失踪，母亲病故。姑母抚养长大，稍长随姑父吕氏学医。精研《黄帝内经》《神农本草经》《颅囟经》等，并广泛涉猎天文、地理等文献，学识广博，尤其擅长儿科。钱氏著述颇丰，有《伤寒论发微》《婴孺论》《钱氏小儿方》《小儿药证直诀》。

现仅存《小儿药证直诀》，其他书均已遗佚。

急　惊

因闻大声或大惊而发搐，发过则如故，此无阴也。当下，利惊丸主之。小儿急惊者，本因热生于心。身热面赤引饮，口中气热，大小便黄赤，剧则搐也。盖热盛则风生，风属肝，此阳盛阴虚也。故利惊丸主之，以除其痰热。不可与巴豆及温药大下之，恐搐，虚热不消也。小儿热痰客于心胃，因闻声非常，则动而惊搐矣。若热极，虽不因闻声及惊，亦自发搐。

（《小儿药证直诀》）

读喻嘉言医案

学《小儿药证直诀》之泻白散

一、医案

胎死腹中，身肿气喘

顾季掖室人，仲夏时，孕已五月，偶尔下血，医以人参、阿胶，勉固其胎。又经一月，身肿气胀，血逆上奔，结聚于会厌胸膈间，食饮才入，触之痛楚，转下甚艰，稍急即连粒呕出，全如噎证。更医数手，咸以为胎气上逆，脾虚作肿而成膈噎也。用人参之补，五味之收为治。延至白露节，计孕期已八月，而病势危极，呼吸将绝，始邀喻诊。其脉尺部微涩艰难，独肺部洪大无伦。其喘声如曳锯，其手臂青紫肿亮如殴伤色。喻骇曰：似此凶证，何不相商？幸余尚有善药，可以通其下闭上壅。季掖必求病名。喻曰：上壅者，以肺脉之洪大，合于会厌之结塞，知其肺当生痈也。下闭者，以尺脉之微涩，合于肉色之青肿，知其胎已久坏也。善药者，泻白散加芩、桔之苦以开之，不用硝、黄等厉药也。服二大剂，腹即弩痛，下白污如脓者数斗，裹朽胎而出，胸膈即开。连连进粥，但寒热咳嗽未除，旬余白污既尽，忽大肿大喘可畏，一以清肺为主，竟获全痊。

震按：此案从吕沧洲得来，沧洲治经历哈散侍人，病喘不得卧，众作肺受风邪治，吕诊气口独盛，厥阴弦动而疾，两尺俱短而离经。乃曰：此得之毒药动血，以致胎死不下，奔逆而上冲，非风寒作喘也，用催生汤加芎、归，煮大剂服之。夜半果下一死胎，喘即止，哈散因告外家诚有孕，以室人见嫉，故药去之，众所不知也。

（《古今医案按·女科》）

【验案解说】《古今医案按》是清代俞震所著，收集古代名家医案一千余篇，其中大部分医案来自《名医类案》，其特点是每篇医案后都附有按语，抒发己见，值得揣摩。

本篇所选喻嘉言医案及其后按语介绍的吕沧州医案，都是胎死腹中而出现气喘，医家也都认为死胎是病因，由于下闭，导致气机上冲，上焦壅塞不通，而出现气喘，然而两案的治疗方法却迥然不同。喻嘉言用泻白散清肺泻热，从上焦入手；吕沧州用催生汤加活血之川芎、当归，从下焦入手，而最终结果都是排出死胎，疾病痊愈。俞震的按语没有对两个医案展开分析，但仅将两案并列而立，就足够发人深省。中医经常讲同病异治，是因为强调辨证论治。相同的疾病，由于证候不同，病机不同，所以治疗方法和处方也不相同，这很好理解，但这两个案例疾病相同，病机似乎也差别不大，但是治疗方迥异，这如何理解？这一问题放到后面来解决，我们先从喻嘉言的医案一点点地分析。

患者最初是妊娠期间下血，严重一点的称为胎漏，提示胎动不安，从西医学角度看，要考虑先兆流产的问题，所以通常情况下，安胎是第一位的。提到安胎，很多医生会在潜意识中觉得患者气血不足，不能荣养胎儿，所以习惯于补益安胎，本案中的医生也是如此，直接用阿胶、人参之类的药来安胎，结果就是一步步出现气机壅滞、气机上逆、上焦壅塞不通的问题。先是身肿气胀，然后血逆上冲，汇聚在胸膈间，之后出现类似噎的情况。遗憾的是，医生并没有反思，简单地认为肿是脾虚的表现，噎是胎气上冲导致胃气上逆，所以用补脾益气的人参，再加上收敛固涩的五味子，希望能平胎气的上冲，结果是越治疗病情越严重。实际在一开始出血时，就应该仔细辨证，而非盲目补益；在应用一个月补益之后，虽然不再出血，但从一系列症状看，显然是病情加重了，所以应该反思以前的治疗方案，及早调整。如果病家此时更换医生，新来的医生也应该仔细了解既往病史和治疗过程，前人用了一个月补法不能解决问题，自己还用补法是否可行？张景岳十问歌里面说"九问旧病，十问因，再需服药参机变"，是十分有道理的。如果这时能及时发现患者本非虚证，可能就不会出现后面的危重症了。

到喻嘉言诊治时，患者病情严重，岌岌可危，首先是喘加重，出现呼吸将绝，喘声如曳锯的表现；其次是肿胀加重，手臂青紫肿亮如殴伤，这显然提示有瘀血的存在，妊娠期妇女如果出现明显的瘀血问题，就要考虑胎儿是否健康了，结合脉象，尺部微涩艰难，独肺部洪大无伦，判断胎死腹中。喻嘉言对病情的分析十分详细，不用赘述，他对病机的总结是下闭上壅，也十分贴切。于是回到开始的问题，同样是下闭上壅，喻嘉言为何选用泻白散，而吕沧州选择催生汤？答案是两者的临床表现不同。下闭上壅很好地概括了病机，若进一步分析，同样是下闭上壅，喻案中患者以上壅表现为主，严重的气喘、呕吐，肿胀集中在手臂，脉象也是肺部洪大无伦，尺部微涩艰难都提示上焦问题严重，此时泻上焦肺热为要；反观吕案，患者除气喘外并无其他上壅表现，又经过疏散风邪治疗，可知此喘不以上壅为主，关键是下闭，所以治疗从下焦入手。

于是又有问题了，既然是下闭上壅，为什么不上下同治？上泻肺热，下通瘀血同时进行似乎也是很好的思路？这就是临床决策的问题了，一般而言，急危重症，往往需要单刀直入，抓住主要矛盾，集中力量，攻克一点。所以处方往往药味少、剂量重，作用方向明确，或成功扭转战局，或失败急转直下，决生死于一役，此时如照顾全面，反而力量分散，不足以转危为安。慢性病调理则与之相反，药味多、剂量轻，面面俱到，诸法完备，以平为期，治大国若烹小鲜，不可轻举妄动，若急功近利，盲目增加剂量，反致变证百出，首尾不能相顾。

最后的问题，清肺泻热的方很多，喻嘉言为什么最终选择泻白散？这个问题后面学习了泻白散就很容易理解，这里简单提一下，泻白散是很独特的泻肺热方，使用时有三点需要注意，第一，多以喘咳为主症，有明显肺热表现；第二，经常伴有汗出、肿、渴等兼证；第三，外感邪气壅盛者慎用。本案患者喘咳明显，伴有水肿，且病自下焦死胎而来，没有外感邪气，因此完全符合泻白散的适应证，是最佳选择。

二、方剂

（一）文献记载

（1）《小儿药证直诀·诸方·泻白散》：泻白散，又名泻肺散，治小儿肺盛气急喘嗽。

地骨皮、桑白皮（炒）各一两，甘草（炙）一钱。上锉散，入粳米一撮，水二小盏，煎七分，食前服。

（2）《小儿药证直诀·脉证治法·肝热》：壮热饮水，喘闷，泻白散主之。

（3）《小儿药证直诀·脉证治法·肺盛复有风冷》：胸满短气，气急喘嗽上气。当先散肺，后发散风冷。散肺，泻白散、大青膏主之。

（4）《小儿药证直诀·脉证治法·肺虚热》：唇深红色，治之散肺。虚热，少服泻白散。

（5）《小儿药证直诀·脉证治法·肺病胜肝》：肺病春见（一作早晨）肺胜肝，当补肝肾治肺脏。肝怯者，受病也。补肝肾，地黄丸；治肺，泻白散主之。

（6）《小儿药证直诀·脉证治法·咳嗽》：有肺盛者，咳而后喘，面肿，欲饮水，有不饮水者，其身即热，以泻白散泻之。

（7）《方剂学》：清泻肺热，止咳平喘。肺热喘咳证。气喘咳嗽，皮肤蒸热，日晡尤甚，舌红苔黄，脉细数。

（二）方剂讲解

泻白散是特别值得关注的一张名方，因为它代表了清泻肺热治法当中的一种独特类型。方名起得很好，一听就知道是泻肺的，可是泻肺的方那么多，治疗肺热咳喘的药那么多，常见的黄芩、连翘、紫菀、款冬花、枇杷叶、大青叶等，桑白皮与地骨皮似乎排不到前列，泻白散也因此泯然众人。

泻白散组方的核心药物是桑白皮和地骨皮，两者用量都是一两，而甘草只有一钱，粳米一撮，量很小，稍微扶一下正气。桑白皮主要解决肺的水与热，《名医别录》："主去肺中水气，止唾血，热渴，水肿腹满胪胀，利水道。"《本草纲目》："桑白皮专于利小水，乃实则泻其子也，故肺中有水气及肺火有余者，宜之。"定位在肺，解决两个核心问题，喘咳与水肿。地骨皮主要用于肺热咳喘，骨蒸潮热，盗汗吐衄等症。《神农本草经》："主五内邪气，热中消渴，周痹。"《本草求真》："能治有汗骨蒸。"也有两个核心症状，一个是热，一个是出汗。配伍起来，泻肺热，泄水气。

《小儿药证直诀》中关于泻白散适应证的论述很多，但其核心治疗方向已经由桑白皮与地骨皮两味药物确定了，一是肺热咳喘，气急喘咳，较有特点的是咳而后喘，即患者先是咳嗽，由于咳嗽剧烈，气息难以敛降，进而出现短气不能接续而喘的情况。二是发热，可以如白虎汤证那样的壮热口渴，也可以是骨蒸潮热，骨蒸这个症状很重要，是地骨皮的主要适应证。三是水肿，可以是面部浮肿，也可以是病案中讲的臂肿或身肿。水肿的问题，在《方剂学》上没有提到，仅列举了肺热咳喘和骨蒸潮热，使得泻白散适应证的特点不够突出，容易被大家忽略。史欣德教授将本方的运用要点总结为三方面，首先要有咳、喘等肺系症状；其次有郁热指征，如唇色深红、身热等；第三可见汗出、水肿、口渴组证。其中第三点颇具泻白散特点，汗出是津液外泄，水肿则是津液停聚，通常情况下，汗出的患者，由于津液外泄，所以较少会同时伴有水肿，而泻白散证则可出现汗出与水肿并见的情况，因此在临床中具有较高的辨识度。《古今名医方论》将本方的适应证概括为"喘满肿嗽"也是点睛之笔。

还需注意，在外邪较盛，特别感受的是寒邪时，本方不宜应用。吴鞠通在《温病条辨·解儿难》中专门有一篇《泻白散不可妄用论》，他认为"治热病后，与小儿痘后，外感已尽，真气不得归元，咳嗽上气，身虚热者，甚良。若兼一毫外感，即不可用。如风寒、风温正盛之时，而用桑白皮、地骨，或于别方中加桑白皮，或加地骨皮，如油入面，锢结而不可解矣。"文中还举了他堂妹例子，八九岁时伤风咳嗽，服用杏苏散加泻白散，结果从此咳嗽不止，到吴鞠通写这篇文章的时候，其堂妹已经近50岁了，而咳嗽40余年来从未停止，且一年年地加重。张山雷也提出："泻白散只可以治热壅，如是寒饮肺闭，误与桑白皮、地骨，沉降遏抑，则落井下石之祸也。"这些前人的经验应予以重视。

类方鉴别上，只要注意"喘满肿咳"的临床特点，与一般的治疗肺热咳喘方不难鉴别。由于泻白散证常见高热、口渴，需与白虎汤系列方鉴别，白虎汤系列身热、口渴、汗出但是不肿，泻白散则会水肿；另外如果考虑到泻白散不宜用于有外邪者，则内伤喘咳更适合用泻白散。

（三）用方要点

病性：内热而无外邪。

病位：肺。

症状：喘满肿咳。

（四）学习启示

本案患者从最初的胎动下血，一步步发展为胎死腹中，气喘呼吸将绝的危重症，其中的治疗应当反思。临床对妊娠这一特殊时期的治疗，确实应当谨慎，既要治疗疾病，又要避免胎儿受到损伤，非常考验医生的临床水平。包括我在内的很多医生，临床遇到妊娠期妇女，如果病情不是很急很重，治疗上都会有所保留，有的小问题甚至不建议治疗，或者一些慢性病处于平稳阶段，也可以考虑暂缓治疗，一切以安全生产为第一位。

如果真的遇到较为急重的疾病，影响孕妇及胎儿，则需要准确辨证，果断用药。《黄帝内经》讲"有故无殒"，也就是在辨证准确的情况下，即使是猛烈的药物，也不会对胎儿造成损伤。但是要注意，其后面还有"衰其大半而止，过者死"这句话，这一原则不仅针对妊娠期妇女的治疗，也是中医治疗疾病的基本原则，"大毒治病，十去其六"说的也是这个道理，即所谓的中病即止，适可而止的意思。

回到安胎的问题，也需要医生能够辨证安胎，因气血不足，不能荣养胞胎者确实有之，但胎动不安的原因却绝非只此一种。常见者如胎热之胎动不安，此时不但不能温补，反而要清热安胎，代表性的药物就是黄芩，有很好的清热安胎作用；又如气滞胎动，需要理气安胎，代表药如紫苏梗。即便是虚证，也要分清气血阴阳，如气虚者白术、黄芪；血虚者阿胶、地黄；阳虚者杜仲、续断、菟丝子等。所以中医治病，任何时候、任何疾病，都要以准确辨证为前提，辨证及用药准确，即使是妊娠期，用猛烈的有毒性的药物，也不会对孕妇及胎儿造成损伤；反之如本案中虽然用的是人参、阿胶等补益药，也会造成胎死腹中的结局。

【知识链接】

泻白散不可妄用论（节选）

此方治热病后，与小儿痘后，外感已尽，真气不得归元，咳嗽上气，身虚热者，甚良。若兼一毫外感，即不可用。如风寒、风温正盛之时，而用桑皮、地骨，或于别方中加桑皮，或加地骨，如油入面，锢结而不可解矣。

考《金匮》金创门中王不留行散，取用桑东南根白皮以引生气，烧灰存性以止血，仲景方后自注云：小疮即粉之，大创但服之，产后亦可服，如风寒，桑根勿取之。沈目南注云：风寒表邪在经络，桑根下降，故勿取之。愚按：桑白皮虽色白入肺，然桑得箕星之精，箕好风，风气通于肝，实肝经之本药也。且桑叶横纹最多而主络，故蚕食桑叶而成丝，丝，络象也；桑皮纯丝结成象筋，亦主络；肝主筋，主血，络亦主血，象筋蟠结于土中；桑根最为坚结，《诗》称："彻彼桑土"，《易》言："系于苞桑"是也。再按：肾脉之直者，从肾上贯肝膈，入肺中，循喉咙，挟舌本；其支者，从肺出络心，注胸中。肺与肾为子母，金下生水。桑根之性，下达而坚结，由肺而下走肝肾者也。内伤不妨用之，外感则引邪入肝肾之阴，而咳嗽永不愈矣。

吾从妹八九岁时，春日患伤风咳嗽，医用杏苏散加桑白皮，至今将五十岁，咳嗽永无愈期，年重一年。试思如不可治之嗽，早当死矣，如可治之嗽，何以至四十年不愈哉？亦可以知其故矣。

（《温病条辨·解儿难》）

读李冠仙医案

学《小儿药证直诀》之地黄丸

一、医案

痰喘危证

张伟堂二兄，吾乡南张榜眼公嫡派先居城南塞上，太夫人患疟，服凉药太多，病剧。其戚严嘉植素信予荐诊，知其本体虚寒，始以温解，继以温补而愈。嗣迁居扬州十余载，不相往来。

道光五年十二月十七日，忽接严嘉兄信，据云伟堂病已垂危，诸医朝至以为暮必死，暮至以为朝必死，既如此，何敢复以相累。但病者忽忆当日母病系兄挽救，思得一诊，虽死瞑目，务恳屈降，死生均感等语。因其言直谅不欺，二十日渡江下。昼到张府，即上楼诊视。

见其痰涌气急，坐伏茶几，一人两手扶其头，不能俯仰，十余日不得一卧矣，人事昏沉，不能言语，诊其脉滑数而大，虽已空象，而尺部尚觉有根。遍阅诸方，自八月服起，皆作外感治，尽用发散消导；月余后想觉人虚，易而为补，总以人参为主；后想因痰多气阻，又改用化痰；又或疑外感，加用疏解。现在诸医皆云不治，无药可用。唯一朱医与伟堂至好，一日数至，以二陈汤作丸与服，见症愈坏，束手流泪而已。

予乃曰：此肾气上冲症也。诸气以下行为顺，今肺不清降，肾反上冲，气降则痰降，气升则痰升，故痰涌气急，不能俯仰，且其脉象甚数，似杂湿热阴虚，湿热不化，亦随肾气而上冲，若能纳气归肾，气降痰降，湿热亦降，可以安卧，可以调理，症虽重无妨也。于是用六味为君，以都气法，原本六味，而六味地黄，古称为治痰之圣药，又称为下焦湿热之圣药，有三善焉，皆合乎此症，故特用之。

大熟地八钱、山萸肉四钱、怀山药四钱、粉丹皮三钱、福泽泻三钱、云茯苓三钱，外加北沙参四钱、杏仁泥三钱，以润肺降气，胡桃肉三钱以助纳气，福橘皮一钱，取其顺气而不燥。

开方后予往候九峰先生，因即止宿，次日复请，予至门严嘉翁迎出。服药如何？曰：差不多。若有不豫色。然予心窃疑之，至厅坐定，予问曰：药吃坏耶，何吾兄之怏怏也？曰：药并未服，正以远劳吾兄，又不服兄药，故不快耳。予闻未服药，心转定。因问何不服药？曰：朱先生坚称熟地不可服故耳。伊家闻予至，又请上楼诊脉，太夫人曰：昨方因有熟地不敢服，今恳另定良方。予曰：熟地乃此症要药，吾方君药，舍此更有何法。日闻所请先生不少，朝称夕死，夕称朝死，无药可治，今服熟地不合，亦不过死，况予尚许君家不死耶。此症服熟地则生，不服则死，服与不服，悉听君家，予无他方。下楼予即欲行，严嘉兄曰：今已将午，不及到镇，饭后兄仍住九峰先生处，明早动身可也。予唯唯。嘉兄又曰：此地有好浴堂，陪兄去一浴何如？予曰：甚好。正欲偕行，忽一人出告曰：老爷过矣，请严大太爷勿他往。嘉兄彷徨欲止，予笑曰：予诊脉未久，岂有死在顷刻而不知者耶。此不过痰厥，片时即苏，其尺脉根本尚在，保无虑也。转拉嘉翁出浴，浴罢而归，曰：醒久矣。时有伊戚邹翁亲闻予言，进告太夫人曰：伊言如此有准，其药尚不可服耶。半晌其侄出，问今日如服先生方，可肯在此住宿否？予曰：服吾方，吾敢在此，不服吾方，吾不敢在此也。又半晌其侄出，问曰：如服熟地不合，可有解药否？予笑曰：今日如此谨慎，何不慎之于当初耶？药中佐使已解在内，不必过虑。盖诳之也。然后其家始肯依方制药，而尚止服一半，服后气痰渐平，已觉能俯，乃又进一半，觉痰与气随药而降，并能仰矣。迁延太甚巳二鼓，后复请予看脉，脉亦渐平。伟堂并能说话，谓予曰：药真如神，但尚不能平卧，君能令我一卧则快甚矣。予曰：惜君家不肯早服予药耳，昨肯服药，今日安眠矣。虽然，明日保君酣睡无虑也。次日依方再进，傍晚服药，旋即能卧，卧则熟寐，三更始寤。以后予用药无复敢赞一词，而予总本初方，略为加减，地黄则始终未减分毫，八剂后其症大瘥。余乃辞归。

次年复请调理，煎方膏方悉本原方，盖伟堂素嗜虾油，每食不撤，其湿热甚重，因热生痰，因痰致咳，所用辛散，既诛伐无过，所用人参亦助热锢痰，因咳致喘，肾气上冲，犹以二陈丸治痰，岂不去题千里乎？惟六味地黄三补可保肾气，三泻兼治湿热，于伟堂最宜。况痰之本在肾，肾安痰亦自灭也。

伟堂从此与予交好，不啻骨肉，太夫人及合家见予亦如至亲，予每至扬必主其家，虽九峰先生处不许复往。伟堂尝谓予曰：吾命由君活，不敢一日忘也。盖极情重人也。予自诊病以来，无不死中求活，而人情每过辄忘，如伟堂者岂可多得哉。

予尝谓伟堂曰：君经大病久病，所伤实多，不能徒恃药饵，我有八字赠君，君能守之，可以永年。曰：不动肝气，不劳心神。伟堂唯唯。至八年精神有复元之象，不意忽高兴办运，且办至一万数千之多，以数万之家资办二十万之业，必期获利，奈值汉阳滞销，其盐二载始轮，卖至十年，冬轮卖价又大跌，予尝曰：伟堂不可发病，发则不救。十二月初一，偶有微感，稍见痰咳，忽于初三日接汉信盐价亏至七折，其船又有淹销，一急而喘，遂不能卧。初四日急请予，适予在浒关，儿辈知我至好，飞信寄予，予初六日得信，即辞主人而行，初八日回镇，则初七日之讣音至矣。闻其三日内频呼冠仙救我，至死犹呼余不置。呜呼！其病当不治，然如此良友不得令我一握手一尽心，而竟溘然长逝，岂不痛哉！予初十日渡江往唁，抚棺一哭，泪出痛肠，遂挥泪书一联，悬诸灵右，曰：一药有缘五载中未尝忘我，千呼不至九泉下何以对君。

（《仿寓意草》）

【验案解说】《仿寓意草》是清代名医李冠仙仿照清初喻嘉言的《寓意草》编写而成，所选皆是李氏20余年临床中颇具特点的医案，按他自己的说法是"得古人法外之法"。书中医案精妙，对很多问题还有精辟论述，对拓宽视野，培养中医思维十分有益。

以现在的标准严格划分，本篇应属于医话，较之格式化的医案，这种以医话形式记载的病案，读起来更生动，夹叙夹议的写作方式，也把医家当时的心理活动和思考过程展示出来，所以理解起来没有太大的障碍。在这里我们把其中几个关键点分析一下，首次接诊时，患者端坐呼吸，喘得很厉害，按文中的描述是痰涌气急，不能俯仰，脉象滑数而大，按之空，尺部有根。脉象滑数而大都是假象，是由于阳气浮越上冲所致，按之空虚才是疾病的本质，症状看似剧烈，而实际是一个虚证。同时由于尺部有根，所以还有治疗的机会。前面发散、消导、化痰、补气等方法都用过，显然没有抓住疾病本质。原文对病机有详细的分析，虽然夹杂湿热、痰等各种复杂因素，但治疗则直指根本，解决肾不纳气的问题，其他看似复杂的症状也会迎刃而解。

治疗以六味地黄丸为基础加味，原文提到"以都气法"，是指在补肾的基础上，加入收敛纳气之品，代表方如都气丸，就是在六味地黄丸的基础上加入五味子，收敛肾气。针对肾气上冲，单纯的补肾是不够的，所以要用"都气法"，加杏仁、胡桃肉、陈皮、北沙参等。

第三个关键点是以熟地为首的补肾药与化痰平喘的关系，从一般逻辑出发，痰是水液代谢失常，津液凝聚成痰，而熟地、山茱萸等以滋阴为主，感觉上似乎不应该用于痰饮水湿一类的病证，至少这些滋腻之品，对祛除痰饮水湿之邪是有妨碍的。本案反说六味地黄为"古称为治痰之圣药，又称为下焦湿热之圣药"如何解释？其实下文已经给出答案，"痰之本在肾，肾安痰亦自灭也"。痰的本质是来源于水，而肾主水，所以水液代谢出现问题，很大一部分与肾有关，如果由于肾精亏虚，导致主水功能异常，就可能出现水肿、痰饮等疾病，这种情况下，治疗自然也应当以补肾为基础。六味地黄丸除了补肾，还有茯苓、泽泻利水，恰好适合此类疾病，所以称其为治痰之圣药，下焦湿热之圣药，指的是肾精亏虚这一类情况。

此外，在二诊之后，得知患者未曾服药，而发生昏厥的情况，不看病人，果断判断为痰厥，足见医者功力深厚，对病情把握准确。从脉象有根，判定疾病可治，同时判断短期内不会死亡，这一点值得仔细体会。医者故意不去察看，除了对自己医术有自信外，也是向患者家属展示实力，促使家属尽早让患者服药。从结果看，确实起到了震慑患者家属，增强服药信心的作用。中医临床并非简单地依靠知识诊疗疾病，如何应对患者及家属，通过沟通交流，提高其接受治疗的信心，确保治疗顺利，对提高临床疗效是十分重要的。但临床当中，遇到类似情况，如无特殊原因，还是应该先看一下患者，以防发生意外。

二、方剂

（一）文献记载

（1）《小儿药证直诀·诸方·地黄丸》：地黄丸，治肾怯失音，囟开不合，神不足，目中白睛多，面色㿠白等方。

熟地黄八钱，山萸肉、干山药各四钱，泽泻、牡丹皮、白茯苓（去皮）各三钱。上为末，炼蜜为丸，如梧子大，空心温水化下三丸。

（2）《小儿药证直诀·脉证治法·肾虚》：儿本虚怯，由胎气不成，则神不足。目中白睛多，其颅即解（囟开也），面色㿠白。此皆难养，纵长不过八八之数。若恣色欲多，不及四旬而亡。或有因病而致肾虚者。又肾气不足，则下窜，盖骨重惟欲坠于下而缩身也。肾水，阴也，肾虚则畏明，皆宜补肾，地黄丸主之。

（3）《小儿药证直诀·脉证治法·目内证》：（目）无精光者，肾虚，地黄丸主之。

（4）《小儿药证直诀·脉证治法·肺病胜肝》：肺病春见，肺胜肝，当补肾肝治肺脏。肝怯者，受病也。补肝肾，地黄丸；治肺，泻白散主之。

（5）《小儿药证直诀·脉证治法·肝有风甚》：身反折强直不搐，心不受热也，当补肾治肝。补肾，地黄丸；治肝，泻青丸主之。

（6）《小儿药证直诀·脉证治法·早晨发搐》：因潮热，寅、卯、辰时身体壮热，目上视，手足动摇，口内生热涎，项颈急，此肝旺，当补肾治肝也。补肾，地黄丸；治肝，泻青丸主之。

（7）《小儿药证直诀·脉证治法·日午发搐》：因潮热，巳、午、未时发搐，心神惊悸，目上视，白睛赤色，牙关紧，口内涎，手足动摇，此心旺也，当补肝治心。治心，导赤散、凉惊丸；补肝，地黄丸主之。

（8）《小儿药证直诀·脉证治法·肾怯失音相似》：病吐泻及大病后，虽有声而不能言，又能咽药，此非失音，为肾怯不能上接于阳故也，当补肾，地黄丸主之。

（9）《小儿药证直诀·脉证治法·诸疳》：肝疳，白膜遮睛，当补肝，地黄丸主之。肾疳，极瘦，身有疮疥，当补肾，地黄丸主之。筋疳，泻血而瘦，当补肝，地黄丸主之。骨疳，喜卧冷地，当补肾，地黄丸主之。

（10）《方剂学》：滋补肝肾。主治肝肾阴虚证，腰膝酸软，头晕目眩，耳鸣耳聋，盗汗，遗精，消渴，骨蒸潮热，手足心热，口燥咽干，牙齿动摇，足跟作痛，小便淋沥，以及小儿囟门不合，舌红少苔，脉沉细数。

（二）方剂讲解

六味地黄丸原名地黄丸、补肝肾地黄丸，既补肝，又补肾。众多的经典名方中，我们误解最多的恐怕就要属六味地黄丸了。第一个误区是认为这张方子是给老年人服用的，所以临床经常有患者问，我这么年轻，需要吃地黄丸吗？其实原书是给小儿准备的。小儿还没有发育成熟，遇到肾精亏虚，生长发育迟缓，就可以用地黄丸，老人也是相同的道理，肾精亏虚，衰老过快，也可以用地黄丸。年轻人虽然大部分身体好，但特殊情况下，肾精不足，同样也可以用，所以地黄丸并没有年龄限制。

第二个误区是对滋阴补肾的误解，按照《方剂学》上讲，六味地黄丸主治肝肾阴虚证，后面列举的症状和《中医诊断学》上的典型阴虚证基本相同，于是一个典型的阴虚证患者就在脑海中勾勒出来，口燥咽干，骨蒸潮热，五心烦热，遗精盗汗，舌红少苔，脉细数，面色多见颧红如妆。如果读原著，则会发现，我们脑海中这个关于阴虚的形象，与六味地黄丸没有太大关系。面色不是红，而是㿠白。其他症状只提到潮热，前面讲导赤散的时候，关于潮热的有三条，其中有一条是重复的，其他两条都没有提到地黄丸，可见潮热也不是地黄丸的专属症。原书中讲得最多的反而是小儿发育不良及各种疳证。所以接下来我们要仔细分析一下这张方。

地黄丸著名的三补三泻配伍大家都耳熟能详，三补好理解，熟地、山茱萸都是滋补肝肾的，山药气阴双补，入肺、脾、肾三脏，药性平和，照顾周全。通常的说法，三泻用丹皮清热，茯苓、泽泻利水，使补而不滞，防止补药滋腻。果真如此的话，为什么不用一点陈皮之类的药，调理一下脾胃之气，或加一点白术健脾，更是补而不滞。而且真是肝肾阴虚的患者，用这么大比例的利水药，不怕进一步伤阴吗？所以茯苓、泽泻不是为了预防什么，而是患者真的有水，前面病案里面讲的"三泻兼治湿热"是确有其理的。所以从三补三泻的配伍看，地黄丸不是纯粹的滋阴药，是兼顾水停，甚至湿热的。更准确的说法应该是肾精不足，兼水停或湿热。由于肾精不足，影响到肾主水之功能，水液代谢失衡，出现水湿停聚，同时可能是阴虚内热，或水停郁而化热，总之有一点热。所以先用三补补肾精，再用茯苓、泽泻利水湿，最后用丹皮清一下热。主次分明，结构清晰，所以是一张好方子。

适应证主要包括三方面，首先由于肾精亏虚，导致形与神具不足，神的方面表现为精神不振甚至有些萎靡，目无精光；形不足主要是瘦弱，同时有的小儿可见解颅，即囟门迟闭。一般情况下，后囟多在出生后3个月内闭合，前囟大约在出生后1~1.5岁时闭合，如迟于这一时间较多，就应引起注意。有些患者黑睛比例偏小，甚至出现黑睛三面或四面均能露出白睛的情况，俗称"三白眼""四白眼"，从中医五轮学说看，黑睛与瞳仁属肝肾，肝肾不足故黑睛偏小。第二是各种疳证，其表现仍包括形体不足的极瘦，同时有热，原文表述为"喜卧冷地"，许多患儿表现为睡觉时喜欢俯卧，并经常翻滚，或在床上四处爬，虽然在睡梦中，下意识地寻找比较凉快的地方，一处睡热了，再换另外一处。还有就是容易出现皮肤病，各种疮疖之类。第三是动风的表现，身反折强直不搐，（因潮热）目上视、手足动摇、项颈急等，这些情况要考虑与导赤散、泻青丸等合方来治疗。

需要注意，地黄丸的适应证当中，很多关键指征都是望诊所得，如目无精光，目中多白睛，面色㿠白，身体消瘦，皮肤上易发疮疡。临床常见胖舌，而非典型阴虚的瘦红舌。

方剂鉴别要注意左归丸、大补阴丸等治疗阴虚的方，这些方治疗真正的阴虚证，大部分符合我们既往印象中的地黄丸指征，所以关键看有无水停的问题。另外需要注意金匮肾气丸，实际上地黄丸是在肾气丸基础上，去掉附子、桂枝两味药物而成。肾气丸也不是补肾阳的方，治疗的是肾不化气，水液代谢失衡的病证，患者常出现消渴，小便反而增多等症。

（三）用方要点

病性：阴虚水停。

病位：肝，肾。

症状：目无精光，形瘦，囟开不合，面色㿠白，喜卧冷地。

（四）学习启示

第一次读这篇病案是充满震撼的，因为它打破了我很多固有的观念，打破了很多以往自以为是的认知。先是对咳、痰、喘这一类疾病的认识不足，《黄帝内经》讲"五脏六腑皆令人咳"，碰到实际问题却没有真正注意这些问题。肾主水的理论认识也不足，没有想到其与痰、饮等病邪的关系。其次对六味地黄丸的认识也不足，以为那就是一个补肾阴的药。既然有邪气，就应该攻，六味地黄丸属于补，自然是不能用的。在这些理论的条条框框下，如果临床遇到这样的患者，恐怕也只能像文中朱医生那样，每天用点二陈汤、温胆汤之类的药。

理论知识是否透彻，关键是临床时能否应用。理论的框架是人为加上的，临床中没有绝对的攻与补的界限，重要的是审时度势。以前讨论过中医要走出误区，强调更多的是受到西医学影响而干扰思维模式。此处则更要警惕，我们已经掌握的中医知识就真的正确吗？解决这一问题的方法就是多读一些经典原文，多一些临床实践。读原文能看到原创者想要表达的关键思想，能看到一些知识本来的面貌，之后在临床中检验、体悟这些知识的内涵，如此才能真正建立中医思维，提高临床疗效。

【知识链接】李冠仙（1772—1855），字文荣，别号如眉老人，江苏丹徒人。最初业儒，喜欢研读医书。曾跟随名医王九峰学习，后行医数十年，名声颇显。因推崇喻嘉言《寓意草》，于是将个人20余年临床经验撰为《仿寓意草》，该书于1835年刊行。书中不仅有大量的医案，同时对很多学术问题也有独到见解。晚年作《知医必辨》。

痰（节选）

　　黄履素曰：立斋治痰，每言肾虚水泛为痰，法当补肾。予壬申秋咳嗽多痰，自知因于色，遵先生法，恪服六味丸，月余竟愈。时师治痰，最忌用熟地，以为腻膈，是乌知个中妙理哉。

（《续名医类案》）

读董廷瑶医案

学《三因极一病证方论》之温胆汤

一、医案

小儿下肢抽搐

诸某，女，6岁。1972年3月10日就诊。

患儿自出生后18个月起发生下肢抽搐，日发数次至十余次不等，发作后大汗一身而搐止，多方经治，迄今未已。观其面色形神尚活，胃纳欠佳，脉弦数，舌尖红，苔白腻。

初以为血分瘀热，筋失濡养，方用桃仁四物去川芎，加地龙、牛膝、秦艽、炙甘草，以养血活血，舒筋通络，无效。继则又加全蝎、远志、龙齿活血息风宁神，仍属罔效。三诊时，董师详密诊察，问得患儿自觉胆怯心慌，神情不宁，静坐即搐，起动不发。脉舌同前。即更法治之，拟从痰热内扰，心胆不宁着手。予温胆汤加菖蒲、龙齿、当归。七剂。

服药三剂足搐即止，7天中仅发1次。继予上方加远志化痰安神，续服14剂，以资巩固，足搐从此停发。

师谓：本例患儿两下肢抽搐，兼见心慌胆怯，两脉弦数，舌红苔腻，是为痰热扰胆。胆者足少阳经，考之《内经》足少阳胆经筋布于外踝、胫膝外廉，结于伏兔之上及尻部，"其病小趾次趾支转筋，引膝外转筋，膝不可屈伸，腘筋急，前引髀，后引尻"。由此推想胆病能累及经筋而致下肢转筋，引急抽搐。盖足筋抽搐是标，痰热扰胆为本。初、二诊治标不治本，宜其罔效，三诊时治合病本，效如桴鼓。

（《幼科撷要》）

【验案解说】 这则病案体现了中医那种如写意画般的意境，下肢抽搐能联系到温胆汤，思维可谓天马行空，但仔细分析，却有理有据，值得认真体会。先说抽搐的问题，从中医角度讲，一般多考虑"动风"，常见的有热极生风、阴虚风动、血虚风动等，其中热极生风多见抽搐，血虚风动则以皮肤干燥瘙痒为多。本案初诊从血入手，说明患儿没有明显热象，可以排除热极生风，面色形神尚活，也不是明显的虚证，所以用养血活血，舒筋通络的常规治法。二诊加入息风止痉药，仍然没有明显效果，说明之前的治疗方向是错误的。

胆怯是定位在胆的重要依据，胆主决断，与人之勇怯有关。胆病之人，常见胆怯易惊，胆怯是胆子小，勇气不足，易惊是容易受到惊吓，在普通外部刺激下，一般人没有反应，或反应较轻，心绪很快平复，而胆病之人，往往反应过于激烈，且久久不能平静。胆怯之人，往往多伴有心慌，所以患儿的抽搐定位在胆。按语部分补充胆经循行路线的分析也进一步从理论上进行了补充。定性为什么是痰？从直接症状看，只有苔腻与之相关，没有太多的直接证据。抽搐静发而动止的特点也与痰相关，从西医学角度看，这类疾病多与神经系统有关，如运用中医理论分析，静属阴而动属阳，所以大凡静止发作，运动时停止的病症，总体都属于阴证范畴，其中又多为痰湿水饮为患。除了这些依据外，我们还可以用反推之法，前面已经排除热极生风，从总体判断，也大体属于阴证，从血分治疗无效，剩下的情况也就是痰湿水饮可能性最高了。《伤寒论》中水饮证常见"肉瞤"也是肌肉颤抖、抽搐，但水饮证的苔滑、脉弦、水肿、小便不利、呕、眩晕等常见症状都没有出现，腻苔也符合痰湿证，因此定性为痰证，加上舌尖红，说痰热也可以。既然主要的问题是痰，所以用温胆汤加减。如果是痰热，也可以考虑黄连温胆汤。菖蒲、龙骨既能化痰，又解决心慌的问题，菖蒲开心窍，龙骨镇心神；当归则是考虑"治风先治血，血行风自灭"治疗策略。

本案没有详细描述下肢抽搐的具体部位，如果不是整个下肢抽搐，结合经络循行路线，有时也能够帮助诊断，比如抽搐集中在下肢外侧，则考虑胆经的问题，而后侧则属于膀胱经范围，内侧多与足阳明胃经有关。不止抽搐，由内部引发而表现在局部疾病皆如此，如外科的疮疡、疥癣、湿疹等都可以发作部位作为定位的参考。

二、方剂

（一）文献记载

（1）《三因极一病证方论·惊悸证治》：温胆汤：治心胆虚怯，触事易惊，或梦寐不祥，或见异物，致心惊胆慑，气郁生涎，涎与气搏，变生诸证，或短气悸乏，或体倦自汗，四肢浮肿，饮食无味，心虚烦闷，坐卧不安。

半夏（汤洗七次）、竹茹、枳实（麸炒，去瓤）各二两，橘皮三两，甘草（炙）一两，茯苓一两半。上锉为散，每服四大钱，水一盏半，姜五片，枣一枚，煎七分，去滓，食前服。

（2）《三因极一病证方论·虚烦证治》：治大病后虚烦不得眠，此胆寒故也，此药主之。又治惊悸。

（3）《医方集解·和解之剂》：此足少阳、阳明药也。橘、半、生姜之辛温，以之导痰止呕，即以之温胆；枳实破滞；茯苓渗湿；甘草和中；竹茹开胃土之郁，清肺金之燥，凉肺金即所以平肝木也。如是则不寒不燥而胆常温矣。

（4）《方剂学》：理气化痰，利胆和胃。主治胆郁痰扰证。胆怯易惊，头眩心悸，心烦不眠，夜多异梦；或呕恶呃逆，眩晕，癫痫。苔白腻，脉弦滑。

（二）方剂讲解

在学习温胆汤之前需要了解一下陈无择（1131—1189），在我们的印象中，陈无择的主要贡献就是提出了三因学说。从生卒年代看，他和刘河间是同一时期的人，但外因、内因、不内外因的归纳似乎并不深奥，也许不用他说，有一定中医基础的人，自己也可以总结出相似的理论，因此总觉得他的名声远不如同时代的金元四大家响亮。其实在当时他是与北方刘河间齐名的医家，而且还是历史上十分著名，今天却被逐渐遗忘的"永嘉医派"创始人。

温胆汤出自陈无择的代表作《三因方》，后人曾经批评温胆汤"有温胆之名，无温胆之实"，因为方中没有什么温热药。之所以有"温胆"之名，是由于当时流行"胆热则多寐，胆冷则无眠"的理论，温胆汤主要作用就是用来治疗失眠的，所以命名为"温胆"。也有医家将"温"字作"温和"解，也讲得通。历史上命名为温胆汤的方剂很多，目前所知最早的温胆汤见于北周姚僧垣的《集验方》。相比之下，陈无择的温胆汤里增加了茯苓、大枣，剂型也由汤剂改为散剂，所以名为汤，实为散，这一点需要注意。

温胆汤的组方从《集验方》时期就已经定型，陈无择加入茯苓可能是受到《太平惠民和剂局方》的启发，温胆汤是治痰的，加入茯苓后，里面就包含了完整的二陈汤。从方名看，温胆汤的定位在胆，而二陈汤重点是调理脾胃化痰的，所以剩下的枳实、竹茹两味药就值得探究了。枳实在《神农本草经》中记载："大风在皮肤中，如麻豆苦痒，除寒热结，止痢，长肌肉，利五脏，益气轻身。"《名医别录》："除胸胁痰癖，逐停水，破结实，消胀满，心下急痞痛，逆气，胁风痛，安胃气，止溏泄，明目。"可见其功效不止除痞满，还能治疗痰和水，对皮肤病也有作用，还是在行气、化痰、逐水方面的加强。竹茹是这些药里面唯一能入胆经的，《名医别录》："主呕哕，温气寒热，吐血崩中，溢筋。"《本草正》记载的更为丰富："治肺痿唾痰，尿血，妇人血热崩淋，胎动，及小儿风热癫痫，痰气咳喘，小水热涩。"其作用包括两方面，一是治痰，咳、喘、呕是常见表现；二是治血，包括妇科的崩漏、胎动，及泌尿系统的尿血。总体性质是偏凉的，所以上述症状属热性者皆可应用。

从这个组方中，我们发现了一个有趣的现象，一堆调理脾胃的药组成了治胆的方，逻辑上似乎不太能讲通。脾胃与肝胆联系很密切，按五行属性看，肝（胆）属木，病时常横逆犯脾（胃），反之脾胃有病亦可影响肝胆，即所谓的土壅木郁。治疗时就要分析因果关系，胆病为因，引发脾胃疾病，就要以治胆为主，是小柴胡汤的问题；胃病影响到胆，就要以治胃为主，这种就是温胆汤的问题。

温胆汤的适应证最核心的部分就是不寐，同时伴有心虚胆怯，我称这种类型为"胆病不寐"，究其原因，是脾胃失调，痰饮内生，影响到胆的功能，胆失决断，所以心虚胆怯，精神受到影响，出现失眠。治疗还要从调理脾胃化痰入手，这种治法称为和胃利胆。由不寐我们可以联系到一系列的精神症状，虚烦、惊悸，现在习惯于将这两个症状归为心神被扰，这就过于局限了，虽然心主神明，但精神神志问题五脏六腑皆可引起，《素问》中也专门有关于五神脏的记载。由此可见温胆汤的第一组适应证就是精神类问题，包括失眠、虚烦、惊悸等。从西医学角度出发，通过调节胃肠自主神经，治疗精神情志类疾病，也是容易理解的。第二组适应证是脾胃系统的症状，"呕"是其中的代表，还可以出现恶心、呃逆、饮食无味等。第三由于痰病的多样性，随着痰影响不同脏腑或功能，还会出现眩晕、短气、自汗、浮肿、癫痫等各种表现。

方剂鉴别方面，注意二陈汤与小柴胡汤。二陈汤是治痰的基础方，温胆汤里面包含有完整的二陈汤，增加的枳实、竹茹，也是理气化痰的药物，是一种加强，但两者的治疗方向却有所区别。二陈汤重点在治疗脾胃，症状如呕吐、恶心、中脘不快等，也包括痰扰的头晕心悸；温胆汤则把作用转向胆，以失眠、惊悸、虚烦等精神系统症状为主。小柴胡汤在前文提到过，是治肝胆以调脾胃，它所治症状同样有精神系统症状，如失眠、烦躁，也会出现脾胃系统的痞满、不欲饮食、喜呕等，但一方面小柴胡汤治痰的作用不强，通过舌脉可以帮助鉴别；另一方面，小柴胡汤毕竟是从肝胆角度入手的，其肝胆系的症状要比温胆汤复杂得多，如情志变化的默默，情绪较为低落，两胁胀满，口苦咽干等。

（三）用方要点

病性：痰。

病位：胆，胃。

症状：不寐，胆怯易惊，呕。

（四）学习启示

诊断性治疗，顾名思义就是以诊断疾病为目的的治疗。在一定条件下，难以对疾病做出明确诊断时，对可能性最高的诊断展开治疗。如治疗有效，则能够明确诊断；治疗无效则能够排除该诊断，缩小诊断范围。这种方法中医古已有之，称为试药法，最典型者，就是《伤寒论》中用小承气汤测试是否有燥屎。209条："若不大便六七日，恐有燥屎，欲知之法，少与小承气汤，汤入腹中，转矢气者，此有燥屎也，乃可攻之；若不转矢气者，此但初头硬，后必溏，不可攻之，攻之必胀满不能食也。"

临床当中诊断不清的情况时有发生，试药法会经常用到。这种诊断不清，或者误诊，有的时候是医者采集疾病资料不够详细造成的，也有一些是临床信息本身就很少，不足以帮助诊断。现代检查设备丰富以后，这种现象更多，如糖尿病患者，本身没有任何症状，舌、脉等也不具有特异性，就是血糖很高，这就是常说的"无证可辨"。当然，有时候"无证可辨"是医生水平的问题，这些另外讨论。

前面分析病情的时候提到，初诊时选择了养血活血，舒筋通络的常规治法。病案附带的按语中说"初、二诊治标不治本，宜其罔效"，可能会让大家觉得，医家开始没有仔细查看病情，导致辨证不准确，才会治疗无效。但如果仔细分析病情，可能在初诊时的选择有其必然性。分析一下三诊获得的新信息，"患儿自觉胆怯心慌，神情不宁，静坐即搐，起动不发"。胆怯心慌、神情不宁，判断为心血亏虚，血不养心，一点问题都没有。虽然在分析病案时强调了"胆怯"提示病位在胆，但这个症状是问诊获得的，是患者主观表述的，试想在门诊中，一个妈妈带着6岁的小朋友来看病，她说有"胆怯"，准确性有多少？可靠性有多少？这也是儿科称为哑科，十分注重客观检查的原因。所以，设身处地地回顾初诊时的情况，即使医家很仔细，获得了三诊的全部信息，依然不能最终确定，到底是血虚血瘀而风动，还是胆郁痰扰。这时就出现了前面说的诊断性治疗，或者说试药的问题。从临床决策出发，一个抽搐的患者，血虚动风的可能性一定是高于胆郁痰扰，因此想要试药肯定先从养血活血入手，这就是所谓的必然选择，也是临床决策的重要方法。

如果不遵循这种方法是否可以？早年曾经治疗过一个湿疹患者，之前皮肤科医生用过多种治疗皮肤病的常用方药，都没有效果，我用桂枝麻黄各半汤治愈。正在心情愉悦的时候，又来了一个湿疹患者，临床表现与前者极为相似，仍用桂麻各半，疹出反增，改用桑菊饮治愈。固然有第一个病例影响，导致后者没有仔细辨证，寒热倒置的成分，但事后反思，第二个病例的寒热征象确实不明显，即使仔细辨证，限于当时水平，也不一定能确诊。后来与老师讨论的时候，她说了一句"桂麻各半汤治湿疹毕竟属于变法"令我印象深刻。时值夏季，出现湿疹以湿热、风热最多见，皮科常用的清热祛湿透疹的方皆属于常法，而寒邪束表，汗出不畅导致的湿疹反而是少数，所以才要用桂麻各半这样的变法。兵法云："以正合，以奇胜。"出奇制胜固然令人欣喜，但不应该是常规之法，守正才是根本。回到临床看病，正法、常法才是基础，是诊断不清试药时的首选。

【知识链接】董廷瑶（1903—2000），字德斌，号幼幼庐主，浙江鄞县人。出身中医世家，16 岁开始习医，医术精湛，尤擅诊治小儿热病，痧、疳、惊、痫以及腹泻、哮喘等疾病。1959 年晋升为主任医师。历任静安区中心医院中医科主任、上海市中医文献馆馆长、上海市中医门诊部顾问等职。从事中医工作 70 余年，被尊为当代中医儿科泰斗。著有《幼科刍言》《幼科撷要》。

小儿用药六字诀（节选）

一曰"轻"：轻有两端，一为处方应轻，用轻清疏解之药。如外感风寒，表实麻黄汤，表虚桂枝汤，一以散寒，一以和营，则邪去表和，其热自解。如是感受风温风热，则桑叶、薄荷、荆芥、防风、连翘之类清凉解肌，疏化即可退热。此均轻可去实之轻也。常见寒闭热盛惊厥者，因高热不能胜任也，不可遽投镇惊药物，反能引邪入里，因其病在太阳，必须解表，方为正治。当然乙脑、脑膜炎则须另法治之。一为用量应轻。小儿肠胃娇嫩，金石重镇，慎须考虑。药量过重，易犯胃气。小儿之生长发育全赖脾胃生化之源，况百病以胃气为本，如胃气一耗，能使胃不受药，病既不利，抑且伤正。然必根据其病情，而轻重适宜，总不能影响其胃气为必要耳。

二曰"巧"：巧者，巧妙之谓也，与执着呆板相对。医临斯证，对于已用诸法不能取效之时，精思慧想，或将常法稍加变易，或另觅捷径，出奇制胜，这些匠心独具，可谓之巧。例如《冷庐医话》记述，宋徽宗食冰太过，患脾疾即腹泻，杨吉老进大理中丸，上曰，服之屡矣。杨曰，疾因食冰，请以冰煎，此治受病之源也，果愈。……

三曰"简"：简者，精简之谓也，医之治病，用药切忌芜杂。芜杂则药力分散，反而影响疗效。尝见以为病之不瘥也，药量不足也而倍之，药味不敷也而增之，此舍本逐末，宋人揠苗助长之蠢举也。医能明其理，熟其法，则处方也简，选药也精。前辈名哲，每多三、五、七味，对症发药，虽危重之候，获效迅速，以余之实验，确是如此。

四曰"活"：中医治病，首重灵活。同一病也，既有一般，又有特殊。如果见病治病，不分主次，不知变化，笼统胶着，甚或按图索骥，对号入座，慢性病或可过去，急性病则必误时机。尤以幼儿弱质，病症变化更多，朝虽轻而暮可重，或粗看尚轻而危机已伏，反之貌似重而已得生机者，比比皆是。凡此种种，医者当见微知著，病变药变，则可减少事故，提高疗效。

五曰"廉"：余平生用药，从不滥施昂贵之品。虽在旧社会时，亦不以珍珠、犀羚、人参、鹿茸来取宠于官僚贵阀，或有钱富室。新社会则为劳动人民着想，更因制度之优越，药价下降，病家初多疑之，终则奇之。事实上人之患病，以草本质偏性来补救人体的偏胜，但求疗疾，而不在药价之贵贱。

六曰"效"：病人对医生的要求，主要是望其病之速愈。医师对病人之治疾，最重要的是要有高度的责任感，处处有推己及人的想法，所谓急病人之所急，痛病人之所痛。轻病人则驾轻就熟，较易见效；重病人则因其变化多端而需思索周到，尽情关切，以期治愈。这是我生平之旨趣也。然"效"之一字，不是唾手可得，必须谙之于医理，娴之于实践，更须仁者之心，灵变之术，方可无负人民赋予你的崇高职责。

再赋俚句如下：

"轻"可去实有古训，"巧"夺天工效更宏。

"简"化用药须求精，"活"泼泼地建奇勋。

"廉"价处方大众化，"效"高何须药贵重。

自古贤哲多求实，昭示后人莫蹉跎。

（《新中医》，1980 年第 4 期）

读赵绍琴医案

学《黄帝素问宣明论方》之防风通圣散

一、医案

汗出过多症

刘某，男，60岁，国家干部，于1987年7月10日初诊。自汗出已2月余，曾经中西医专家诊治，服中药30余剂，随气温上升，汗出加重，后经别人介绍，转诊赵老。刻诊时见：大汗淋漓，动则汗出尤甚，毛巾不离手，身体壮实，面赤，心烦急躁，壮热口渴，大便干结，小便黄赤，舌红苔黄厚燥老，脉沉滑且数。证属胃热久羁，热蒸外越。治以清泻里热，方用防风通圣散加减：荆芥6g，防风6g，连翘10g，薄荷2g（后下），川芎10g，当归10g，山栀6g，大黄2g，玄明粉3g（包冲），石膏30g（先下），黄芩6g，桔梗10g，滑石10g，甘草10g。3剂，水煎服，忌辛辣。

二诊（7月15日）：服药1剂，大便泻下，色黑秽浊，量多奇臭。2剂之后汗出明显减少，3剂服完，汗出基本得以控制，他证亦随之减轻。继以上方去玄明粉，改大黄为1g，加白术、芦根各10g，又服3剂而愈。

按：汗证有虚实寒热之分，临床以气虚或营卫不和为多见，因此多以益气固表或调和营卫为治。本患者大汗出已2月余，动则汗出尤甚，前医用大量高丽参、炙黄芪、五味子等益气养阴、收汗固表之品治疗月余，非但不效反而加重，每剂药近百元。赵老师改弦易辙，而根据脉舌色证，辨为里热炽盛，用防风通圣散加减，仅服6剂获愈。因此赵老师说："用药不在轻重，要在切中病机。"

（《中国医药学报》，2001年第1期）

【验案解说】 在《中医诊断学》当中，自汗多为气虚证，盗汗多为阴虚证，受此影响，很多医生脑海中会自然地将自汗与气虚对应，盗汗与阴虚对应。其实临床当中，除了气虚以外，火热、阴虚等也常见自汗。《素问·阴阳别论篇》讲"阳加于阴谓之汗"。气虚不能固表只是自汗的因素之一，火热亢盛，迫津外泄同样会自汗，营卫失和，汗孔开合失司也会自汗。进一步扩大，凡是引起汗孔功能失常的因素，影响阳气与阴津平衡的因素，理论上都有可能引发自汗，可以是外邪侵袭，也可以是内在功能失调。

从按语可知，患者最初服用的30余剂中药主要是益气固表的，很显然，那些医生受到气虚自汗理论的影响，加上患者年龄比较大，很自然地开了补气药。赵老接诊时，患者火热证候已经十分明显。从壮热口渴、大便干结来看，病位以胃肠为核心，并且有火热与燥屎相结的倾向。火热波及心、膀胱等，出现心烦、小便黄赤。虽然出汗时间比较长，但还没有耗气伤津的表现，所以治疗仍以火热为主。赵老选的防风通圣散，这张方子囊括了清、透、下、利等祛邪诸法，所以最适合火热郁结于内的证候，试想患者就是一个大火炉，想让热气散得快一些，最简单的方法就是把能打开的口子全都开放，所以清、透、下、利各法同用。

我亦治疗过与此颇为相似的自汗证，16岁的男子，自汗3年余，最初家人以为是气虚，因家住吉林山区，每入山挖人参服用，而汗出日增。后四处求医，服收敛固涩方无数，皆无效。就诊时全身汗出，手心尤甚，兼口渴饮冷，舌红，脉洪大，按之无力，遂予白虎加人参汤，服药1周余汗止。与赵老医案相比，没有大便干结，脉不沉反洪，按之无力。提示肠中无燥屎，且久汗气津渐虚，所以用白虎加人参汤。赵老所治患者脉沉滑且数，首先是一个纯实证，脉沉则说明郁热在里，所以不用补药，单纯的清热也不够，需结合下、利诸法。方中用荆芥、防风、薄荷透表是火郁发之的意思，也是刘河间对治疗火郁证的重要贡献。赵老处方时去掉了麻黄和芍药，麻黄温燥，于火邪不合；芍药收敛，不利宣郁透邪。

火热迫津外泄的自汗证，在辨清大方向之后，还要注意三个问题，第一是火热之邪的定位，这决定了我们选择哪些清热药；第二是火邪的性质，是单纯的火热，还是火郁于内，或是火热与其他有形实邪结合在一起，这决定我们是单纯使用清法，还是需要加入透散，或是通下、利湿等其他方法；第三是大汗是否伤正，随着出汗时间的增多，是否出现了伤阴或耗气的现象，这决定了我们是否要增加扶正的药物。

二、方剂

（一）文献记载

《黄帝素问宣明论方·风门》：风热怫郁，筋脉拘倦，肢体焦萎，头目昏眩，腰脊强痛，耳鸣鼻塞，口苦舌干，咽嗌不利，胸膈痞闷，咳呕喘满，涕唾稠黏，肠胃燥热结，便溺淋闭；或夜卧寝汗，咬牙睡语，筋惕惊悸；或肠胃怫郁结，水液不能浸润于周身，而但为小便多出者；或湿热内郁，而时有汗泄者；或因亡液而成燥淋闭者；或因肠胃燥郁，水液不能宣行于外，反以停湿而泄；或燥湿往来，而时结时泄者；或表之，阳中正气（卫气是也）与邪热相合，并入于里，阳极似阴而战，烦渴者（中气寒故战，里热甚则渴）；或虚气久不已者。或风热走注，疼痛麻痹者；或肾水真阴衰虚，心火邪热暴甚而僵仆，或卒中久不语，或一切暴喑而不语，语不出声，或喑风痛者，或洗头风，或破伤，或中风，诸潮搐，并小儿诸疳积热，或惊风积热，伤寒疫疬而能辨者；或热甚怫结而反出不快者，或热黑陷将死；或大人、小儿风热疮疥及久不愈者，或头生屑，遍身黑黧，紫白斑驳；或面鼻生紫赤风刺瘾疹，俗呼为肺风者；或成风疠，世传为大风疾者；或肠风痔漏，并解酒过热毒，兼解利诸邪所伤，及调理伤寒，未发汗，头项身体疼痛者，并两感诸症。兼治产后血液损虚，以致阴气衰残，阳气郁甚，为诸热症，腹满涩痛，烦渴喘闷，谵妄惊狂，或热极生风而热燥郁，舌强口噤，筋惕肉眴，一切风热燥症，郁而恶物不下，腹满撮痛而昏者（恶物过多而不吐者，不宜服之）。兼消除大小疮及恶毒，兼治堕马打扑，伤损疼痛。或因而热结，大小便涩滞不通，或腰腹急痛，腹满喘闷者。

防风通圣散：防风、川芎、当归、芍药、大黄、薄荷叶、麻黄、连翘、芒硝各半两，石膏、黄芩、桔梗各一两，滑石三两，甘草二两，荆芥、白术、栀子各一分。上为末，每服二钱，水一大盏，生姜三片，煎至六分，温服。涎嗽，加半夏半两，姜制。

（二）方剂讲解

防风通圣散是刘河间所创的名方，其原文所记载的适应证之广泛，令人叹为观止，这种情况在古籍当中是较为罕见的。古人著书不易，能够让刘河间花费如此多的笔墨，防风通圣散的适应证可谓广泛。因此，民谚谓"有病无病，防风通圣"。

防风通圣散的组方十分值得研究，从方剂演变来看，防风通圣散中有完整的凉膈散，大黄、芒硝、栀子、黄芩、连翘、薄荷叶、甘草，以清热为主，后面的石膏、滑石也可以纳入此类。如进一步细分，石膏、黄芩、栀子属清热法，大黄、芒硝属于下法，连翘、薄荷属于透散之法，滑石属于渗利之法，这也就是前面分析病案时提到的清、透、下、利四法齐备。

在此基础上，防风通圣散中加入了辛温透表的麻黄、防风、荆芥三味药，如果愿意，也可以把桔梗归入此类，都属于风药的范畴。这些药是火郁发之思想的体现。火热郁结于内，单纯用清热药难以解决问题，经常是一时可以缓解病情，很快火热复现。中医的思路很清晰，不能单纯地压制与对抗，要让这个火发散出来。发散作用最好的，当然是辛味药，用了辛凉的薄荷、连翘、石膏还不够，还要加上透散作用更强的辛温药。由于有大量的寒凉药，这几味药物的温性不会对火热产生太大影响，主要发挥其辛味的透散作用。自刘河间以后，很多医家都这样配伍，最具代表性的如今后要讲到李东垣的升阳散火汤。

第三组是血分药，川芎、当归、芍药，火热郁结经常影响血液循行，或迫血妄行，或煎灼耗伤，或引动内风，都需要养血活血，所以防风通圣散的适应证中有各种的疹及动风症。最后还有一个比较特殊的白术，可以认为是顾护脾胃，防止大队寒凉药损伤脾胃阳气，也可以当作风药理解。

此外，防风通圣散称为表里双解法，荆芥、防风、麻黄，连同薄荷、连翘，都是解表的；石膏、黄芩、大黄等都是清里的，所以是表里双解。由于荆、防、麻是辛温药，所以有医家认为防风通圣散是治疗表寒里热的方，这样理解没有问题。表寒里热俗称"寒包火"，现代十分常见，特别是都市生活的人，一方面饮食辛辣油腻众多，另一方面生活工作压力大，情志不舒，所以平时内火偏盛；冬天寒冷，夏天又吹空调，所以容易感寒。发病时常见咽喉肿痛、口干、多饮等内热症状与恶寒、身痛、流清涕等表寒症状并见，这时用防风通圣散很有效。我自己每次感冒将要发作时，先有咽痛、咽干，回想一下，如果前一天有夜间蹬被子受凉的情况，就吃一点防风通圣丸的中成药，基本感冒就不会发起来。

临床适应证太多了不好记，我们尝试进行分类，第一是火热内郁证，如口苦舌干，咽喉不利，胸膈痞闷，烦渴，腹满，肠胃燥结，便溺淋闭，小便多出，时结时泄，谵妄，暗风，癫痫等，从上到下一派热象。第二，热极可以生风，出现各种内风证，如中风，抽搐，洗头风，潮搐，舌强口噤，筋惕肉瞤等，也可以有外风的外感表证。第三热盛动血，所以会出现各种外科疮疡，鼻生紫赤风刺瘾疹，肠风漏痔等。

方剂鉴别主要与各种清热方进行鉴别，如黄连解毒汤、白虎汤、凉膈散等。

一是防风通圣散可以治疗表寒里热证；二是火热郁结时，患者多见沉取滑实有力的脉象。

（三）用方要点

病性：表寒里热，火热郁结。

病位：三焦。

症状：一身上下一派热象，兼有动风、动血症。

（四）学习启示

赵绍琴老先生临证用药轻灵，药味少而剂量轻，却每能治愈重病，解决临床疑难问题。其核心在于对病机判断的准确，以及对药物、方剂的精确把控。"四两拨千斤"的关键在于找到发力的作用点，这也十分符合中医"和"的思想，治病不是简单的对抗，包括我们对"寒者热之，热者寒之"这些治疗原则的理解，并不是用相反的属性去对抗邪气，而是中和。就如同酸碱平衡之后，双方的属性都淹没了，表现出来的就是中性，而在这个中性当中，酸与碱都存在，没有谁被消灭，但是由于处于平衡的"和"的状态，所以双方各自的偏性都不会显现。中医的阴阳平衡也是这个道理，"阴平阳秘"的状态中，并非没有阴与阳，而是阴阳平衡，本身的属性不会显露。而阳盛则热，就是阳的部分过于亢盛，显现出热的属性，我们用"寒之"的方法并非消灭它，而是中和。这种思想与西医学对细菌、病毒等致病因素除恶务尽的对抗思想有本质区别。

越是复杂的疾病，人体系统就越混乱，如果针对所有异常一一对抗，必然是头痛医头，脚疼医脚，大处方看似面面俱到，实际是没有找到问题的核心。人体作为一个复杂的系统，往往牵一发而动全身，所以一个局部微小的失衡，就有可能逐步演变为整个系统的混乱。找到这个根源，才能从根本上拨乱反正，而且并不需要付出很大的力量，这也就是我们看到的"四两拨千斤"。

另外一种观念，认为一般性的疾病可以用小剂量的药物慢慢调整，而一些重症沉疴，则必须要用大剂量药物才能有效，比如癌症之类，用小剂量药物，根本不会对疾病产生有效影响。甚至觉得药物的治疗作用，还不如疾病的发展速度快。还有另外的理由，比如现在的药物都是种植的，比以前用野生的药物力量小，所以要用大剂量。从文献考证来看，伤寒论的药物用量多以两为单位，按照汉代剂量换算，一两也就15g左右，如桂枝汤中桂枝和芍药都是3两，也就是需要开45g，说明古代一直是用大剂量的，现在的剂量从明清开始越来越小，李时珍说"古之一两，今之一钱可也"，所以3两桂枝，从45g变成了9g。在此基础上"重剂起沉疴"的观点也被提出。

如果站在中医角度，这两种观点并不矛盾。以前讨论过，中医眼中疾病的轻重，与西医学诊断的疾病轻重有很大差别。比如同样是糖尿病，在相同的西医治疗下，A 患者空腹血糖始终 15 以上，B 患者一直维持在 10 以下，一般情况下，一定会认为 A 患者的病情更严重，更难以治疗。但从中医看，也许 A 患者除了血糖很高，却没有明显的不适，舌象、脉象也没有明显的异常；B 患者却形体消瘦，精力不足，舌红而瘦，脉细弱无力，这种情况下，显然 B 的问题似乎更严重一些。

许多老年患者，就诊时一身问题，基础疾病很多，高血压、糖尿病、类风湿、冠心病，问起症状来，全身上下哪儿都不舒服，可是看似系统大混乱的情况，其根源可能只有一点，找到根源，轻飘飘几味药就缓解了所有症状，血压、血糖也改善了，这种情况很多见。反而有些患者主诉很简单，如就是失眠，但是各种治疗都没有效果。相比之下，其疾病更加严重，因为矛盾很单一，但结得很深，反而要花大力气才能解决。比如肩关节脱臼，整条胳膊都动不了，看似严重，但只要用点手法关节复位，当时就能治愈，而手指骨折，看着只是一个手指的疼痛，或功能异常，但想要愈合，起码要养几个月。归根结底，中医看病不要受这些观念的影响，用自己的智慧来判断，患者的疾病究竟是系统混乱，还是矛盾根深蒂固，不可调和。如果是系统混乱，自然是找到关键点"四两拨千斤"。如果是矛盾纠结，根深蒂固，难以调和，依仲景之法，急者用重剂猛药，单刀直入；缓者用膏方丸药，缓缓徐图。

【知识链接】赵绍琴（1918—2001），北京人。三代御医之后，其父赵文魁曾任清代最后一任太医院长。先后跟随韩一斋、瞿文楼等学习，后拜北京四大名医之一的汪逢春为师。1934 年开始独自应诊。1956 年调北京中医学院（北京中医药大学前身）任教，曾任北京中医学院温病教研室主任。一生致力于中医临床、教学等工作。著有《温病纵横》《文魁脉学》《温病浅谈》《赵绍琴临证 400 法》《赵绍琴内科学》等，讲课录音整理为《赵绍琴温病讲座》。

赵绍琴临床运用防风通圣散经验举隅（节选）

防风通圣散是赵老师临床常用方之一，亦是其保健药品。此方的使用范围很广，适用属于气血怫郁、内有蕴热、外有风邪、表里三焦俱实之证。如恶寒发热、口苦咽干、头晕目眩、大便秘结、小便短赤等证或肝胃气血炽盛引起的疮疖痈毒、斑疹癣疥、皮肤痰痒以及现代医学的胆囊炎、荨麻疹、败血症、脂肪肝、肥胖症、老年便秘等内科杂症，符合上述证候者均可以使用。需要注意的是，虽有"防风通圣治百病，有病无病防风通圣"之说，但使用时，凡属脾胃虚弱或兼有其他虚证而无实邪者当禁用之。

（《中国医药学报》，2001 年第 1 期）

读吴簏医案

学《素问病机气宜保命集》之芍药汤

一、医案

痢　疾

相国王悝园七十有六，患痢两月，医论寒热虚实不一，延余决之。按脉大滑数。缘湿热蕴积，初作失于清解，郁久则营卫俱伤，气血皆滞，致大便下迫不止。虽年高痢久而幸非虚证，宜宗河间用芍药汤，行血则脓血自愈，调气则后重自除。遂服二剂，下积滞甚多，唯脉尚大，后重未解。以原方去大黄、槟榔，加升麻提之，服之脓垢、后重俱止。至腹中尚有微痛，乃营气不和，肝木乘脾，以芍药甘草汤和之，继用归芍异功散调摄而痊。

（《临证医案笔记》）

【验案解说】　吴簏（1751—1837）是清代江苏地区名医，早年游宦，晚年退隐故里，将毕生经验整理，编写了《临证医案笔记》。后曹炳章重新校订刊行，评价其"有搜集诸病现状之种类，以定治疗之法程者，即吴君渭泉之临证医案是也"。

本篇医案虽然短小，但信息很丰富。患者 76 岁，在清代也属于高寿之人，痢疾两个月，时间也不短了，从这两条信息来看，很可能是一个虚证。因此请来的医生对病性的寒热虚实争论不一，推想应该主要是分为两派，一派主以湿热，一派主以虚寒。在年龄和病程都提示可能是虚证的情况下，还存在争议，说明患者证候中应该有湿热之象，从下文的表述中，应该有腹痛、便脓血、里急后重这些表现，这些症状在痢疾中是常见的，仅从文字上不足以判断性质，所以患者还可能伴随排便时肛门灼热、黏滞不畅、腹痛拒按等症。吴簏判断的依据是脉象，脉大滑数，脉大往往提示虚证，而吴氏反据此判断为实证，所以这个大脉应该是实而有力的，同时有滑数，提示是实热证。他说"年高久痢，幸非虚证"，因为年高之人，正气本已开始衰弱，如果再形成虚证下痢，气虚不能固摄，很容易形成脱证。既然是实证，祛邪就可以了，所以治疗相对容易。

方子选了刘河间的芍药汤，"行血则脓血自愈，调气则后重自除"是引用刘河间的话，原文是"行血则便脓自愈"，略有出入。这一条是治疗痢疾的核心思想，调和气血是治疗痢疾的基本方法。古人知道痢疾与一般腹泻不同，痢疾便脓血是气血壅滞，腐败血肉而成，所以要调和气血为主，同时排除已经腐败之脓血，清除邪气毒素，而不能用治疗一般腹泻的收涩之法，以免关门留寇。

服药之后，排出大量积滞，但是后重不除，也就是脓血排得差不多了，但是气机还没有顺畅，所以去掉攻下的大黄和消积的槟榔，加入升提的升麻，这个时机很好，邪气去再用升提，用早了妨碍祛邪。服药后症状基本消除，只剩腹痛，用芍药甘草汤缓急止痛，说肝木乘脾也可以。最后用归芍异功散，相当于益气健脾，理气养血善后。整个治疗过程时机把握得很好，先祛邪，再升提，最后健脾补气血善后，从攻到补，井然有序，可以作为治疗复杂疾病的典范。

二、方剂

（一）文献记载

（1）《素问病机气宜保命集·泻痢论》：（大黄汤）治泄痢久不愈，脓血稠黏，里急后重，日夜无度，久不愈者。……顿服之。痢止一服，如未止再服，以利为度，服芍药汤以和之，痢止再服黄芩汤和之，以彻其毒也。

芍药汤，下血调气。《经》曰：溲而便脓血，气行而血止。行血则便脓自愈，调气则后重自除。

芍药一两，当归、黄连各半两，槟榔二钱，木香二钱，甘草二钱（炙），大黄三钱，黄芩半两，官桂一钱半。

上㕮咀，每服半两，水二盏，煎至一盏，食后温服清。如血痢则渐加大黄，如汗后脏毒，加黄柏半两，依前服。

（2）《方剂学》：清热燥湿，调气和血。主治湿热痢疾。腹痛，便脓血，赤白相兼，里急后重，肛门灼热，小便短赤，舌苔黄腻，脉弦数。

（二）方剂讲解

治疗痢疾有两张名方，一是张仲景的白头翁汤，二是刘河间的芍药汤。其实芍药汤并非一张孤立的处方，而是刘河间治疗痢疾整体方案中的重要一环。从《保命集》的论述中我们就能看出来，痢疾长时间没有治愈，首先用的是大黄汤，方子里就一味大黄，是用来排积滞脓血的。用到什么程度呢？后面说了，痢止一服，不止再服，以利为度，之后再服芍药汤。可是后面又出来一个痢止再服黄芩汤和之，这就令人产生疑惑了。如果没有"以利为度，服芍药汤以和之"这几个字，逻辑就很通顺了。先用大黄汤，如果吃一剂药就"痢止"了，就跟着吃黄芩汤，如果没有"痢止"就继续吃大黄汤，很明确，没有问题。可是中间横插一个芍药汤进来，到底是怎么回事？这个问题的关键是"利"这个字，上下文都用"痢"，这里出现了以利为度。这个利是指什么？当然是大便通利。痢疾的临床表现有腹痛、便脓血、里急后重等，这些我们都很清楚，但还有一个很关键的症状，排便不畅。古时痢疾还有一个名字"滞下"，《备急千金要方》里面讲"以其泄利不爽，名之为滞下"。这样问题就清楚了，患者久痢不止，用了大黄汤，如果痢止，就是大便完全恢复正常，就可以停用大黄汤，如果有效但仍然有痢的症状，可以继续用大黄汤。可是大黄汤也不能老用，如果患者脓血一直不干净，里急后重一直存在，难道要一直用大黄汤？当然不是，所以加了一句"以利为度"，也就是大便通利，没有明显的排便不爽的感觉，就可以停止使用大黄汤了。排便通畅说明积滞去得差不多了，可是还有脓血和里急后重，是气血壅滞还没有得到调和，所以就不能一味地继续攻下，要改用调和气血的芍药汤，达到"行血则便脓自愈，调气则后重自除"的效果。这时候排便不畅、下利脓血、里急后重都解除了，还剩一点腹痛的问题，大便可能也有些偏稀，刘河间给出了处理意见，用黄芩汤和之。

黄芩汤是仲景治疗下利的方子，黄芩、芍药、甘草、大枣四味药。《伤寒论》说"太阳与少阳合病，自下利者，与黄芩汤。"另外，黄芩汤还经常用于热性腹痛，所以刚好用来做痢疾善后。病案里面用的芍药甘草汤善后，实际上就是去了黄芩和大枣，因为当时患者已经没有下利，也没有什么热象了，不用黄芩清热，只用芍药甘草汤就够了。由此可以看出，吴氏很好地贯彻了刘河间的治疗方案，而且还能灵活变化。

条文清楚后，对组方思想就容易把握了。芍药汤是治疗痢疾的中间环节，前面用大黄汤攻得差不多了，所以这时候要开始调和，主要任务有三个，第一扫除余邪，用大黄、黄芩、黄连，解决剩下的热毒积滞；第二调和气血，调气用木香、槟榔，和血用当归、芍药；第三调和脾胃，用肉桂、甘草。前面两组药都好理解，最后为什么要用肉桂，白术似乎也很合适？首先肉桂是温性的，前面用了大黄寒凉攻下，芍药汤里又有三黄，所以要适当温一下，而且方中肉桂只有一钱半，不算太热。其次肉桂既能温脾也能温肾，我们现在更关注肉桂温肾的作用，觉得这是一个补肾阳的药，其实《神农本草经》里面记载肉桂是补中益气的。而且肉桂还是温通的药，相比之下，白术就有些壅滞，到这个阶段，还是要配合祛邪的，不能太早用偏于壅塞的药。

关于适应证，前面已经分析得很详细了，《方剂学》补充的肛门灼热、小便短赤都可以出现。这个方子基本是痢疾的专方，其他如腹痛、泄利等也可以酌情使用，但基本都要化裁，关键是调和气血治疗脓血与里急后重的这个思想。

在方剂鉴别方面，需要注意白头翁汤，按照《方剂学》的说法，核心鉴别点是痢疾赤白的比例，也就是脓与血的比例。赤多白少，也就是血比较多的用芍药汤，反之是白头翁汤。《伤寒论》对白头翁汤的描述很简单，"热利下重""下利，欲饮水者"两种情况都是白头翁汤证。痢疾里急后重是肯定有的，白头翁汤特意提出欲饮水，是热伤津液，当然芍药汤也可能口渴饮水。比较关键的是芍药汤里用了大黄，包含了下法，这是白头翁汤没有的。大黄攻下有两个关键指征，一是燥屎，表现为腹胀满、疼痛拒按等；二是湿热积滞，大便黏滞不爽，痢疾比较符合第二个指征。相比之下，白头翁汤在清除肠道积滞的方面会差一些。

（三）用方要点

病性：湿热蕴结，气血壅滞。

病位：肠道。

症状：下利脓血，里急后重，腹痛。

（四）学习启示

先后缓急是中医的重要治疗原则，如急则治标、缓则治本。如果深入思考，这个问题并不简单，不是简单地根据患者当时病情的缓急，选择治标还是治本，而是接诊患者之后，在制定整套治疗方案时就要作为整体战略，通盘考虑的问题。叶天士在论述卫气营血辨证时说道："否则前后不循缓急之法，虑其动手便错，反致慌张矣。"也就是说在治疗之前，需要先将每一步的治疗考虑清楚，先攻还是先补，抑或攻补兼施？先攻到什么程度？什么时候可以开始补？这些都是要在一开始计划好。如刘河间治痢疾，先用大黄汤，以利为度，之后改用芍药汤，痢止用黄芩汤善后。每一步骤都很清楚，换法改方的标志很明确，这样才能达到预期的效果。吴氏的医案也一样，先用芍药汤原方，攻得差不多了去掉降药，换为升药；后面用芍药汤、归芍异功散善后。

再以脾胃系统疾病为例，如胃痛恶心，证属肝气犯胃者，先考虑疏肝和胃，其中肝气郁结证候明显者，以疏肝为主，甚至纯用疏肝，待肝气渐舒后，再逐步增加和胃之药。症状缓解，肝气疏通后，再以健脾和胃善后。可以开始用汤药，病情稳定后以中成药稳定过渡，最后以饮食调理善后。诸如此类，需要一开始就考虑好先后缓急的问题，确定好治疗的步骤，然后才能按部就班，循序渐进，中间偶有变化，也不至于手忙脚乱。

【知识链接】吴篪（1760—1836），字简菴，号渭源，江苏如皋人。因早年多病，遂潜心医学。先后任安徽东流县知县、太和县知县、凤阳府同知，福建通省粮储道兼署按察使司、按察使、布政使，两淮、山东都转盐运使等官职。入仕前后，始终坚持临床，尤其擅长治疗疫病。晚年引退回归故里，将其毕生经验整理编写为《临证医案笔记》6卷。但刊行未久，即遭兵燹而散失。1919年曹炳章重为校订印行，给出了"有搜集诸病现状之种类，以定治疗之法程者，即吴君渭泉之临证医案是也"的评语。

读程从周医案

学《医学启源》之生脉散

一、医案

鼻衄

冯元度，年近三旬，面白而气弱，因习举子业弗受于时，故多抑郁。盖体弱不能任劳，每作文构思间，即遗精于白昼，以故药饵不离，饮食常少。今年五月间，忽然鼻衄不止，塞其鼻则口中涌出。医用犀角地黄汤，不应，更用滋阴并童便磨金墨饮之，亦不止。血余、榴灰之类吹之，漫然不应。间或稍止半时，又复流出。人事昏沉，面如黄土，手足渐寒。延予诊视，已经二日矣。去血甚多，血尽乃流黄水，六脉虚浮而缓弱，所喜不甚数，微有生机在此耳。乃用人参一两，麦冬五钱，北五味一钱，令其煎服。又一老医来谓：鼻衄乃属肺火。书云人参补肺药也，肺寒则可服，肺热还伤肺。今此症肺热之极。又云：血热则流通，血寒则凝滞。今血热妄行，安可复用人参？纵可用，亦不过三分、五分、一钱而止，岂可将参当饭？予曰：此不佞少年浅见，非前辈所知，独不闻张仲景云血脱益气者是何说耶？于是，老医作色而退。病家药已煎成，尽剂而饮，神思顿清，略能安寝。寤后又进一剂，其血遂止，便能食粥一盂。于是，方用血门之药，重加参、芪，调理五十余日而痊。

（《程茂先医案》）

【验案解说】 程从周，字茂先，明代医家，安徽歙县人，早年科举不第，后改习医，临证以擅用温补而著称。作为读书人，程氏的文笔很好，《程茂先医案》夹叙夹议，十分生动，条理清晰。这则鼻衄案，上来就点明了患者"年近三旬，面白而气弱"，典型的白面书生，气血不足的体质。在此基础上，还拼命读书考科举，思想压力大，情志抑郁，思虑伤脾，最终"白昼遗精"，是肝、脾、肾俱虚，如果诊断的话，是仲景所谓的"虚劳"，要用补益之法。可突然出现鼻衄不止的时候，就要仔细分析了。以前讨论过体质与发病的关系，虽然体质素虚，但本次鼻衄却不一定就是虚证。突然发病，要尽可能找到明确的病因或诱因，如果没有明确的病因或诱因，那么可以考虑先从体质入手治疗，患者气虚不能摄血，出现鼻衄也讲得通，所以益气摄血就可以。但可能由于这个患者出血的表现太猛烈，塞鼻则从口中涌出，所以医家习惯性地从血热妄行角度治疗，凉血、收涩的方法都用了，就是止不住。

程从周前往诊治时，患者已经失血两天，表现出人事昏沉，面如黄土，手足渐寒。这是大量出血，阳气随血而脱的表现。加上血尽乃流黄水，六脉虚浮而缓弱，一派虚象。后面提到"所喜不甚数，微有生机在此耳"。急性失血的患者，随着血压下降，为保证重要器官供血，心率会加快，发展下去很容易进入失血性休克，危及生命。从中医角度讲，失血患者，在虚脉的基础上，出现数脉，甚至疾脉，是阴阳离决的征兆，所谓阴不敛阳，孤阳外越。本案脉不甚数，说明还有治疗的机会，可见医家准确把握了细微的脉象变化，预后判断准确。

确定阳气虚衰不能摄血的病机后，肯定要益气摄血，选什么方呢？出血部位在鼻，通于肺，脉虚而弱，是心血不足，所以从上焦心肺入手，生脉散是很好的选择。程氏在此危重疾病面前，并没有因为生脉散药味少就盲目加减，而是原方重剂，单刀直入，用大量人参急固气血之脱。此时如果用药轻描淡写，面面俱到，恐怕很难扭转危局，这也是临床需要注意的问题。生脉散中没有补血药，是不是需要加一些？当然不能。这种危急时刻，要首先益气固脱，制止血气进一步流失。也就是张景岳所讲的："有形之血不能速生，无形之气需当速固。"所以用大剂量人参，先把气固住，气固血止，患者转危为安，这时候再慢慢补血恢复。

后面老医提出"鼻衄乃属肺火"可能是知识储备不足，也可能是内心有所偏执，显然是错误的观点。程氏辩驳时说张仲景云"血脱益气"，我没有找到出处，在《伤寒论》《金匮要略》里面没有找到这样的原文。可能是领会精神，如便血用黄土汤等。出血止后，才开始加"血门之药"，重用参、芪既补耗散之气，又能益气生血，还能进一步固摄血液。整个治疗过程，先后次序清晰，是很好的临床示范。

二、方剂

（一）文献记载

（1）《医学启源·用药备旨·药类法象》：麦门冬，气寒，味微苦甘，治肺中伏火，脉气欲绝。加五味子、人参二味，为生脉散，补肺中元气不足，须用之。《主治秘要》云：甘，阳中微阴，引经酒浸，治经枯、乳汁不下。汤洗，去心用。

（2）《兰台轨范·通治方》引《医录》：生脉散，治热伤元气，气短倦怠，口渴出汗。人参五钱，麦门冬、五味子各三钱。上三味，水煎服（此方伤暑之后，存其津液，庸医即以之治暑病，误甚。观方下治症，并无一字治暑邪者。此即于复脉汤内取参、麦二味，以止汗，故复加五味子。近人不论何病，每用此方收住邪气，杀人无算）。

（3）《方剂学》：益气生津，敛阴止汗。主治：①温热、暑热，耗气伤阴证。汗多神疲，体倦乏力，气短懒言，咽干口渴，舌干红少苔，脉虚数。②久咳伤肺，气阴两虚证。干咳少痰，短气自汗，口干舌燥，脉虚细。

（二）方剂讲解

目前认为，生脉散出自张元素的《医学启源》，但从书中的记载看，有些奇怪，生脉散不是以独立的方出现，而是在论述麦冬时附带提出的，只说"加五味子、人参二味，为生脉散"。看这样的口气，好像顺带介绍一点常识，感觉生脉散不是张元素所创，而是当时流传的一张经验方。

本方的组成十分简单，人参补气，麦冬养阴，配合在一起，构成气阴双补的基本组合。从归经来看，又重点在肺与脾胃，再加五味子味酸收敛，以固涩津气止耗散。因此本方所针对的基本问题就是"虚"，脾肺气虚出现神疲、短气、懒言；肺胃津伤则见咽干、口渴。其次，由于气虚到一定程度，固摄失司出现"脱"，表现为汗出甚至衄血等症。最后，由于气津耗伤，导致脉道不能充盈，搏动无力，表现为脉象虚弱无力。

在适应证方面，应注意两个问题，第一，本方所治"气阴两虚"中的"阴虚"主要是指津液的亏虚，其中又以肺、胃津液亏虚为主，表现为咽干、口渴等，因此治疗采用"甘寒育阴"的方法，以麦冬作为主要药物，而不用地黄、玄参等咸寒入下焦之品。《灵枢·决气》："腠理发泄，汗出溱溱，是谓津。""谷入气满，淖泽注于骨，骨属屈伸，泄泽补益脑髓，皮肤润泽，是谓液。"可见"津"与"液"是有区别的，其中质地清稀，流动性强，注于皮肤、孔窍、血脉中的是"津"。根据"津"的特性，我们可以联想到很多与津亏相关的病症，在切合病机时，均可考虑用生脉散治疗。我的一个朋友，妊娠期间羊水过少，喝水及各种西医补液方法都用了，没有效果。史欣德老师根据羊水质地清稀属于"津"，结合患者汗多的表现，用中成药生脉口服液，三天即恢复正常。第二，《方剂学》在本方适应证中列举了"温热""暑热"让人感觉本方是能够治疗这两类疾病的，这是一种误解，本方治疗的重点不是"温热""暑热"，而是这两种疾病到了后期，邪气已经祛除，但是气津耗伤严重难以自行恢复，因此需要用生脉散帮助患者尽快康复。如果"温热""暑热"邪气未祛，一般应当先祛邪后扶正。《兰台轨范》："近人不论何病，每用此方收住邪气，杀人无算。"专门批评了邪气未去，盲目补益，关门留寇的危害。

《方剂学》补充了久咳伤肺，气阴两虚证。这一点可以结合麦味地黄丸来理解，麦冬除了养阴以外，还具有一定的清肺作用，是治疗肺燥咳嗽的常用药；五味子具有敛肺止咳的作用，能够治疗久咳。如果邪气已经祛除，仍久咳不止，就会损伤脏腑，此时如仅仅表现为肺脏气津两伤，干咳不止，即可考虑用生脉散治疗。如进一步损伤肾脏，导致肾失摄纳，单纯的生脉散不足以解决问题，则需要以补肾摄纳，用麦味地黄丸，肺肾双补，收敛固涩。

（三）用方要点

病性：气阴两虚。

病位：中上二焦。

症状：虚：神疲、短气、口渴；脱：汗出；脉：虚弱无力。

（四）学习启示

系统学习过中医的人可能都知道，出血的原因有很多，包括"血热妄行"出血；阳气不足，不能统摄而出血；瘀血等阻滞脉络，血不归经而出血等，治疗则根据病机，分别采用凉血、温阳、益气、活血等方法。但在临床实践中，真正见到出血证，医生头脑中想到的往往是"凉血止血"。本案中患者大量出血，医生也毫不意外地优先选用犀角地黄汤，凉血止血，在没有效果的情况下，依然围绕滋阴、止血等治疗方向考虑问题。即使在程从周判断为生脉散证时，仍然有老医提出"鼻衄乃属肺火"的反对观点。可见医生对于"血热妄行""凉血止血"有着怎样的执念。

大体而言，我们总感觉"热"是增加血液流动性的，是能够让血液沸腾的，所以血越是"热"，就越不好约束，越容易出血。"冷"则是凝固的，是抑制血液流动性的，甚至让液态的水分凝结为固态，所以"冷"或者"凉"可以帮助止血。所以当看到出血的时候，我们还敢于进一步"加温"让血液沸腾起来吗？于是在病例讨论等多种场合下，我们经常能看到如本案"老医"那样，愤怒地喊出："患者都已经出血了，怎么能用桂枝、人参？……"

同样的道理，活血药也是增加血液流动性的，相对的止血药则是降低血液流动性的，所以在出血的病症里，使用止血药是理所当然的，而使用活血药则是"不可饶恕"的。殊不知瘀血也可能是出血的病因，就如同河道被淤泥堵塞，河水就会溢出，单纯的筑堤只能治标，只有疏通河道才是根本的解决办法，就如我们从小就听过的"大禹治水"的故事。瘀血阻塞在脉道内，与河道中的淤泥不是一样的存在吗？

回到我们最初曾经说过的话题，学好中医，建立中医思维，要突破很多固有观念的束缚，"血热妄行"就是其中之一。

【知识链接】程从周（约 1581—? ），字茂先，新安歙县人。出身书香门第，初习举子业，考试不中，谓"医道 可以补造化之偏枯，济生民之夭札，遂精心于岐黄"，世称"以儒而隐于医者"。程氏曾游历江浙等地 20 余年，最后定居扬州，在扬州医界享有盛名。

《程茂先医案》是其寄居扬州 20 余年间临证的实录，据其自序所说："每有一得之愚，能活一人之命者，录其颠末，藏诸笥中，日积月累，遂成其帙，等儿辈亟请裒集，欲贮奚囊。"全书 4 卷，涉及内、外、妇、儿各科医案 90 余则。记载比较翔实，并有分析与讨论，有较高的学术价值。

读罗天益医案

学《医学启源》之当归拈痛汤

一、医案

脚 气

中书黏合公，年四旬有余，躯干魁梧。丙辰春，从征至扬州北之东武隅，脚气忽作，遍身肢体微肿，其痛手不能近，足胫尤甚，履不任穿，跣以骑马，控两镫而以竹器盛之，以困急来告。予思《内经》有云：饮发于中，胕肿于上。又云：诸痛为实，血实者宜决之。以三棱针数刺其肿上，血突出高二尺余，渐渐如线流于地，约半升许，其色紫黑。顷时肿消痛减，以当归拈痛汤重一两半服之，是夜得睡，明日再服而愈。

（《卫生宝鉴·北方脚气治验》）

【验案解说】 脚气在古代文献中有大量记载，如《金匮要略·中风历节病脉证并治》："乌头汤，治脚气疼痛，不可屈伸。""矾石汤，治脚气冲心。""崔氏八味丸，治脚气上入，少腹不仁。"从临床表现看，脚气与痹症有相似之处，均可见足胫部的疼痛。不同之处在于脚气还见腿脚麻木、软弱无力或挛急、肿胀等，随着疾病的发展影响脏腑，出现入腹、攻心等，症见小腹不仁、呕吐、胸闷、心悸，甚则神志恍惚，言语错乱。西医学的脚气有两种，一是维生素 B_1 缺乏症，包括以周围神经炎、感觉和运动障碍、肌力下降为主的干性脚气病，和以心力衰竭表现为主的湿性脚气病两种。二是指真菌感染引起的皮肤病，又称足癣。维生素 B_1 缺乏症的部分临床表现与古代中医记载的脚气有相似之处，但临床当中不宜对号入座。

本案患者的临床表现为全身微肿同时剧烈疼痛，其中以小腿和足部肿痛最为剧烈，符合脚气的特征，但单纯从这两点分析，很难对疾病的性质做出判断。从罗天益先放血后用当归拈痛汤的治疗方案分析，他对该病的辨证结论应该是风湿之邪阻遏经络，血脉不通，这也符合金元时期对脚气病的普遍认识。在中医史上，唐代以前关于脚气的论述多从风毒、肾虚入手，宋代以后则开始增加关于湿邪、血虚等讨论，当归拈痛汤则恰好是针对湿热阻滞而设，这也是罗天益选择本方的原因。

"饮发于中，胕肿于上"出自《素问·至真要大论篇》，原文是论述运气学说中关于"太阴之胜"的病症，此处借以说明患者足背的水肿，是由于水湿之邪所引发的，为后面用当归拈痛汤祛风除湿进行铺垫。"血实者宜决之"出自《素问·阴阳应象大论篇》，原文为"血实宜决之，气虚宜掣引之"，是罗氏针刺放血的理论依据。

本案提供辨证的信息并不多，这也是古代医案普遍存在的问题，通过这则医案可以帮助大家感受一下古代医案，更主要的是本案包含了几个关键的知识点，希望能够引起注意。第一，患者临床表现为全身微肿疼痛，是当归拈痛汤的核心适应证，具体原因后面讲方子的时候还会展开分析。第二，脚气病虽然多伴有全身症状，但多有从下肢开始发病，或下肢症状尤其明显等特点，这也可能是古人将该病命名为"脚气"的原因。第三，易水学派始自张元素，经由李东垣，至罗天益，一脉相承。当归拈痛汤本为湿热所立，并非脚气专方，罗天益本着有是证用是方的原则，用之治疗脚气，是抓住了本方适应证的关键特征，有助于我们理解张元素创制本方的理论。

二、方剂

（一）文献记载

（1）《医学启源·用药备旨·五行制方生克法》：当归拈痛汤：治湿热为病，肢节烦痛，肩背沉重，胸膈不利，遍身酸疼，下注于胫，肿痛不可忍。

经云：湿淫于内，治以苦温。羌活苦辛，透关利节而胜湿；防风甘辛温，散经络中留湿，故以为君。水性润下，升麻、葛根苦辛平，味之薄者，阴中之阳，引而上行，以苦发之也；白术苦甘温，和中除湿；苍术体轻浮，气力雄壮，能去皮肤腠理之湿，故以为臣。血壅而不流则痛，当归身辛温以散之，使气血各有所归；人参、甘草甘温，补脾胃，养正气，使苦药不能伤胃。仲景云：湿热相合，肢节烦痛，苦参、黄芩、知母、茵陈者，乃苦以泄之也。凡酒制药，以为因用。治湿不利小便，非其治也，猪苓甘温平，泽泻咸平，淡以渗之，又能导其留饮，故以为佐。气味相合，上下分消其湿，使壅滞之气得以宣通矣。

羌活半两，防风三钱，升麻一钱，葛根二钱，白术一钱，苍术三钱，当归身三钱，人参二钱，甘草五钱，苦参（酒浸）二钱，黄芩（炒）一钱，知母（酒洗）三钱，茵陈（酒炒）五钱，猪苓三钱，泽泻三钱。

（2）《方剂学》：利湿清热，疏风止痛。主治：湿热相搏，外受风邪证。遍身肢体烦痛，或肩背沉重，或脚气肿痛，脚膝生疮，舌苔白腻微黄，脉弦数。

（二）方剂讲解

《医学启源》对本方的配伍结构及意义做出了论述。张元素对《黄帝内经》有很深入的研究，特别是当归拈痛汤的两味君药、四味臣药，与《素问·至真要大论篇》："君二臣四，偶之制也"的论述相符。同时"湿淫于内，治以苦温"也出自《素问·至真要大论篇》，原文说："湿淫于内，治以苦热，佐以酸淡，以苦燥之，以淡泄之。"既然这样，为什么方中苍术、白术等苦温药仅作为臣药？而辛温的羌活、防风反而为君药？这涉及张元素的另一套核心理论，即"五行制方生克法"，他将药物分为"风升生""热浮长""湿化成""燥降收""寒沉藏"五大类，并利用药物五行属性的生克来制方。风药属木，木克土，故风胜湿。所以在治疗"湿"邪的时候，以"风药"为君。当归拈痛汤中君臣六药，以"风胜湿"及"湿淫于内，治以苦热"两条理论为基础，针对湿邪所设。九味佐药则可分为苦寒清热燥湿的黄芩、苦参、知母、茵陈，淡渗利湿的猪苓、泽泻，补益气血的当归、人参、甘草等三组。用苦寒容易理解，因本方治"湿热为病"，四味苦寒药既能清热又能燥湿，兼顾湿热两大病机；用淡渗是《黄帝内经》"以淡泄之"的体现，张元素所说"治湿不利小便，非其治也"脱胎于《至真要大论篇》中王冰的注文："治湿之病，不下小便，非其法也。"益气健脾的"人参、甘草"是为了"补脾胃，养正气，使苦药不能伤胃"。最后剩下一个当归，能够在方剂名称中出现的药物，往往在方中具有很重要的地位，张元素说的"当归身辛温以散之，使气血各有所归"略显平淡，其实当归具有非常好的活血止痛作用，恰好与方名"拈痛"契合。

跳出张元素的注释，我们来分析这张方，其核心是围绕湿热立法，其中又以祛湿为主。针对湿邪，采用了"风胜湿""苦燥湿""淡渗湿"等方法，这些药物的归经又涵盖了太阳、阳明、少阳，分布在人体则遍布全身，也正因为如此，当归拈痛汤的核心症状为"全身疼痛"，同时由于"湿流关节""湿性下流"等特征，导致出现"肢节烦疼"，两胫肿痛等症尤为明显。所以当归拈痛汤的适应证，可以概括为痛、肿两个字，痛为全身疼痛，肿以下肢为主。由此可见，本方所主的核心症状，具备了脚气病的特征，但同时并不局限于治疗脚气，对于风湿热痹亦可应用。张元素提出"湿热为病"虽然没有提到"痹",但据《说文解字》对"痹"的解释为"湿病也",可以看出,本方适应证已将"痹"涵盖其中。

如果想更好地理解本方,可以关注九味羌活汤、羌活胜湿汤,两方分别为张元素、李东垣所创,因而在理论上与本方一脉相承,同时也都是以羌活、防风为君药的方剂。其中九味羌活汤主要用于治疗风湿在表的感冒,其特点在于张元素提倡的分经论治思想,原方虽然涵盖各经,但临床应用则可根据邪气所在经络调整侧重方向;羌活胜湿汤治疗风湿在表的周身疼痛,临床表现也是全身疼痛,但病位却主要在表,以湿邪阻塞经络为主要矛盾;当归拈痛汤则痛肿兼具,表里同病,虚实夹杂,病情相对复杂沉重。

（三）用方要点

病性：湿热痹阻,血脉不通。

病位：全身各经皆病,以下肢为主。

症状：全身疼痛,浮肿以下肢为甚。

（四）学习启示

针药并用在临床当中十分常见。针灸在调节人体经络、气血方面效果显著,使用方便,见效很快,尤其擅于治疗各种疼痛,往往针刺后立刻就能止痛。因此很多急症可以先予针刺,缓解症状,而后予以汤药调理。本案采用的三棱针放血,应用也十分广泛,除瘀血肿痛外,高热不退,亦可通过放血来降低体温。

但针灸对于很多慢性病,很难达到根治的效果,往往治疗时病情缓解,停止治疗后很快又会反复。此时用中药内服,调理脏腑,可以帮助巩固疗效。从这一点来看,针灸与中药能够互补。

除此之外,针药并用也有助于提高临床疗效,缩短治疗时间。因此,如果条件允许的情况下,根据患者疾病的特点,对于一些适合针灸治疗的疾病,也可考虑针药并用。

【知识链接】罗天益（1220—1290）,真定人（今河北省正定县）。师从金元四大家之李东垣。早年家贫,在李东垣的资助下完成学业。他全面继承和发展了李东垣的学术思想,与李东垣合编《内经类编》（佚）,东垣去世以后,罗天益整理刊行《兰室秘藏》《脾胃论》《医学发明》《东垣试效方》等东垣遗著,使东垣之书得以问世。罗氏临床经验丰富,曾多次担任军医随军出征,多次奉诏或应邀为皇室成员、王公大臣等诊治疾病。晚年著《卫生宝鉴》,该书以《黄帝内经》理论及东垣学说为指导,旁采诸家,结合个人经验而成。全书24卷,补遗1卷。内容包括中医医论、临床各科疾病的治疗、常用药物性味功效、验方验案，是一部重要的临床综合著作。罗天益临床擅用针灸，《卫生宝鉴》中含有大量针灸内容，结合针、灸、药各自所长，根据病证标本缓急，灵活采用针药并用、灸药并用等各种方法。

自 启

天益上东垣先生启曰：窃以射不师于后羿，岂能成弹日之功。匠非习于公输，未易耸连云之构。惟此医药之大，关乎性命之深，若非择善以从之，乌得过人之远矣？兹者伏遇先生聪明凤赋，颖悟生资。言天者必有验于人，论病者则以及于国。驱驰药物，如孙吴之用兵；条派病源，若神禹之行水。是以问病而证莫不识，投药而疾靡不瘳，有元化涤胃之神功，得卢扁起人之手段，犹且谦以接物，莫不忠于教人。如天益者鼓聚晚生，东垣名族，幼承父训，俾志学于诗书；长值危时，遂苟生于方技。然以才非卓荦，性实颛蒙，恐贻贵人之讥，常切求师之志。幸接大人之余论，始惭童子以何知。即欲敬服弟子之劳，亲炙先生之教，朝思夕诵，日就月将。其奈千里孑身，一家数口。内以生涯之逼，外为官长之拘，不得免焉，是以难也。今乃谨修薄礼，仰渎严颜，伏望怜鄙夫之问，为之竭焉。见互乡之童，与其进也。使得常常之见，得闻昧昧之思。若味亲糟粕之余，是赐获丘山之重。过此以往，未知所裁。谨启。

(《卫生宝鉴》)

注：本文为罗天益拜师前写给李东垣的信，表明了他学医的态度与决心。

读李东垣医案

学《东垣试效方》之普济消毒饮

一、医案

大头瘟

泰和二年（1202年），先师以进纳监济源税，时四月，民多疫疠，初觉憎寒体重，次传头面肿盛，目不能开，上喘，咽喉不利，舌干口燥，俗云大头天行，亲戚不相访问，如染之，多不救。张县承侄亦得此病，至五六日，医以承气加蓝根下之，稍缓。翌日，其病如故，下之又缓，终莫能愈，渐至危笃。或曰李明之存心于医，可请治之。遂命诊视，具说其由。先师曰：夫身半以上，天之气也；身半以下，地之气也。此邪热客于心肺之间，上攻头目而为肿盛，以承气下之，泻胃中之实热，是诛罚无过，殊不知适其所至为故。遂处方，用黄芩、黄连味苦寒，泻心肺间热以为君；橘红苦平，玄参苦寒，生甘草甘寒，泻火补气以为臣；连翘、黍黏子、薄荷叶苦辛平，板蓝根味苦寒，马勃、白僵蚕味苦平，散肿消毒定喘以为佐；新升麻、柴胡苦平，行少阳、阳明二经不得伸；桔梗味辛温为舟楫，不令下行。共为细末，半用汤调，时时服之；半蜜为丸，嘬化之，服尽良愈。因叹曰：往者不可追，来者犹可及。凡他所有病者，皆书方以贴之，全活甚众，时人皆曰，此方天人所制，遂刊于石，以传永久。

（《东垣试效方·杂方门》）

【验案解说】《东垣试效方》是李东垣的弟子罗天益整理编纂的，出版的时候李东垣已经去世。书中在普济消毒饮后附了这则医案，实际上是记载李东垣最初创立本方的过程。李东垣少年时期学习儒学，后因母亲病故而立志学医，拜易水张元素为师，但出师后并未行医，而是在济源当税务官。泰和二年（1202年）李东垣22岁，济源发生瘟疫，也是在这次瘟疫的治疗中，李东垣展示了他的医学才华，创立了人生中第一张方"普济消毒饮"。

大头瘟也叫大头天行、大头风、虾蟆瘟，临床表现主要为头面焮红肿痛、发热，由于红肿，看上去头比较大，所以叫大头瘟。病案中有更为详细的描述"初觉憎寒体重，头面肿盛，目不能开，上喘，咽喉不利，舌干口燥"，从这些临床症状，很容易判定疾病的性质是实热，病位主要在头面，从脏腑角度看，属于上焦心肺。所以李东垣说："邪热客于心肺之间，上攻头目而为肿盛。"其他医生用大承气汤攻下，显然对病位判断有误，加板蓝根是正确的选择，故用药后病势稍缓，次日又再次恶化。

疫病由于病源相同，患者的临床表现基本一致，所以绝大部分感染者都可采用同一张方来治疗，不必过多地考虑个体因素。在疫病流行时，面对大量患者，医疗资源严重不足，也没有可能针对每一名患者的个体差异，精确地辨证论治。中国历史上有很多次疫病流行，也流传下众多治疫的经验方，但如普济消毒饮这样，刊刻于石碑之上，以传永久的经典名方却并不多见。由此也可以看出普济消毒饮对当时流行的大头瘟具有很好的疗效，得到广大患者的强烈认同，从而广泛流传。

本案患者病情很清楚，辨证用药等也不存在太多难点，唯一令人费解的是那张大承气汤加板蓝根的处方。从辨证论治的角度出发，患者没有任何腹部症状，妄用下法，毫无根据，系统学习过中医的人都不会犯这样的错误，究竟是什么原因让医生选择了承气汤？我想这可能与大黄这味药有关，现代中医的印象中，大黄是一味攻下药，主要作用就是攻下通腑，而古代则视大黄为治疗疫病的核心药物。晋代陈延之的《小品方》记载了"屠苏酒"的处方，里面首要的药物就是大黄。到了宋元时期，大黄治疫不仅是医家的观点，更是成为当时士大夫的共识。《元史·耶律楚材列传》："材从太祖下灵武，诸将争取子女金帛，材独取遗书及大黄。既而士卒病疫，唯得大黄辄愈。"同为金元四大家的张从正在《儒门事亲》当中也记载了一则歌诀："人间治疫有仙方，一两僵蚕二大黄。"耶律楚材用大黄治疫发生在 1226 年，《儒门事亲》成书是 1228 年，这两件事距离济源的大头瘟流行不过二十多年时间，可见大黄治疫是当时普遍认同的观念。由此也就不难理解医生虽然见到患者头部红肿疼痛，但仍然选择以大黄为核心药物的承气汤进行治疗。

二、方剂

（一）文献记载

（1）《东垣试效方·杂方门》：初觉憎寒体重，次传头面肿盛，目不能开，上喘，咽喉不利，舌干口燥，俗云大头天行。

黄芩（君）、黄连各半两（君），人参三钱，橘红（去白，臣）、玄参（臣）、生甘草各二钱（臣），连翘、黍黏子、板蓝根、马勃各一钱，白僵蚕（炒）七分，升麻七分、柴胡二钱、桔梗二钱。

上件为细末，服饵如前法（半用汤调，时时服之；半蜜为丸，噙化之）。或加防风、薄荷、川芎、当归身，㕮咀，如麻豆大，每服秤五钱，水二盏，煎至一盏，去滓，稍热，时时服之。食后如大便硬，加酒煨大黄一钱或二钱以利之，肿势甚者，宜砭刺之。

（2）《方剂学》：清热解毒，疏风散邪。主治：大头瘟。恶寒发热，头面红肿焮痛，目不能开，咽喉不利，舌燥口渴，舌红苔白兼黄，脉浮数有力。

（二）方剂讲解

普济消毒饮可以看作治疗大头瘟的专方，其配伍意义在医案中做出了详细说明，但其中没有关于人参的讨论，虽提到"橘红苦平，玄参苦寒，生甘草甘寒，泻火补气以为臣"，但橘红似乎不具备泻火、补气的功效。对于大头瘟而言，既没有人参、橘红两药的适应证，也很难从病机上找到两药存在的必要依据，可能是基于这一原因，《方剂学》教材在组方中将两药删除，同时增加了加减法中的薄荷。清代吴鞠通在《温病条辨》当中也讨论了大头瘟，同样选用普济消毒饮，但在组方中去掉了升麻、柴胡，提出病症初起时还要去掉黄芩、黄连。这与吴鞠通本人的学术思想及温病学派的理论体系有关，在此仅作为了解。

按《方剂学》教材优化后的普济消毒饮，组方思想已经十分明确，核心组成部分主要是清热解毒，所选取的药物大多也以治疗头面关窍者为主，包括连翘、牛蒡子、板蓝根、马勃、玄参、僵蚕、薄荷，性味以辛凉、苦寒为主，其中连翘、牛蒡子、薄荷均为辛凉透散之品，板蓝根、马勃苦寒，玄参、僵蚕咸寒，都具有清解头面咽喉热毒的作用，这些药物可以看作针对疫毒病邪而设。黄芩、黄连两个苦寒药，是针对邪热客于心肺这一核心病机，黄芩清肺，黄连清心，从辨证及脏腑定位而言，心、肺之热才是发病的根本，所以被李东垣列为君药。本方最具亮点的是桔梗、升麻、柴胡三味药。升麻、柴胡分别为阳明、少阳的引经药，少阳在头部的侧面，阳明在面部，恰是发病部位所在。易水学派自张元素起，就十分强调分经论治，十分重视引经药的使用，引经药是帮助准确定位提高疗效的重要手段，值得认真学习。最后桔梗为舟楫之剂，也就是载药上行，使药力作用于头面的发病部位。

在适应证方面，核心证候就是头面部的红肿疼痛，也可以波及咽喉、口舌、眼目、双耳等关窍，同时多伴有全身症状，以发热寒战为主。由于疗效确切，本方成为大头瘟的首选方，目前可以找到多个以本方治疗大头瘟的相关医案。除此之外，近现代医案中，普遍用本方治疗流行性腮腺炎等疾病，主要也是考虑到这些疾病的临床表现，以头面部的红肿疼痛为主。

（三）用方要点

病性：热毒。

病位：头面为主，脏腑定位在上焦心肺。

症状：头面红肿疼痛，高热寒战。

（四）学习启示

分经论治在近现代存在一定争议，部分医者不承认引经药的作用，但其实这并不影响分经论治这一思想的正确性。分经论治的本质是对中医经络学说的发挥，其基础是经络。在疾病过程中，经络是疾病发生与传变的途径，所以结合经络循行部位，对疾病进行定位是非常便利的方法。比如最常见的面部痤疮，患者发病最密集的区域往往与经络循行部位有关，有的是集中在两侧，面颊、太阳穴周围，这种多半与少阳经有关，治疗以调肝胆为主；有的集中在正面，口周与下颌多发，则考虑阳明经的问题，可以考虑调理肠胃。还有各种皮肤病，有的是遍及全身，有的则集中在某一区域发生，同样可以参考经络循行部位进行定位。这些都是运用经络学说帮助诊断疾病的实际运用。

在治疗上，引经药不用刻意添加，在处方时考虑经络问题，选药时自然会照顾到药物归经的影响，这种思路本质上就是分经论治。这在皮肤疾病中最为明显，曾见一神经性皮炎患者，用了各种皮肤病常用药均无效，其疹发部位多集中在下肢外侧，从经络循行分析，属于胆经的问题，用小柴胡汤轻松解决问题。此类病案不胜枚举，医者如能在临床中考虑到经络问题，自然在诊疗中有所考量，从而提高疗效，反而不会停留在引经药是否可靠等理论问题的争论上。

【知识链接】

大头瘟（顾筱岩医案）

我遇见此证，即以普济消毒饮加减治之。惟芩、连用量较轻，防其苦寒遏邪。此法用后，屡获应手之效。忆及十年前，唐山路有一病员，女，40余岁，患大头瘟，我应用上法处理，头面部肿势随体温下降而消退。但其肿势竟从颈项向下发展，经胸腹而延至两足趾端，从上而下，此肿彼退。其体温略高于寻常，缠绵不清。我坚持上方应对，经一月痊愈，此大头瘟反常之症状也。

[《临床心得选集（第一集）》]

读程从周医案
学《脾胃论》之补中益气汤

一、医案

头　痛

朱怀川乃甥，年三十余，苍黑而修长，平素作劳，时有外遇，间常忍饥做事。今年三月初旬，云冒风寒，头痛未愈，清明日复又出游，或未忌口，其日大风，不无受寒，归来头痛更甚，昼夜喊叫，以手摩捏稍定，否则又重痛如锥刺。医作感寒头痛，乃用羌防解表之类，痛愈甚。及邀余过诊，六脉极其微细，且中多涩滞，而身又清凉。予曰："此劳倦内伤，兼受阴寒之症，法宜温补。"或曰："头痛不分昼夜，已是风寒。"予曰："风寒头痛，岂有身不发热之理？"据脉又系中虚，全无表证，口渴不饮，舌润无苔，乃用补中汤加姜附，两剂头痛随止。又因食鸭蛋一枚，其夜胃气又疼，不能伏枕，次早观之，而脉仍缓弱。予曰："无非寒气之所使也。若非阴寒，则服前药而头痛不能止矣！"于是，仍用前方，再加吴茱萸、山楂、玄胡索，一剂痛除，数剂痊愈。

（《程茂先医案》）

【验案解说】　本则医案颇具迷惑性，此前曾经讨论过，体质与发病的关系，很多急性疾病的病因往往与体质无直接关系，或在体质的基础上受到新的影响，因此治疗当中应遵循张仲景提出的"当先治其卒病，后乃治其痼疾"的原则，先急后缓。本案患者平素作劳，又经常外出，忍饥做事，虽年仅30余岁，但很可能素体亏虚，特别是劳作饥饿损伤脾胃，导致中气不足。本次发病却恰逢感冒，在头痛未愈的情况下再次外出，感受风寒，导致头痛加重，因此绝大部分医家可能都会想当然地认为患者是外感头痛，因而用羌防剂发散风寒。但没想到用药后头痛加重，此时可能有两种情况，一是用药错误，特别是方证相悖，有可能导致病情加剧；二是邪气顽固，药力不足，病重药轻。所以作为医生，应当进一步仔细勘察病情，谨慎辨证。

程从周接诊后提出了一个关键点，即"六脉极其微细，且中多涩滞，而身又清凉"。脉象极细微而兼涩基本可以断定是虚证，身体清凉提示无恶寒发热等全身性症状，由此两点基本可以排除单纯的外感头痛。程氏的判断为"劳倦内伤，兼受阴寒"，是一个虚实夹杂的病证，劳倦内伤导致中气亏虚，外感的寒邪也还没有祛除干净。这是本案的第二个难点，对于虚实夹杂的病证，考验的是医生对正邪形势的判断。一般情况下，虚实夹杂的病证可以考虑攻补兼施，但如果正邪失衡，就不能随意攻补。若患者正气虽然亏虚，但仍可耐受攻伐，且邪气亢盛，可以先攻邪，待邪气尽去，再扶正固本，善后调理。或者在攻邪为主的基础上，稍加扶正药，如白虎加人参汤、参苏饮等都属此类。但如患者正虚不耐攻伐，则要考虑扶正为主，以托里祛邪，还要根据正虚的程度选择是否加入祛邪药，加多少祛邪药，祛邪与扶正药比例如何掌握，甚至纯用扶正之品，待正气恢复再考虑祛邪。

本案最终选择了补中益气汤加祛寒之姜附，两剂痛止，鸭蛋性凉，故食后夜间胃痛，脉仍缓弱也再次印证虚寒的判断，因此仍用前方加味。吴茱萸擅治阴寒头痛；山楂活血止痛还能消食，是考虑患者食鸭蛋发病；玄胡索也是很好的活血止痛药，各种疼痛都可使用。患者服药数剂痊愈，病案记载到此结束。在实际临床中，对于这种平素中气亏虚的患者，在解决急性发病的问题后，还应建议患者继续服药，或选择适当的中成药，善后调理，巩固疗效。服药到一定程度，改换食疗的方法调养。

二、方剂

（一）文献记载

（1）《脾胃论·饮食劳倦所伤始为热中论》：故脾证始得，则气高而喘，身热而烦，其脉洪大而头痛，或渴不止，其皮肤不任风寒，而生寒热。

黄芪（劳役病热甚者一钱）、甘草（炙），以上各五分，人参（去芦）、升麻、柴胡、橘皮、当归身（酒洗）白术，以上各三分。

（2）《方剂学》：补中益气，升阳举陷。主治：脾虚气陷证。饮食减少，体倦肢软，少气懒言，面色萎黄，大便稀溏，舌淡脉虚；以及脱肛，子宫脱垂，久泻久利，崩漏等。气虚发热证。身热自汗，渴喜热饮，气短乏力，舌淡，脉虚大无力。

（二）方剂讲解

对于补中益气汤，我们认识上总有一种错觉，印象中的患者应该是面色萎黄，精神疲惫，有气无力，甚至稍微活动一下或者多说几句话，气就不够用了。所以临床当中通常是见到那种一派虚象的人，才想到用这张方。这是《中医诊断学》《方剂学》给我们留下的印象。即使甘温除大热的说法，也有很多医生质疑，在脑海中，气虚到一定程度的人，哪儿还有力气发热？就算发热能烧到几度？但在《脾胃论》原文中，"气高而喘，身热而烦，脉洪大，头痛，口渴不止"多么像白虎汤证。我在给研究生讲李东垣时，常常将这段原文展示出来，让同学们开方，多年以来，90%以上的人选择的是白虎汤加减。

为什么我们的感觉会有如此大的偏差？这是因为我们的观念来自想象，是基于对李东垣主张补土，补中益气汤补气这些观点展开的想象；而李东垣的结论来自临床，他在临床中观察到了这类疾病。

李东垣见到了金兵围城数月，因断粮长期饥饿，损伤脾胃元气的患者，他们的临床表现就是这样，和外感很相似，都有发高热、口渴、烦躁、脉洪大，所以当时很多患者被医家当作外感来治疗，用发散药进一步耗损元气，最终不治身亡。有感于此，李东垣写下了《内外伤辨惑论》，里面介绍了十三种鉴别外感内伤的方法，创立了针对内伤发热的补中益气汤等经典名方。

全方一共 8 味药，核心是 4 个补气药，黄芪、人参、白术、炙甘草，是益气健脾的根本。之后是两个升阳药，升麻、柴胡，这是李东垣理论的精华所在，他在阴火论中提出了元气虚，湿浊下流，阴火上炎的病理模型。想解决这一问题，除了补益元气外，最重要的就是升阳，清阳顺利升发，才能发挥其应有功能，所以在李东垣的很多方剂中，均加入升阳药。补脾胃的方剂如此，即便如我们此前讲过的普济消毒饮，也用了升麻、柴胡的组合，借助升发阳气的作用，引药力上达头面。最后加陈皮理气，能够让补充的气运行起来，迅速发挥功效，所以叫补而不滞；当归则是考虑气血之间的关系，作为辅助。

在适应证方面，一是气虚发热证，可以是高热，体温可以达到 39℃，甚至40℃，同时口渴、烦躁等，看似一派实热证候，但脉象一般多有虚象，可以是细弱脉，或者虽然洪大但按之有不足之象等。二是慢性病的脾虚证或气陷证，表现为食少体倦，少气懒言，面色萎黄，大便稀溏，脉虚细弱，脏器脱垂等。这些症状往往兼有劳则加重或久治不愈的特点。

（三）用方要点

病性：气虚。

病位：脾。

症状：乏力，气短，病证遇劳则发或劳则加重。

（四）学习启示

审证必究其细，用药每需深思。本案初用发散风寒，犯了一个似乎是不太容易避免的错误。扪心自问，临床遇到有明确外感风寒病史的患者，我自己可能也会开一剂发散药。出现问题后，才会仔细琢磨，第二次可能会找对方向。但能否在一开始就避免这个错误？这让我想起经历的一次类似的教训。

读研究生期间，刚刚开学，各项工作很忙，一个朋友游泳后当天晚上发烧，打电话给我，因为这种情况见得多了，所以电话里直接开了方。她当时的表现是发热，体温39℃，恶寒，无汗，全身疼痛，腰痛，加上她游泳后又用冷水冲凉，考虑外感风寒，用葛根汤加减。次日一早来电，服药后汗出，体温略降，旋即升高如前，诸症不减。心下疑惑，仔细询问病状，得知全身疼痛不甚，惟腰痛较剧烈，兼小便不利，口苦、咽干。遂知此前判断错误，初为太阳蓄水，现兼入少阳。西医诊断应为尿路感染。改与柴苓汤原方，同时让患者去医院查血、尿常规。果然血中白细胞升高，尿中有白细胞及少量红细胞。后服柴苓汤一剂热退，诸证缓解，服药3天，清淡饮食，诸证痊愈。此案初诊已有腰痛，但误以为是全身疼痛之一部分，未予重视，患者又忘记叙述小便不利之症，加之先入为主，遂按太阳伤寒治疗。

本节所讲的头痛医案，亦与此类似，均是先入为主，导致误诊。如初诊时医生能仔细诊脉，见六脉细弱，审慎思考，辨清标本虚实，则未必会发生误治。因此临床中，切不可囫囵草率，抱有成见，先入为主的见解，往往会误导我们，最终做出错误判断。

【知识链接】

岳美中经验

一般用此方治疗以下几种病证：长期尿血不愈或尿路感染久治不愈而尿后少腹反胀坠者，用补中益气汤分别加盐黄柏、盐知母或三七、血余、藕节治之；或脉虚大或弱小似无，大便后气虚心悸思睡者用之；如四肢疲软，大便先干后稀，肛门胀坠者亦用之，老年气虚，舌体淡胖之前列腺肥大尿路不畅者亦适宜。而肾脉浮大无根或双脉弦硬或脉数舌质红者，均为慎用之列。

（《岳美中医话集》）

读张文选医案

学《内外伤辨惑论》之清暑益气汤

一、医案

头 痛

张某，男，28岁。1989年9月10日初诊。

患者因准备研究生入学考试，持续紧张复习功课，劳伤心神而发为头痛。疼痛部位以两侧与头顶为主，甚至全头胀痛。读书则头痛加剧，眩晕，终日头脑昏沉，记忆力减弱，疲倦无力，四肢沉重，大便干燥，每周一行，心烦失眠。据所述症状，初步考虑用治郁火头痛经验方加味逍遥散。但视舌胖大而淡，苔白，诊脉沉缓无力，两寸尤弱。遂辨为劳伤元气，湿火内生，清阳不升则头痛，浊气不降则便秘。用清暑益气汤加味。

处方：黄芪30g，当归15g，党参10g，炙甘草6g，麦冬10g，五味子6g，青皮6g，陈皮6g，神曲10g，黄柏10g，葛根10g，苍术10g，白术10g，升麻6g，泽泻15g，生姜5g，大枣7枚，枳实10g，柴胡10g，白芍10g。

此方3剂头痛止，大便通畅，心烦除。继续服药3剂以巩固疗效，头痛未再发作，大便也由此通畅。

（《温病方证与杂病辨治》）

【验案解说】 本案的患者是年轻男性，起因是准备研究生入学考试，紧张复习功课，劳伤心神而发病。这种患者最易引发两方面问题，一是持续精神紧张导致肝郁气滞；二是长期劳伤心神，暗耗营血，所以我们就从这两方面进行分析。患者头痛部位在两侧与头顶，两侧属少阳，巅顶属厥阴，提示病位在肝胆；心烦失眠，大便干燥，是火热扰神伤津，两者结合在一起看，很像肝郁化火证。另一方面，患者终日头脑昏沉，记忆力减弱，疲倦无力，四肢沉重，则是气血亏虚的表现，符合长期劳心伤神，暗耗营血的推测。除上述症状外，患者还有读书时头痛加剧的特点，这种情况存在两种可能，一是读书时精神紧张，加重肝郁；二是读书劳神，劳则病情加重，提示虚证。眩晕也是这种情况，既可能是肝风内动，也可能是气血亏虚，清阳不升。结合这些临床表现，医生最初判断为肝郁化火兼有气血亏虚，因而考虑用加味逍遥散来治疗。

但进一步观察舌脉，则发现其与症状之间存在矛盾之处。假设患者的病机为肝郁化火兼气血亏虚，则舌象应见舌红或边尖红，脉象则可见弦、弦滑、弦细等特点，显然该患者的舌脉并不符合这一特征。舌胖大而淡为脾虚湿邪内停的表现；脉沉缓无力亦提示以虚证为主，两寸尤弱则因清阳不升。因此患者的主要问题是以正气亏虚为主，便干、心烦、失眠皆为虚火。张氏用"劳伤元气，湿火内生，清阳不升"来阐述患者病机，是借用了李东垣"阴火"的理论。东垣认为，脾胃气虚，不能运化水谷，化生精气，则产生湿浊，所产生的湿浊又下流于肾，则导致"阴火"上冲，从而引发火热类疾病。这些疾病虽然有火热之象，但其根源是由于脾胃气虚所致，因此采用常规的清热泻火、滋阴降火等方法治疗均无效，只能益气健脾，常用黄芪、人参、甘草等味甘性温之品，因而称此法为"甘温除热"。李东垣之所以将脾胃气虚产生的"火"称为"阴火"，是由于这种火是由内伤而来，按照外感为阳，内伤为阴的体系，将这种火命名为"阴火"。根据这一理论，患者心烦失眠、大便干燥可能并非肝郁所致，反而是脾胃虚弱产生的"阴火"，因此治疗时选用李东垣的清暑益气汤，以益气健脾为主，同时兼清湿热。

在此基础上，又加入柴胡、白芍、枳实，事实上是将完整的四逆散合并到处方中。四逆散出自《伤寒论》，原文说："少阴病，四逆，其人或咳，或悸，或小便不利，或腹中痛，或泄利下重者，四逆散主之。"信息非常少，主症只有一个"四逆"，即手脚冰凉，剩下的都是或然证，就是可能会出现，也可能不出现的。临床当中手脚冷常见于两种情况，一是阳气不足，没有足够的能量来温暖四肢末梢；二是气机郁滞，经络阻塞不通，阳气不能达到四肢末梢，发挥温煦的作用。第一种情况需要温阳，代表方为四逆汤；第二种情况则需要疏通气机，代表方就是四逆散。所以临床常将四逆散作为疏肝理气的基础方，用于治疗各种肝郁气滞证。本案中张氏虽然推翻了加味逍遥散的假设，但从最终处方合用四逆散来看，仍然考虑了肝胆的问题，这应该与患者头痛部位在厥阴、少阳有关。

二、方剂

（一）文献记载

（1）《内外伤辨惑论·暑伤胃气论》：时当长夏，湿热大胜，蒸蒸而炽，人感之多四肢困倦，精神短少，懒于动作，胸满气促，肢节沉疼；或气高而喘，身热而烦，心下膨痞，小便黄而数，大便溏而频；或痢出黄如糜，或如泔色；或渴或不渴，不思饮食，自汗体重；或汗少者，血先病而气不病也。其脉中得洪缓，若湿气相搏，必加之以迟。迟，病虽互换少差，其天暑湿令则一也。宜以清燥之剂治之。

黄芪（汗少者减五分）、苍术（泔浸去皮），以上各一钱五分，升麻一钱，人参（去芦）、白术、橘皮、神曲（炒）、泽泻，以上各五分，甘草（炙）、黄柏（酒浸）、当归身、麦门冬（去心）、青皮（去白）、葛根，以上各三分，五味子九个。

上件同咀，都作一服，水二大盏，煎至一盏，去渣，大温服，食远。剂之多少，临病斟酌。

（2）《方剂学》：清暑益气，除湿健脾。主治：平素气虚，又受暑湿证。身热头痛，口渴自汗，四肢困倦，不思饮食，胸满身重，大便溏薄，小便短赤，苔腻，脉虚者。

（二）方剂讲解

历史上有两张著名的清暑益气汤，一是李东垣《脾胃论》当中的清暑益气汤，另一张是清代医家王孟英的清暑益气汤。暑邪为外感六淫之一，按照现在《中医基础理论》教材上的观点，暑、火两种邪气均对应夏季，即春风、夏暑（火）、长夏湿、秋燥、冬寒。但《素问·热论篇》上却说："凡病伤寒而成温者，先夏至日者为病温，后夏至日者为病暑。"这里的伤寒是指一切外感发热的疾病，也就是不论外感六淫中的哪一种，感受邪气之后出现发热的症状，就属于"伤寒"的范畴，这是广义"伤寒"的概念。其中如果疾病性质是温热的，就要根据感受邪气的时间来判断，从立夏到夏至这一段时间为"温（热）"，夏至以后到立秋之前这一段时间为"暑"。中医应用的季节体系有两种，一种是四季，一种是五季，五季就是在夏至和立秋之间多出一个长夏。按照夏至之后为病"暑"的理论，则暑热类疾病发生在长夏。所以李东垣开篇就说"时当长夏"，就是以《黄帝内经》理论为根据。历代医家，直到清代温病学派也都是这么用。《温病条辨》当中还进一步构建出"暑温""伏暑"等不同疾病的辨治体系。

为什么《中医基础理论》教材当中又要将暑邪对应夏季呢？按照五行、季节、邪气的对应关系，夏季属火，对应火邪；长夏属土，对应湿邪，这些都没有争议，但外感之邪却是六淫，这样就多出一个暑邪。暑究竟是什么邪气呢？《说文解字》："暑，热也。从日，者声。"从这个解释就可以看出，暑的本义就是热，火热之邪都是同一类，经常并称，所以暑邪从性质上说，与夏季的火热之邪一致，因此《中医基础理论》教材将其对应到夏季。但暑邪还具有夹湿的特点，称为"暑多夹湿"，这一点又与一般的火热之邪不同，同时暑病也的确多发生在夏至之后，差不多就是公历6月底到8月初这一段时间，因此《黄帝内经》上才说"先夏至日者为病温，后夏至日者为病暑"。这样一来，暑病发生的时间又集中在长夏，与湿邪对应长夏重合。但两者毕竟是不同的邪气，引发的疾病也不相同，对此在《温病条辨》当中对两者进行了鉴别，《上焦篇》第三十五条说："暑兼湿热，偏于暑之热者为暑温，多手太阴证而宜清；偏于暑之湿者为湿温，多足太阴证而宜温；湿热平等者两解之。各宜分晓，不可混也。"这也就是我们现在治疗湿热类疾病时常说的"热重于湿""湿重于热""湿热并重"三种情况。

我们可以将暑邪想象为热邪与湿邪两种邪气的混合，因此暑邪也同时具备了两者的特征。其致病特点主要有三方面，一是暑性炎热，伤人时多出现阳热证候，如高热、心烦、面赤、脉洪大等，这也就是吴鞠通所说的"多手太阴证"，治疗宜以清暑热为主。二是暑性升散，易耗气伤津，患者腠理开泄，大汗不止，因此津液亏虚，出现口渴喜冷饮，唇干口燥，小便短赤等。同时过度出汗，气随津泄，患者还会出现气短、乏力、倦怠懒言等症。三是暑多挟湿，出现湿邪阻遏气机的胸闷、恶心、呕吐、大便黏滞不爽或便溏、四肢困重等症状。回过头来再看《内外伤辨惑论》的原文，清暑益气汤的适应证可以说与我们通过暑邪致病特点分析出的症状如出一辙，所以只要熟练掌握暑邪的特征，对清暑益气汤的适应证问题就能迎刃而解。

原书的脉象是洪缓，洪脉之前已经说过，而缓脉是因为挟湿，由于湿邪阻遏脉道，脉搏不会像热邪那样表现为滑数，反而略有迟缓，因而称为洪缓。后面说"若湿气相搏，必加以迟"，这个迟并非我们现在严格意义上的迟脉，而是说疾病以湿邪为主的时候，患者的脉象会比以热邪为主时更加迟缓，因此如果脉象由洪缓转为迟缓，提示邪气性质由暑热为主，变为以湿邪为主，治疗就不能再以清暑为主，要改用化湿为主的方法，"清燥之剂"中的清还是清暑，但重点是后面的燥，用燥药以祛湿。当然这里仅仅提出了"清燥"的大原则，没有展开，因为这些已经不属于清暑益气汤的范围，放在这里主要为了提示通过脉诊鉴别湿热之间的主次关系。

从原文最后提出脉象的鉴别方法来看，我们就知道李东垣用前面大段文字来描述的"湿热大盛"，实质上是以暑热为主，兼有湿邪这样的疾病。既然以暑热为主，治疗当然以清暑为先，由于暑热耗气伤津，所以在清暑的同时还要益气，所以这张方的名字叫清暑益气汤。然而当我们仔细看方剂的组成时，却发现整个清暑益气汤之中，没有什么真正意义上的清暑药。清暑益气汤包括三个常用的基础方，分别是补中益气汤、生脉散、二妙散，其中补中益气汤当中的柴胡换成了葛根，但总体还是补气升阳为主，生脉散是益气养阴的基础方。剩下二妙散是清湿热的，但主要是用于清下焦湿热，临床多用于治疗下肢的疼痛，都不是清暑的首选药。除此之外还有青皮、泽泻、神曲三味药，青皮可以看作和陈皮一组；泽泻也是祛湿的，算是对二妙散祛湿作用的加强；神曲消食和胃，解决湿浊中阻的下利等问题。这样算下来，全方当中 2/3 的药都是为了益气养阴而设，真正意义上的清暑药反而没有，所以后世医家称本方有清暑之名，无清暑之实。

李东垣为什么将这样一张方命名为清暑益气汤呢？我们之前说过，李东垣的很多方都是为脾胃内伤所设，外感病有《伤寒论》为依据，暑病在《金匮要略》里称为"喝"，也有相应的治法。对于当时的医家，应该基本掌握了这些方法，但脾胃内伤导致的许多疾病，临床表现却与外感十分相似，因此他专门写《内外伤辨惑论》来鉴别这些疾病，同时也对这些内伤引起的疾病给出相应的方药。由此我们就知道，李东垣的清暑益气汤，从一开始就不是针对暑邪所设，而是为了解决暑邪损伤人体正气后出现的耗气伤津状态。不论是暑邪耗伤，或是脾胃内伤，最终导致患者气津两伤的病理状态是一致的，治疗时只要纠正这一病理状态即可。

结合上次讲的补中益气汤来看可能更容易理解。补中益气汤是中气亏虚，或者按照李东垣讲的元气亏虚，所以治疗时直接益气健脾升阳就够了。按照李东垣"阴火"的理论，元气亏虚后，就会湿浊下流，也就是湿邪侵犯下焦，导致下焦的阳气不能安居本位而上犯，于是成为病理的"阴火"。这个"阴火"会进一步耗伤元气，成为恶性循环，同时也会损耗阴津，最终出现气津两伤，而此时除了气津两伤之外，当初下流的湿邪也仍然存在，所以治疗时候一方面益气生津，同时也要清利下焦湿热，这就构成了清暑益气汤。

虽然说清暑益气汤是针对气津两伤的病理状态来立法，但毕竟还是用了清暑这个名称，在原文当中也点明了"长夏湿热大盛"这一时令特点，似乎在组方时放一些清暑药也没有错。我们知道，即使是长夏湿热大盛的时候，大部分患者中暑之后，只要将其移至阴凉之处，再喝一些水，或者绿豆汤等解暑饮料，多半可以自行恢复，不会出现暑邪留滞不去，持续损伤人体的情况。即使有病情较重，暑热不去者，白虎加人参汤、瓜蒂汤等也都是现成的。所以真要出现暑热不去，同时气津大量耗伤，当然可以用清暑益气汤与白虎加人参汤等合方，或者酌情加一些清暑药，在李东垣看来，这些是不用他来浪费笔墨的，他只要将暑热耗伤气津后的病理状态讲清楚，提供相应的治法就足够了。

清代王孟英也有一张清暑益气汤，里面以养阴药为主，益气的只有一味西洋参，养阴用麦冬、石斛，清暑则用黄连、知母、竹叶、西瓜翠衣、荷梗等，再加粳米、甘草护胃气。很明显这是专门清暑的，可以理解为白虎加人参汤的变方。

（三）用方要点

病性：气虚中暑。

病位：气分。

症状：身热，汗出，气喘，烦躁，倦怠。

（四）学习启示

"舍症从脉"与"舍脉从症"这两个词可能很多人都听过，在讨论之前要作一个特别的说明。不论是"舍症从脉"还是"舍脉从症"，都有一个共同的前提，也就是脉象与症状所指向的问题之间不一致。比如患者明明是发热、汗出、口渴等实热症状，相应的脉象应该也是滑实有力这一类，但如果患者反而出现了细弱脉，这就是脉症不符。只有这样的情况，才会有取舍的问题。

为什么要强调这一点呢？因为有一次听病例报告时遇到了问题。讲者在报告的时候说，根据患者"少气懒言，倦怠乏力"等症状，辨为气虚证。这句话没有错，这就是气虚的典型症状。可是下面的专家却出来质疑，问他为什么舍脉从症？依据在哪里？讲者当时也蒙了，半天没有回答出来。当时我也震惊了，因为患者的脉象是虚弱无力的，同样指向气虚证，也就是说症状与脉象的指向是一致的，根本不存在取舍的问题。所以在这里我将这个前提强调出来，就当是给大家提一个醒。

张文选这个病案最终也算是舍症从脉，之前我们也分析了，患者的症状可能是脾胃虚弱、元气受损，也可能是肝郁气滞，单看症状两者都解释得通。所以最终起决定性作用的就是脉象，患者是虚脉，所以最终也选择了清暑益气汤，以补虚扶正作为主要的治疗方法。

我遇到的情况以舍症从脉居多，因为症状经常是变化的，同时即使完全相同的症状，也可能背后的机制不一样，比如都是口渴，可能是津伤，也可能是水停，所以还需要进一步根据是否喜欢喝水，以及舌象、脉象来帮助判断。所以遇到复杂情况时，症状扑朔迷离，最终就以脉象作为最终确诊的依据。

在特殊情况下，脉象也非一成不变，比如大承气汤证，按说是阳明腑实，脉象应该也是有力的实脉，但《伤寒论》里面却说"脉反沉迟"，这是肠道阻塞，气机完全不通，导致脉象反而迟缓。还有热邪深重，郁结于里，一般应该出现沉实脉，但若果郁结得很深，就有可能出现"伏"脉，如果没有仔细切诊，可能就会误以为是沉而微弱的虚脉。如果郁结到一定程度，甚至会出现脉绝不至的情况，这时的脉象也是一种假象。

说到底，脉与症的取舍问题，还是对疾病各种临床表现的真与假的判断。能否判断准确，关键在于医生对疾病的理解与把握。

【知识链接】

李东垣学术思想的探讨与运用（节选）

清暑益气汤，治疗每遇夏季则苦夏消疲不欲饮食，气短乏力，汗出心慌，血压低下，头晕欲倒，脉微细，甚或时有昏厥冷汗出者，余称之为"消夏证"，常常采用此方治之。

此方药味虽多但多而不乱。夏季暑气逼人，耗气伤阴，因此方中用补中益气汤升清气益元气；生脉散益气生津复脉，收敛耗散之肺气；黄柏泻火补水，葛根解肌清热，神曲、青皮助运化。药与证合，用之颇效。

（《岳美中医话集》）

读谢映庐医案
学《内外伤辨惑论》之升阳散火汤

一、医案

间日发热如疟

杨有成先生，患疟两月，历试诸药弗效。其疟独热无寒，间日一发，口不渴，身无汗，自觉热从骨髓发透肌表，四肢如焚，扪之烙手，视舌润，脉又沉迟。窃思果属瘅疟，安得脉不弦数，口不作渴，且神采面色，不为病衰耶？此必过食生冷，抑遏阳气于脾土之中。阳既被郁，郁极不通，而脾主信，故至期发热如疟也。治之之法，必使清阳出上窍，浊阴归下窍，则中焦之抑遏可解。与升阳散火汤，果汗出便利而安。

（《谢映庐医案·疟症门》）

【验案解说】 "疟"是中医很早就开始关注并研究的疾病之一，在《黄帝内经》当中就有《疟论篇》《刺疟》等专篇进行讨论。《说文解字》对"疟"字的解释为"寒热休作"，也就是我们常说的"往来寒热"。东汉刘熙在《释名》当中专门有《释疾病》："疟，酷虐也。凡疾或寒或热耳，而此疾先寒后热两疾，似酷虐者也。"从字义来看，疟的是指以寒热交替发作为特征的一类疾病。《黄帝内经》当中进一步根据寒热发作的先后次序，提出先热后寒者为温疟，先寒后热者为寒疟，对疟病的寒温属性做出了区分，但未提出具体治法。

本案患者表现为独热无寒，间日一发，也就是隔一天会发热一次，但没有恶寒的表现，这显然与疟的基本概念有所差别，为什么开头还要说患者"患疟两月"？在《素问·疟论篇》《金匮要略·疟病脉证并治》等篇中均提到了一种较为特殊的疟病，名曰"瘅疟"，其特点就是但热不寒，而这个热也不是持续发热，而是如疟病一样，定时发作。《金匮要略》："阴气孤绝，阳气独发，则热而少气烦冤，手足热而欲呕，名曰瘅疟。若但热不寒者，邪气内藏于心，外舍分肉之间，令人消烁脱肉。"后半部分是引用《疟论篇》的原文，重点是但热不寒，同时久病则患者极度消瘦。前半部分是对瘅疟临床表现的补充，也就是发作时患者除发热以外，还会出现心烦、胸闷、气短、欲呕、四肢灼热等症状。本案患者"热从骨髓发透肌表，四肢如焚，扪之烙手"的描述显然与瘅疟是一致的，所以医家才会将其当作瘅疟。

谢氏则在仔细观察后，发现了疑点。首先患者脉沉而迟，不符合《金匮要略》里面所说"疟脉自弦"的特点；其次，但热不寒的瘅疟，发热过程中多耗伤阴津，因此患者多见口干、口渴等症状，久之阴精亏耗，肌肉销烁，则形瘦而面色无华，而本案患者口不渴、舌润、面有神采，又与瘅疟不符，因此推翻了瘅疟的假设，下文的表述亦改为"发热如疟"。

谢氏的推测为"过食生冷，抑遏阳气于脾土之中"，这种情况在当前临床中十分常见。由于有了冰箱，很多患者经常吃各种生冷，冰激凌、冰镇瓜果、冷饮等经年不绝于口，最终脾阳受损，舌淡胖，水滑苔，略一受凉就易腹泻；另一方面，阳气被寒凉郁遏，郁而化火，所以在中阳不足的同时，还表现出各种火热证候，如经常目干、口干、咽干、口舌生疮、面部痤疮、手足心热等，甚者则有发热、疼痛等症出现。治疗的时候用寒凉药清热泻火，则进一步损伤脾阳，郁遏阳气，可能一时缓解火热证候，但久之病情必然逐渐加重，甚至服药后直接腹泻，而火热证候不减。所以治疗这类疾病，只能是一方面温扶脾阳，另一方面宣散郁火，其最具代表性的方剂就是李东垣所创的升阳散火汤。本案当中没有给出具体的处方，从患者病情来看，可能直接使用了原方，未经加减。包括升阳散火汤在内的很多中医经典名方，配伍十分严谨、精炼，临床如果能切中病机，原方疗效十分显著，不必妄自加减，画蛇添足。

二、方剂

（一）文献记载

（1）《内外伤辨惑论·暑伤胃气论》：升阳散火汤：治男子妇人四肢发困热，肌热，筋骨间热，表热如火燎于肌肤，扪之烙手。夫四肢属脾，脾者，土也，热伏地中，此病多因血虚而得之也。又有胃虚过食冷物，郁遏阳气于脾土之中，并宜服之。

升麻、葛根、独活、羌活、白芍药、人参，以上各五钱，甘草（炙）、柴胡，以上各三钱，防风二钱五分，甘草（生）二钱。

上药㕮咀，如麻豆大，每服秤五钱，水二盏，煎至一盏，去渣，大温服，无时。忌寒凉之物。

（2）《脾胃论》：治男子妇人四肢发热，肌热，筋痹热，骨髓中热，发困，热如燎，扪之烙手，此病多因血虚而得之。或胃虚过食冷物，抑遏阳气于脾土，火郁则发之。

生甘草二钱，防风二钱五分，炙甘草三钱，升麻、葛根、独活、白芍药、羌活、人参，以上各五钱，柴胡八钱。

上件㕮咀。每服秤半两，水三大盏，煎至一盏，去渣，稍热服。忌寒凉之物，及冷水月余。

（二）方剂讲解

升阳散火汤也是李东垣的一张名方，但是《方剂学》教材当中并没有收录。这张方对于理解李东垣的思想有巨大的帮助，我们从组方就能看出何为升阳散火。全方一共 10 味药，我们可以分为 3 组，这样非常好记。第一组是 3 味升阳药，如果系统学习过《中药学》教材，里面具有升阳作用的药，最常用的就是升麻、柴胡、葛根，所以不需要特别记忆，只要听到升阳，就能想起这 3 味药。第二组是 3 味散火药，羌活、独活、防风。这可能和我们想象的不太一样，因为按照治热以寒的思路，用来治"火"的应该是凉性药，就算是散火，起码用一些辛凉透散的药，比如金银花、连翘、菊花、薄荷之类的，为什么要用 3 个辛温药呢？这就是整个方子的关键，是中医里面一个重要理论的体现，也就是我们经常说的"火郁发之"。患者出现火热的症候，按照常理应该清热泻火，但临床当中会有一批患者，用了寒凉药不起作用，或者当时管一点用，之后很快复发，而且随着时间的推移，寒凉药的效果越来越差，甚至患者吃到了拉肚子的程度，上火的情况也不见好转。这时有可能是虚实两种情况，虚证我们先不管，如果是实证，很有可能就是我们常说的"火郁"证。以前农村秋收之后，通常会把小麦秆堆成垛，由于不通风，麦秆垛里面的温度会逐渐升高，到一定程度甚至会出现自燃，麦秆垛内部的情况就像我们说的"火郁"。我们也可以想象一下，在炎热的夏天，关紧房屋的门窗，随着时间的推移，室内温度会越来越高，这都是火郁。解决问题最简单有效的方法就是开窗户，只要通风，室内温度就会很快回到正常。所以治疗"火郁"证要用发散的方法，称为"火郁发之"，是《素问·六元正纪大论篇》中提出的治法。可能有人会问，辛味药具有发散的作用，火郁本身毕竟是热证，用辛凉不是比辛温更好吗？这就要看患者为什么会"火郁"了，原书明确写了"胃虚过食冷物，郁遏阳气于脾土之中"，所以升阳散火汤治疗的火郁，是因为寒凉的束缚，导致火郁于内，因此李东垣选用了辛温发散药来散火，其中羌活擅长散上半身之风寒，独活擅长散下半身之风寒，还有一个治风的通用药防风，照顾得足够全面了。最后第三组是扶正药，人参、白芍、生甘草、炙甘草。人参、白芍一个补气一个补血，因为"此病多因血虚而得之"，同时即便没有血虚的基础，患者长期火郁于内，也会不停地耗伤气血，所以用两个扶正药。甘草则是生炙同用，这在组方中比较少见，一般生甘草多用于清热解毒，炙甘草缓中补虚、调和诸药，两者又都入中焦脾胃，也可以理解为引经药。原书生甘草二钱，炙甘草三钱，所以还是以缓中补虚为主，临床当中可以根据患者虚实程度，调整生甘草与炙甘草的比例，如果火热较重，且中虚不明显者，可以多用生甘草。此外，本方在《内外伤辨惑论》《脾胃论》两书中均有记载，临床适应证的描述虽然文字略有出入，但含义相同，其中《内外伤辨惑论》中柴胡用量为三钱，《脾胃论》中柴胡用量为八钱，差距较大，一般可以观察患者火热的程度，热甚者柴胡可以加大剂量。

再来看适应证，原书描述最多的就是一个热，这种热是从筋骨当中散发出来的，连带的肌肉、皮肤都会发热，而且触诊时感觉到明显的灼热感，原书称之为"烙手"，可以想象患者热到什么程度。这种热要和"骨蒸""身热不扬"加以区别。骨蒸是热在骨髓之中，本质上是虚热。《诸病源候论》中说："蒸病有五。一曰骨蒸，其根在肾，且起体凉，日晚即热，烦躁，寝不能安，食无味，小便赤黄，忽忽烦乱，细喘无力，腰疼，两足逆冷，手心常热，蒸盛过伤，内则变为疳，食人五脏。"这里对骨蒸的特点描述得很清楚，"日晚即热"也就是这种热要到晚上才开始出现，并不是持续的。第二是身热不扬，主要见于湿温病，由于湿邪的存在，使热邪不能彰显于外，所以触摸身体时，开始感觉并不是很热，但久而久之却会感觉热自身体深处传出，感觉越来越热。升阳散火汤的发热则是持续性的，从骨头到皮肤，从躯干到四肢，从里到外热透了，触摸当时就感觉"烙手"不用像身热不扬那样，需要久触。

除了发热，原文当中还提到了"发困"，不仔细看很容易被遗漏，简单地说，就是患者有明显的疲劳感，觉得四肢沉重，没有气力，这是脾胃虚弱的表现，究其根源则与过食冷物有关，也正是由于脾胃虚弱，所以方中要加人参。

原书没有提到舌脉，但我们不妨分析一下。火郁于内，似乎应该舌红，但如果真的舌红，恐怕这一派温药就不合适了。实际上，临床很多过食寒凉的患者，往往舌质偏淡，舌体偏胖，具有脾虚水湿内停的特点。虽然这样的舌象与发热的症状似乎有矛盾，但这也正反映了火热被寒凉郁遏于内，同时寒凉损伤脾胃的疾病本质，也只有这样的舌象，用辛温的方才让人放心。脉象可浮可沉，但一定是滑实有力的，如果火热深郁于内，则脉沉，甚至是伏，这种脉有时会被误认为虚脉，所以一定要用力按，越往下按，反而越有力。另一方面，如果火郁过甚，有爆发反弹之势，则有可能见到浮脉。此外，由于火性炎上，各种头面部症状亦经常出现，比如头痛、三叉神经痛、牙痛、面部痤疮、口腔溃疡等。

（三）用方要点

病性：火郁兼气虚。

病位：三阳经。

症状：筋骨间热，表热如火，倦怠，肩背僵紧，过食生冷病史。

（四）学习启示

中医辨证的关键在一个"辨"字，"辨"的过程，绝非把症状、舌、脉简单地按照《中医诊断学》来归纳、对应。比如见到自汗、易感冒，就直接对应表虚；见到口舌生疮、口干就直接对应火热证；看到畏寒、肢冷就对应虚寒证，这种层次还谈不上"辨"。比如口舌生疮，除了火热，还有可能是阴虚或者阳虚，畏寒、肢冷除了阳虚，还有可能是气郁。

所以临床当中见到复杂的症状，首先是抛开成见，大胆假设，将各种可能的情况尽量考虑周全。在这之后小心求证，在反复的"辨"证过程中，不断寻找最合理的、可能性最高的答案。比如口舌生疮，到底是实火、阴虚、阳虚的哪一种情况？我们就可以结合兼证，舌象、脉象来综合判断。

在"辨"的过程中，不仅要对现有的症状做出合理的分析，对我们假设的诊断也要从正反两方面来推敲。就如《黄帝内经》上讲的，有者求之，无者求之。比如我们假设患者的口舌生疮是阴虚火旺，那么相应的舌应该红而瘦，但患者反而舌淡而胖，这就与我们的假设不符，应该有的没有出现。如果不能做出合理的解释，很可能最终要推翻这一假设。就如本案中，最初判断为"瘅疟"，但应该出现的脉弦数、口渴等都没有出现，进一步分析可知，患者是因为过食生冷，而阳气被郁。所以治疗时没有用一般的截疟方药，反而选择了东垣的升阳散火汤。

【知识链接】谢映庐（1791—1857），名星焕，字斗文，号映庐。为江西古代十大名医之一。出身中医世家，少年习儒，后改习医，理论与临床俱精。私淑喻嘉言，主张"先议病，后用药"，善治疑难重症，颇具名望。其所著《谢映庐得心集医案》，收录病案250余首，分为21门。裘吉生将该书收录至《珍本医书集成》。1962年，上海科学技术出版社出版单行本，更名为《谢映庐医案》。

读张梦侬医案

学《丹溪心法》之保和丸

一、医案

食 厥

1969 年秋，黄某，男，9 岁。

其父代诉：每次发病都在晚间睡中，先发呕吐，所吐物为痰水食物，呕吐未尽，则气闭目直，肢体僵硬战抖，甚则遗尿。即抱送医院，行至途中，续做呕吐，及进医院，已经清醒。医作癫痫治疗。

近几月来，发病 3 次，每次症状皆同。追询每次发作当日饮食情况，都是晚餐之后，夜又复进食。《黄帝内经素问·五脏别论篇》有"胃实则肠虚""肠实则胃虚"。今因饱食之后，食尚未消化，又复进食，随即入睡，食物停积不下，胃中郁滞，所以呕逆气闭而为食厥。

教用保和丸后，兼注意饮食，以后再未发生此病。

（《临证会要·食厥》）

【验案解说】 中医的厥包括两种病，一是突然昏倒，不省人事；二是手足逆冷。本案患儿夜间呕吐，但吐得实在厉害，出现了气闭目直，肢体僵硬战抖，因与进食有关，所以诊断为食厥。

抛开神志昏迷不谈，单看呕吐部分，其实是十分普通的食积呕吐。几个月发病 3 次，频率不算太高，同时每次发作前都有晚餐后夜间再次进食的情况，进食与发病规律一致，所以推测两者关联紧密。小儿脾胃较弱，晚餐后复食，一般难以消化，食积至夜间引发呕吐，这在儿童是常见问题。如果患儿仅仅是几个月来夜间呕吐 3 次，恐怕都未必会引起家长的重视，一般也不会去医院就诊，但呕吐到昏厥的程度，则使本病开始变得复杂起来。由于患儿发作一段时间后能够自行苏醒，结合临床表现，医生考虑为癫痫，但治疗后显然没有明显效果。

对于发作性疾病，一定要重视诱因及缓解因素，这对判断病情具有重要意义。本案患儿每次发病前都有夜间加餐的情况，所以考虑该病与进食有关，判断为食积。但如进一步分析，加餐与发病次数的比例也很重要。比如患儿只有 3 次加餐，结果每次都出现夜间呕吐昏厥，则两者的因果关系比较明显，对食积的诊断价值较高；反之，如患儿经常加餐，多数情况下没有发生呕吐，虽然发病的 3 次都遇到加餐的情况，但也不一定就能确定加餐与发病之间的必然联系，相比之下，诊断价值较低。

本案真正对医生造成困扰的，是患儿出现昏厥，这种情况下，即使判断该病与食积相关，也要尽量安排系统检查，以免出现漏诊。同时由于患儿发作时间比较短，一般没有到医院就自行缓解，所以治疗应重点在调整体质与避免诱因等方面入手。一般认为火热、痰湿、瘀血等是引发昏厥的常见原因，《中医内科学》对痫证休止期的证型也仅概括为肝火痰热、脾虚痰盛、肝肾阴虚、瘀阻脑络四种类型，但临床实际情况并不局限在这几种类型当中，本案中的食积便是其一，所以中医看病，一定要具体情况具体分析，不要被固有知识产生的成见所束缚。之前的医生就是因为过度执着于昏厥，思维始终局限在癫痫当中，反而忽略了患儿饮食方面的诱因。

本案用保和丸治疗，属于消法的范畴。小儿脏腑未充，脾胃稚嫩，所以饮食稍有不慎，就容易出现食积。如短时间内暴饮暴食，大多经吐泻后即可恢复，此时也可用一点保和丸来善后，帮助消除余留的积食。更为多见的是长期饮食不节引发的食积，特别是现代城市中的孩子，家庭生活条件比较好，除了一日三餐外，各种零食不绝于口，日积月累，脾胃运化不及，出现食积，这种情况也是保和丸的适应证。

二、方剂

（一）文献记载

（1）《丹溪心法·积聚痞块》：保和丸：治一切食积。

山楂六两，神曲二两，半夏、茯苓各三两，陈皮、连翘、萝卜子各一两。上为末，炊饼丸如梧子大，每服七八十丸，食远白汤下。

（2）《丹溪心法·痫》：保和丸亦治因积作后重者。

（3）《方剂学》：消食和胃。主治：食滞胃脘证。脘腹痞胀痛，嗳腐吞酸，恶食呕逆，或大便泄泻，舌苔厚腻，脉滑。

（二）方剂讲解

保和丸是朱丹溪的一张名方。朱丹溪是金元四大家当中的最后一位，因为提出了"阳常有余，阴常不足"的观点，被后世称为养阴派。从学术传承来看，朱丹溪是刘河间的传人。根据元代戴良的《丹溪翁传》记载，朱丹溪早年因母病开始学医，后来游学到杭州时，听说了隐居于此的罗知悌，于是前往拜见，往返数次，终于得见。没想到在罗知悌同意传授他医学之后说的第一句话就是"尽去尔旧学，非是也！"用现在的话说就是"把你以前学过的知识都忘了吧！那些都是不正确的！"那么罗知悌传授给朱丹溪的又是什么呢？《丹溪翁传》里面说："即授以刘、李、张诸书，为之敷扬三家之旨，而一断于经。"也就是以刘河间、李东垣、张从正等名家学术著作为主，同时以《黄帝内经》等中医经典作为判断是非的标准。罗知悌师承于荆山浮屠，荆山浮屠又是刘河间的亲传弟子，因此朱丹溪也算是刘河间的门人。

在学术上，刘河间重点讨论火热疾病，而其范围主要集中在实火，因此主张用寒凉药来清热泻火。这些理论与方法朱丹溪当然都跟随罗知悌学习过，但在临床当中很多阴虚火旺的患者，仅用苦寒清热的方法，是不可能治愈的，应当滋阴降火。故此，朱丹溪在著述时着重提出"阳常有余，阴常不足"，强调"滋阴降火"的治疗方法。所以说朱丹溪倡导养阴，在一定程度上是对刘河间火热理论的补充与完善，使得其更加切合临床实用。我们不能据此认为朱丹溪是一个只知道养阴的医家，"养阴派"这个标签并不十分恰当。《丹溪翁传》里面说了，他系统学习过刘河间、李东垣、张从正的著作，对这些学术思想及其治法方药也十分熟悉。在朱丹溪的医案中，有大量运用补中益气汤等益气温阳方药的案例，均是信手拈来，恰到好处。

回过头来说保和丸，在《方剂学》教材中，消食剂是专门一个章节，里面的方并不多，保和丸是其中的代表。说到消食，我们可能第一时间想到的是山楂、神曲等消食药，保和丸中就包含这两味药，其中山楂更是重用到六两，占比最高，如果按照君臣佐使的体系，山楂就是本方的君药。从消食的作用来看，山楂和神曲又刚好互补，山楂擅长消肉积，神曲擅长消米面之积，所以两个药配在一起，不论是肉吃多了还是主食吃多了都可以解决。方中还有第三个消食药，就是莱菔子，原书写的是萝卜子，《中药学》教材里面是将这个药归入消食类的，实际上莱菔子本身兼具多种功效。除了消食外，莱菔子能够行气消胀，所以食积后的腹胀可以用莱菔子；同时莱菔子还是很好的降气化痰药，经常用来治疗痰壅气逆的咳喘。莱菔子的这种化痰作用，也与本方另外一组药物一致，这就是陈皮、半夏、茯苓的组合，大家肯定觉得特别眼熟，因为我们之前讲过一个化痰的基础方，就是二陈汤。这三个药再加上甘草就是完整的二陈汤。为什么治疗食积的方中要化痰？只要听过"脾为生痰之源"这句话就能明白，食积阻碍了脾胃的运化功能，水液代谢出现异常，很容易产生痰湿，因此临床当中食积的患者往往伴有痰湿中阻，所以消食配化痰是常用组合。于是有了第二个问题，既然需要化痰，二陈汤干脆全都放进去不就行了？为什么还专门去了甘草？因为甘草虽然有补益中焦的作用，对于二陈汤而言，扶脾有助于化痰，所以要加甘草。但对于食积之后生痰而言，并非脾胃本来虚弱，是它的功能被食积阻碍了，所以不一定要用到补益的方法。同时食积之后患者气机不通，多见脘腹胀满，甘草反而有壅滞之弊，既然不是必须要用，干脆去掉，免得产生负面效果。最后第三组药只有一味连翘，食积之后多会化热，所以用连翘来清热。而且连翘还具有疏散的作用，疏是疏风，能够将外邪透散于外，常用于风热表证；散是散结消肿，用于各种疮疡痈肿以及结块。《神农本草经》记载，连翘"主寒热，鼠瘘，瘰疬，痈肿恶疮，瘿瘤，结热"。李东垣说连翘能"散诸经血结气聚"。所以朱丹溪用连翘的"散"，来针对食积的"积"，可以说是神来之笔。全方一共7味药，兼具消食、化痰、泻火、散结等功效，莱菔子、连翘更是身兼数职，使得整个方剂配伍异常严谨，毫无冗余。

再来看保和丸的适应证，原书记载非常简单，"治一切食积"，只有这一个病机，没有任何临床症状的描述。《痢》中有一个症状"后重"，也就是食积导致的泄利，出现里急后重的表现。《方剂学》围绕食积补充了一系列症状，主要集中在胃肠道，如脘腹胀满，嗳腐吞酸，恶心呕逆，大便泄泻等。第一，里面最具有食积特点的是嗳腐吞酸，嗳腐的重点不在嗳而在腐，患者即使不打嗝，口中也会有食物发酵时的酸腐气味。如果有发面的经验，面团在发酵到一定程度的时候，闻上去就有一股酸味，食积患者的酸味一样，只不过更明显。不仅口中气味如此，患者大便时也会有这样的酸腐气味。大便可以是溏泻，也可能是正常或者便秘，但不论干稀，总会有这样的酸腐气味，所以判断食积的第一条特征就是酸腐气味。第二，食积之后会化热，患者会有各种火热表现。首先是消化道的火热，从口腔开始，比如牙龈肿，口舌生疮，咽喉肿痛等；胃中火热时，就会出现消谷善饥，通俗讲就是食欲旺盛，有的小孩子还特别喜欢吃肉；肠道有热时大便常会有灼热感。从上述两条特点，基本上就可判断食积，用保和丸治疗。同时食积影响的范围也并不局限于消化道，特别是食积之后又产生痰，可以说各种情况都可能发生。其中有两种情况临床比较常见，一是出汗，特别是头部出汗，大家读《伤寒论》就知道，大承气汤也有"但头汗出"这一症状，两者的原理是一致的，大承气汤证因为肠中燥屎阻塞不通，所以阳明热势上攻。食积也一样，胃肠道不通畅，同时食积化热后也会上攻，所以同样有但头汗出。其次影响睡眠，这个道理也很简单，中医讲"胃不和则卧不安"，所以食积在胃肠道，睡眠肯定会受影响，特别是儿童，不仅睡眠不安，还经常会出现所谓的睡觉不老实，不停地翻滚，或者满床爬等表现。

目前保和丸有中成药，水丸和蜜丸都有。同类中成药还有加味保和丸，方中加了枳实、枳壳、厚朴、白术、香附、麦芽等，去掉了连翘、莱菔子，总体而言，行气消胀的作用更强一些。另外有越鞠保和丸，听名称像是保和丸与越鞠丸的合方，但实际上和保和丸没有多少关系，是我们后面要讲的越鞠丸的加味方。

（三）用方要点

病性：食积。

病位：脾胃。

症状：酸腐气味（口气、大便），食欲旺盛，牙龈肿痛。

（四）学习启示

疾病的诱因以及发病规律是辨证的重要线索，本案患儿每次发病多有晚餐后又进食的情况，于是判断为食积。类似情况还有很多，比如我们常说的情志诱因，生气后就会发病，一般会考虑肝郁气滞的问题；还有劳累诱因，症状在劳累后出现或加重，可能与脾气虚弱有关。这些都是诱因的问题。

还有发病规律，比如时间规律，《伤寒论》当中有六经病"欲解时"和"欲剧时"，讲的就是疾病缓解和加重的时间规律。又如有人总是在夜晚2点左右醒，可以考虑这个时间刚好是肝胆经当令，所以有可能是肝胆系疾病。还有时间周期比较长，比如女性患者某些病症与月经周期相关；一些慢性疾病的发作与季节相关等，诸如此类情况，都可以根据时间规律以及相应的特征进行分析。

还有一些不常见的规律，需要我们根据临床的信息，自己摸索。以前听史欣德老师讲过一个病案，患儿皮肤湿疹，十分严重，但时轻时重。后来发现其父经常出差，每次回家都会带回各种食品，患儿吃后病情就会骤然加重。从表面看就是每次其父出差回家，就会伴随病情加重，但仔细分析就会知道，其实是与吃相关，属于食积的问题。结果用了保和丸，很快痊愈。

【知识链接】

保和丸方论（节选）

此方妙在加入连翘一味。该药微苦性凉，具有升浮宣散、清热散结之力，在大队消食导滞，和中降气之品中加入连翘，不但能清郁热、散滞结，而且用其升浮宣透之力，以防消降太过而使全方有升有降，有消有散，有温有凉，有化有导，呈现出一派活泼生机。再者本品善理肝气，既能舒散肝气之郁，又能苦平肝气之胜。在脾胃积滞，中运不健之机，加入平肝舒郁之品，更能防肝来乘。可见本药在本方中实具有画龙点睛之作用。使我们更能体会前贤对中药深入领悟和善于妙用的精神。

（《方剂心得十讲》）

读李克绍医案

学《丹溪心法》之二妙散

一、医案

腿 痛

在省中医院门诊遇一病人。

主诉：腿痛，并不甚剧烈，只是疼痛不适，不红不肿，无特殊体征，亦无明显病因。

诊查：按其脉象，细濡稍数。

辨证：按湿热治疗。

处方：苍术 6g，黄柏 5g，防己 6g，灵仙 3g。药共四味，剂量极轻，给予三剂。

病人服第一剂后，全身骤然自觉发热，不久热退，腿痛消失。

［《中国现代名中医医案精华（一）·李克绍医案》］

【验案解说】 临床有两种患者比较棘手，一是病情复杂，基础疾病多，从头到脚全是问题，症状覆盖各个系统。如果抓不住重点，找不到核心病机，很可能跟着症状跑，最后组一个大方子，吃了效果也不好。这种情况梳理病史有助于解决问题，搞清疾病发展的过程，各种症状出现的前后顺序，在此基础上判断症状之间的内在关系。比如患者先有头痛，随着头痛逐渐加重，后来又出现失眠。这个失眠很可能就与头痛相关，要问问患者是不是头痛影响到睡眠？如果是的话，治疗时重点就在解决头痛，头痛解决了，失眠自然就好了。反之如果先有失眠，长期休息不好，慢慢开始白天精神不佳，伴随有隐隐的头痛，这个头痛就很可能是失眠造成的，改善患者睡眠就是治疗的重点，觉睡好了，头痛自然也就消失了。如果没有找到这些因果关系，头痛用止痛药，失眠用安神药，最后方子开出来很大，但疗效一般。

第二种情况更为棘手，就是如本案这样，患者症状过于单一，给出的信息太少，没有为辨证提供足够的依据，只能围绕这一单一症状深入挖掘。本案中患者只有腿痛一个症状，我们应该怎样考虑呢？首先要排除外伤，问问患者有没有相应的外伤史，如果是外伤，不论是伤筋动骨，还是肌肉皮肤，选择针灸、推拿、外用药，自有一套方法，也不用我们费尽心思辨证开方了。如果排除外伤，那么患者的腿疼就很可能与身体内环境相关，治疗自然也要考虑内服药。

在确定属于内科治疗的疾病后，我们可以从患者疼痛的部位、性质、局部皮肤的改变、触摸的感觉等辅助判断。先说部位，是左腿疼还是右腿疼，或者两条腿都疼？是整个腿都疼，还是集中在某一个区域或部位？疼痛的深度是在皮肤、肌肉、筋脉、骨骼？这当中价值较高的是循经的疼痛，即疼痛的部位局限在某一条或几条经络循行的区域，这种情况下，结合经络辨证，对定位疾病很有参考价值。比如疼痛的部位在腿部外侧，也就是胆经循行区域，提示患者胆经或对应的肝胆系统可能存在问题，治疗自然以疏通胆经，或调节肝胆为主。其次疼痛的性质，如胀痛、刺痛、灼痛、冷痛等，能够提示疾病的性质。胀痛可能为气滞，刺痛可能为血瘀，灼痛提示有火热，冷痛提示阳虚或寒凝。第三，观察局部皮肤的情况，比如皮肤红肿提示热证，皮肤紫暗提示寒凝血瘀等。第四，触摸疼痛局部，观察是否有明显的触痛，以及喜按或拒按，帮助推测虚实性质。疼痛区域温度变化也很重要，比如局部温度很低，可能是寒证，或气血不通；温度升高则可能是热证，或将要发生疮疡等。总之，虽然患者症状简单，但通过对主症的详细观察，也可找到很多蛛丝马迹，帮助我们准确辨证。

本案之中没有明确提出腿痛的具体部位，可能是两腿都痛，或疼痛部位没有特别的诊断价值。不红不肿，没有明显热象，可能不是热证，或热势不甚。加上无特殊体征与明显病因，可供辨证的信息过少，最终只能根据脉象进行决断。患者脉濡稍数，提示疾病性质为湿热，疼痛部位在下肢，笼统而言属于下焦，因此本病诊断为下焦湿热。处方选择治疗下焦湿热的基础方二妙散，同时由于本病定位不明确，因此也未做过多加减，仅加祛风湿、止疼痛的防己与威灵仙，既切合病性、病位，又有止痛治标之效。

二、方剂

（一）文献记载

（1）《丹溪心法·痛风》：二妙散，治筋骨疼痛因湿热者。有气加气药，血虚者加补药，痛甚者加生姜汁，热辣服之。

黄柏（炒）、苍术（米泔浸，炒）。上二味为末，沸汤入姜汁调服。二物皆有雄壮之气，表实气实者，加酒少许佐之。若痰带热者，先以舟车丸，或导水丸、神芎丸下伐，后以趁痛散服之。

（2）《方剂学》：清热燥湿。主治：湿热下注证。筋骨疼痛，或两足痿软，或足膝红肿疼痛。或湿热带下，或下部湿疮、湿疹，小便短赤，舌苔黄腻者。

（二）方剂讲解

苍术与黄柏的组合很早就出现在药方当中，我们之前讲李东垣的清暑益气汤当中就有这一组合。朱丹溪将这两个药单独提出来，用于治疗下焦湿热，筋骨疼痛。苍术与白术在古时是不分的，《神农本草经》统称为"术"，属上品药。《伤寒论》里也是如此，比如麻黄加术汤，并没有具体说是白术还是苍术。宋代以后的本草书中开始区分苍术与白术。现在《中药学》的教材将苍术列于芳香化湿药，白术则归于补气药。苍术苦温，能够祛风湿、除痹痛、健脾、明目。常用来治疗风寒夹湿的表证，以及湿痹、痿躄等下焦湿证。黄柏是苦寒药，能够清热燥湿、泻火解毒、清退虚热。其作用主要集中在下焦，通常用于治疗下焦湿热的泻痢、黄疸、热淋以及足膝肿痛。苍术和黄柏都有很好的祛湿除痹的作用，但药性上一寒一温，相反相成，成为治疗下焦湿热证的基本组合。

近代许多名老中医，临床都喜欢用药对，所谓药对也就是经常配伍在一起的常用药物组合。这些药对往往从经典名方当中提取出来，使用时可以自由搭配，既突出处方的灵活性，同时也较单味中药作用更为突出。从这一角度上讲，二妙散可以算是朱丹溪提炼出来的一个经典药对。

由于二妙散是治疗下焦湿热证的基本方，所以其主治病证十分广泛，只要是下焦湿热相关的病证，都可以考虑使用。其最常见的适应证主要集中在三方面，一是下肢的疼痛，主要是筋骨疼痛，《方剂学》当中补充了两足痿软，足膝红肿疼痛；二是妇科湿热带下，表现为白带色黄或混浊黏稠，有时伴有异味；三是皮肤的湿疹、湿疮，常见于下肢。由于该方仅两味药，因此经常与其他药物配伍应用。朱丹溪自己也说"有气加气药，血虚者加补药，痛甚者加生姜汁，热辣服之"。具体而言，如见下肢痿软不利，可加木瓜、草薢；湿热带下，可以参考完带汤化裁；

湿疹、湿疮，可加赤小豆、土茯苓。总之同属下焦湿热，但病症不同则所选药物也要有所区别。

《医学正传》在二妙散的基础上加牛膝，名三妙丸，主治湿热下注之痿痹，主要临床表现为两脚麻木或肿痛，或如火烙之热，痿软无力。与二妙散相比，最明显的区别在于两脚麻木，由此可知患者不仅湿热下注，同时亦开始出现血脉瘀阻，因此选用牛膝，既能下行，又可活血。《成方便读》复在三妙丸基础上加入薏苡仁，名为四妙丸，主治湿热痿证，见两足麻木，痿软，肿痛。其证较肿痛更重，再加薏苡仁，增强利水渗湿除痹的作用。

（三）用方要点

病性：湿热。

病位：下焦及下肢。

症状：下肢筋骨疼痛，阴囊潮湿，小便短赤。

（四）学习启示

现在临床当中很少会出现两味药的处方，所以类似二妙散这样的小方子，大多是与其他方药合并使用，如本案当中李克绍先生仅用四味药的情况，已如凤毛麟角。在很多人的印象中，这种小方子本身就是用来阐述组方原理的，用的时候也只能作为方中的部分结构出现。事实上，方剂的发展却是经历了由简到繁的过程，早期大量单方或者四味药以内的小方子在临床中使用，随着发展，各种复方结构越来越复杂。我们这次选的 50 个方是按照年代顺序编排，大家学到后面可能就会发现，方子虽然越来越大，但多数是以某些古方为基础化裁而产生的，所以理解起来并不困难。

《汉书·艺文志》记载经方 11 家，很多早期的经验方都十分简单，但这些经验方都是临床实践得出来的，并非从一开始就是为说明理论服务的，都在临床中能够解决具体的实际问题。曾见一咳嗽患者，辨为寒饮证，初用苓甘五味姜辛汤无效。又因患者腰凉，又改用肾着汤，仍无效。后服甘草干姜汤一剂而愈。当时十分疑惑，苓甘五味姜辛汤、肾着汤中均包含有甘草干姜汤，为何用之无效？单用甘草干姜汤反而显效？后来才明白，临床用药务必准确，貌似加了两味药影响不大，但有时画蛇添足就能导致功亏一篑。患者就是单纯的寒邪，没有水饮，所以甘草干姜汤完全能够胜任，加入利水药后，反而使方剂的整体作用方向发生改变，未能对证。

【知识链接】李克绍（1910—1996），字君复，晚号齐东野叟，山东牟平人。

出身农民家庭，7岁入小学，后在补习班研读国学经典五年。19岁任小学教师，因感伤农村缺医少药，利用课余自学中医，钻研《黄帝内经》《伤寒论》《金匮要略》等中医经典。尤对仲景之书，研读最深。1935年参加烟台市组织的中医考试，名列全区第二名，取得行医执照。此后一边教学，一边行医。因疗效显著，患者日增，最终放弃教学工作，专心临床。后入山东中医学院，任伤寒教研室讲师、副教授、教授。其代表作《伤寒解惑论》见解独到，观点新颖，影响深远，深受国内外中医界好评。

读熊寥笙医案

学《丹溪心法》之越鞠丸

一、医案

胃脘痛

刘某，女，55 岁。

主诉：患者有心气痛病史。素体虚弱，经常感冒，饮食稍一不慎，即易引发旧疾。一月以来，因气痛发作，曾延中医诊治，内服高良姜汤、理中汤，并吞服蒙桂末、沉香末均无效。继改就西医诊疗，服胃舒平而痛益加剧，乃邀予治之。

诊查：诊得六脉沉涩微弦，舌苔薄白。胸脘痛，拒按，腹胀，嗳腐吞酸，恶心呕吐，不能饮食，日轻夜重，阵阵发作。

辨证：脉症合参，为食积郁久化热，非胃寒虚证。

治法：痛非虚证，古无补法，故用理中非宜。其为热痛而非寒痛，故用高良姜汤温寒理气亦非其治。详询其病因，病起于食糯米团，复与邻家吵架生气，证属气郁食滞所致。拟越鞠加味治之。

处方：制香附 12g，苍术 9g，川芎 9g，焦栀 9g，炒建曲 9g，楂肉 9g，广木香 6g，小酒曲 3g。3 剂，每日 1 剂，水煎，分 3 次服。

药后胃痛大减，能进稀粥 1 碗。复诊嘱吞服越鞠丸成药 5 两以善后，不另处方。

[《中国现代名中医医案精华（二）·熊寥笙医案》]

【验案解说】 本案的关键在辨虚实，患者平素体虚，又经常感冒，所以从体质上判断，属于正虚类型。同时心气痛病史日久，结合正虚的体质，因此发病时医家首先想到虚寒，用温中止痛的方法进行治疗。用药包括高良姜汤、理中汤、吞服蒙桂末、沉香末等，虽然有所变化，但始终围绕虚寒入手，均无效果，所以虚寒的病机需要重新审视。

就诊时患者脉象特征为六脉沉涩微弦，沉脉主里，涩主血瘀，弦主气滞均容易理解，唯独"微"字可能会有争议。微脉的特征是极细而软，按之欲绝，似有似无，主虚证，显然与其后的弦脉有矛盾。因此这里的"微"应该是表示程度的副词，描述脉中"稍微"兼有"弦"象。沉取涩而稍微兼有弦象的脉，提示的是里实证，患者存在气血壅塞不通的问题。接下来的胸脘痛、拒按进一步提示了病性属实，而此前温补的治疗均是错误的。腹胀、嗳腐吞酸、恶心呕吐、不能饮食都是胃肠道的症状，是腑气不通的表现，其中嗳腐吞酸更明确指向食积化热。

治法一节当中又补充叙述了饮食与情志两大病因，因此患者发病的情况应该比较清晰了。初因饮食情志导致食积、气滞，两者纠结于内，导致腑气不通，郁而化热，所以病位在腑，病性为实证，包括食积、气滞、火热等多方面问题，概括而言就是"郁证"。朱丹溪提出六郁理论，认为气、血、痰、火、湿、食皆可郁而为病，在发病过程中又可相互影响，因此他创立越鞠丸，专解诸郁，成为治疗郁证的代表方。越鞠丸用五味药，解六郁，立方十分巧妙，本案因食积及情志而发病，因此加入山楂、酒曲进一步增强消食的作用，木香加强行气止痛的作用。

二、方剂

（一）文献记载

（1）《丹溪心法·六郁》：越鞠丸，解诸郁。又名芎术丸。苍术、香附、抚芎、神曲、栀子各等份。上为末，水丸如绿豆大。

（2）《方剂学》：行气解郁。主治：六郁证。胸脘痞闷，脘腹胀痛，嗳腐吞酸，恶心呕吐，饮食不消。

（二）方剂讲解

越鞠丸的名称和方中的两味药有关，一个是栀子，一个是川芎。栀子这味药起源很早，《神农本草经》里面就有记载，但是不叫栀子，而是称为木丹。陶弘景的《名医别录》里面，又改为越桃，栀子是后来才出现的名称。川芎在《神农本草经》当中称芎䓖，《左传》当中称为鞠穷。越鞠丸的名称是从"越桃"与"鞠穷"中各摘取一字而来，从这一点来讲，越鞠丸仍然符合用方中主要药物命名的习惯。

按照朱丹溪的说法，本方能够"解诸郁"，《方剂学》则明确地提出来六郁证，也就是气、血、痰、火、湿、食六郁。朱丹溪用五味药，解决了六种郁证，可见越鞠丸的配伍多么精炼，所以有必要逐个分析一下方中的各个药物。

首先就是川芎，为什么要先说川芎呢？原文说越鞠丸又名"芎术丸"，川芎的名字再一次出现在方名当中，由此可见其重要地位。川芎是活血的良药，但其作用并非仅限于活血，李时珍在《本草纲目》中说："川芎为血中之气药，上达巅顶，下通血海，中开郁结，旁达四肢。"血中气药的说法，就是指川芎在活血的同时，还有一定的行气作用。不管哪种郁证，大多会影响气血运行，所以治郁多要兼用行气活血药，而一味川芎就解决了这些问题。同时从李时珍的描述来看，川芎的作用部位广泛，全身上下无所不至，所以不论郁在何处，都在川芎的作用范围之内。

第二个再来说一下香附，香附是行气药，在越鞠丸当中，是负责解决气郁的。但香附也不单纯是行气药，它还有很好的活血作用。李时珍说："（香附）乃气病之总司，女科之主帅也。"因此也有人将香附概括为气中之血药。所以香附和川芎在一起，一个是血中气药，一个是气中血药，是行气活血的最佳搭档。因此李时珍说："（香附）得芎䓖、苍术则总解诸郁。"也是对越鞠丸功效的最好总结。

剩下三个药就比较好理解了，苍术燥湿，栀子泻火，神曲消食，分别对应湿、火、食三郁。最后还剩下一个痰没人管，但实际上痰与湿是同一类邪气，都是水液代谢异常产生的；其次痰的质地黏稠，所以一般认为与火热煎灼津液有关，水液被火热煎熬后变得黏稠就形成了痰，虽然很朴素，但也说明痰的产生与火有关。最后不论气滞、血瘀、食积都有可能影响津液代谢而产生痰，所以朱丹溪不用专门的化痰药，把上述五种郁结都疏通后，痰自然也就消除了。当然如果临床见到郁证患者，同时痰很多，也可以在越鞠丸基础上酌加化痰药，与本方并不矛盾。

方中各药的用量是等份，因此有医家认为本方没有固定的君药，临床根据六郁的具体情况，以哪一种郁为主，就以相应的药为君，适当加大剂量。也正是由于这一原因，很多人将其作为说理方，也就是朱丹溪用越鞠丸阐明了治疗郁证的原理。在遇到具体郁证的时候，要根据临床实际情况加减应用。这种想法更多的是后人的揣测，朱丹溪创立本方是用来治病的。虽然郁证有时候可以分清主次，或者能够弄清楚各郁的先后发生顺序，并由此判断诸郁之间的因果关系，但更多的时候，各郁之间是互相影响，共同为患的，因此在治疗时也要注意兼顾。

越鞠丸的适应证十分广泛，我们可以从六郁来反推。气郁有两个核心症状，一是胀闷，二是情绪异常，所以患者常见胸闷，胃脘痞闷，腹胀，食欲不振，情绪不佳等；血瘀则表现为痛，多为胸痛，或心前区憋闷疼痛，类似冠心病的表现；火郁则见心烦易怒，失眠，头痛，牙龈出血，小便黄赤等；食积则有口臭，矢气酸臭、嗳腐吞酸；湿郁则身体重滞，大便黏滞不爽。这些症状从部位来概括可能更加清晰，首先是胸部的憋闷疼痛；然后胃脘及腹部的胀满疼痛；消化道从口腔开始牙龈出血、口臭，到胃就出现嗳腐吞酸、食欲不振，在肠道则大便黏滞不爽且气味酸臭；最后是精神神经系统，情绪抑郁、心烦易怒、失眠、头痛。从这四个方面来记忆就比较方便了。

之前讲保和丸的时候说过，现在有一个中成药，叫越鞠保和丸，就是越鞠丸加木香、槟榔。木香能行气止痛，健脾消食，用于胸闷、胁胀、泻痢里急后重等；槟榔能行气利水，消积杀虫，用于各种虫积腹痛，积滞泻痢。所以这两味药是对越鞠丸的加强，对于胸腹胀痛较重者，可以考虑用越鞠保和丸。

（三）用方要点

病性：郁（纯实无虚）。

病位：胸，腹。

症状：胸闷，脘痞，胀痛，饮食不消。

（四）学习启示

疾病性质虚实的判断看似简单，但临床当中经常会受到各种因素的影响。本案患者素体虚弱，经常感冒，所以患病之后很容易让医生认为是虚证。素体阳虚之人，如果因为中阳不足，出现虚寒腹痛，用理中丸自然没有问题。但患者发病的诱因是气，单从这一点来看，就很可能与虚寒无关。因此，判断疾病的性质，不能简单地看症状，简单地用平素的体质状况来推测。

虚实之间在一定条件下可以相互转化。虚人可以患实证，身体壮实之人也可能由于种种原因出现虚证。前者如脾胃虚弱导致饮食不化，日久出现食积，这就是常说的因虚致实。后者则多见于饮食、生活习惯，或者错误的治疗。如长期贪凉饮冷，损伤脾胃阳气，出现中焦虚寒证。或者本为火热实证，但过用寒凉，要么导致热伏于里，变证百出；要么邪去而正虚，出现便溏腹泻等脾胃虚寒的表现。

一直以来，中医始终强调虚虚实实之戒，但临床当中却最容易犯这类错误。究其根本，还是我们思维中的定式过多，容易根据个别临床表现，轻易得出想当然的结论。如年高体虚，产后体虚等均为常见情况，见到老人或者产妇，医生也会下意识站在虚证的角度考虑问题。事实上，具体到某一位患者而言，绝不能简单地根据年龄、产后等轻易判断疾病的虚实属性，而是要根据患者当前的表现，包括舌、脉等综合分析，排除假象，才能得到准确的结论。

【知识链接】熊寥笙（1905—2010），字以行，重庆人。1921 年肄业于巴县中学，次年加入共青团，有救国救民之志。1925 年，因父亲病逝，开始学医。1927

年，求学于同乡儒医马祖培先生，研习《黄帝内经》《难经》《伤寒论》《金匮要略》等中医经典。1930 年开始行医，次年浙江陈无咎创丹溪学社，从之函授学习，潜心三年，医术大成，患者盈门。后为振兴中医，主编《国医月刊》，并在各报刊中发表文章，宣传中医，扩大社会影响，对废除中医案予以回击。1951 年，熊寥笙放弃私人开业，参加西南卫生部中医科工作，1954 年调重庆市卫生局，担任中医科长，创建第一、第二中医院，改重庆中医进修学校为中医学校，专门培养中医人才。他与任应秋、吴棹仙两位老先生志趣相投，交往甚密，自比"岁寒三友"，传为中医界佳话。著《伤寒名案选新注》《中医难症论治》《温病质难》《金匮启蒙》等。1992 年入选《中国现代名人志》第一卷。

《伤寒名案选新注》再版序言（节选）

古人说："读书不如读案。"此说虽不够全面，但是对初学中医或从事中医研究工作的人来说，读案的确是有好处的。这本书所收集的医案，都是理、法、方、药较完整的名家医案，如能通晓各案的要点，既可粗概《伤寒论》治法之无穷变化，又可窥见仲景制方之奇特，医法之巧妙，起到举一反三的效果。可了解到《伤寒论》既能治伤寒，亦可治他病之变异。

（《熊寥笙伤寒名案选新注》）

读钟育衡医案

学《丹溪心法》之大补阴丸

一、医案

滑　胎

王某，女，39 岁。初诊：1945 年秋。

主诉：患者一年内流产 2 次，流产过程相同：怀孕后 40 日左右骨蒸发热，神疲肢倦，曾用寒凉及养血安胎等药物不效，渐至身无半缕，卧于土地之上，借土地之凉以缓解骨内之热，直到孕后两月余流产，疾病不药而愈。今又妊娠 40 余日，前症复作而求治。

诊查：形体消瘦，面色微红，自觉壮热而扪之不热，但欲寐。脉沉细滑数，舌质深红少津，光亮无苔。

辨证：此为真阴不足之证。

治法：拟大补真阴之法，取大补阴丸化裁。

处方：大生地 50g，砂熟地 50g，盐黄柏 20g，盐知母 25g，炙龟甲 60g，炙鳖甲 50g，山萸肉 15g，枸杞果 15g。1 剂，先煎龟甲、鳖甲 2 小时，再合诸药煎 30 分钟，取汁分 2 次温服。

二诊：药后诸证减轻，继用药 2 剂，法同前。

三诊：发热已退，无任何不适，更进药 1 剂，法同前。

直到足月分娩，身无疾病。生一男孩，身体壮实。

[《中国现代名中医医案精华（三）·钟育衡医案》]

【验案解说】　滑胎也称习惯性流产，一般多发生在相同的妊娠月份，严格来说，要连续 3 次以上才会确诊。从中医角度来看，滑胎多见虚证，其中又以肾虚最为多见，因此大部分医家多从补肾入手进行治疗。事实上如火热、血瘀等证候类型亦可能出现，因此首先就要避免先入为主。本案患者均为怀孕后 40 日左右开始出现热证，至孕后 2 月余流产，流产后诸症消失。从发热时的症状来看，骨蒸发热，神疲肢倦，都提示虚热证。虽然后期裸卧凉地，看似火热炽盛，但结合患者曾经用寒凉药及养血安胎药均无效，则仍考虑阴虚火旺，非火热实证。

本次就诊时患者形体消瘦，这一望诊信息十分重要。临床当中一定要养成望诊的习惯，从见到患者第一面开始，就要观察其整体情况，形体、精神、色泽等，都是观察范围。从形体来看，中医有"肥人多痰，瘦人多火"的说法。肥胖之人，多为具有痰湿困阻，脾阳不振的体质特点；而形瘦之人，多是阴分不足，阴虚火旺的体质。一般而言，阴虚患者除形体消瘦以外，多给人干枯、干瘪之感，色泽晦暗而不含蓄，阴虚火旺者则多见皮肤潮红等。本案患者形体消瘦，面色微红，虽然自觉壮热，但扪之不热，具备阴虚的特点。结合舌脉特征，不难判断出真阴不足，阴虚火旺的病机，因而治疗选择了朱丹溪的大补阴丸加减。因为改为汤剂，所以没有加猪骨髓，但加入清透虚热之鳖甲，补肾之山萸肉、枸杞，基本上是在大补阴丸原方结构基础上，对补肾与降火两方面作用进行加强。同时方中各药用量较大，煎药时也仅煎一次，但求力专效宏。前后三诊，但服药仅 4 剂，可谓疗效显著。

二、方剂

（一）文献记载

（1）《丹溪心法·补损》：大补丸，降阴火，补肾水。

黄柏（炒褐色）、知母（酒浸，炒）各四两，熟地（酒蒸）、龟甲（酥炙）各六两。上为末，猪脊髓蜜丸。服七十丸，空心，盐白汤下。

（2）《医学正传·虚损》：大补阴丸（组成、功用同上）。

（3）《方剂学》：滋阴降火。主治：阴虚火旺证。骨蒸潮热，盗汗遗精，咳嗽咯血，心烦易怒，足膝疼热，舌红少苔，尺脉数而有力。

（二）方剂讲解

大补阴丸原名大补丸，主要功效用四个字概括就是"滋阴降火"，所以方剂的结构可以分为两部分，一是滋阴，用的是熟地、龟甲和猪骨髓；二是降火，用的是知母、黄柏。这个方可以和知柏地黄丸对比学习，六味地黄丸是一个大家族，在其基础上演化出知柏地黄丸、麦味地黄丸、杞菊地黄丸等一系列方。其中知柏地黄丸就是六味地黄丸加知母、黄柏而成，其功效也是滋阴降火，同样治疗阴虚火旺证，那么它和大补阴丸有什么区别呢？通过组方的比较，我们就能发现，两者在降火的方面，同样选用知母、黄柏，区别就在于滋阴方面用药有别。地黄丸是三补三泻的结构，三补用的是熟地、山药、山茱萸，以补肝肾为主，但总体而言重在补肾中之精。大补阴丸除了熟地以外，还有龟甲和猪骨髓，两个都是动物药，中医管这种药叫"血肉有情之品"，能填精补髓，大补肾阴肾精。大补阴丸中的龟甲还具有滋阴潜阳的作用，有助于降火，如果用作汤剂，也可以考虑用龟甲胶。另外，中药当中还有一味鳖甲，和龟甲功效相近，治虚热盗汗常同用，但龟甲滋阴力强兼能补血止血，还可益肾健骨；鳖甲能通血脉，软坚力强，可治肝脾肿大，胸胁疼痛。知母、黄柏是清虚热常用组合，知母质润，虽然是苦味药，但一般认为清热而不伤阴，所以适合阴虚火旺的患者。黄柏则是擅长清下焦火热，适合下焦肝肾阴虚而产生的虚热。

在适应证方面，我们也可以从阴虚和火旺两方面来分析。首先是形体方面，单纯的肾阴虚患者多形体消瘦，舌质红瘦而嫩，少苔，脉细数，这一点与地黄丸的面色㿠白，舌体胖大不同，是非常重要的鉴别点。其次在症状方面，肾阴虚常见腰膝酸软，头晕耳鸣，潮热盗汗，遗精滑精等；火旺则可见口渴欲饮，或咳嗽咯血、鼻衄、牙龈肿痛，小便短赤，尿道灼痛，大便秘结，心烦失眠等。如果系统学习过中医诊断学，理解这些症状并不困难。

明代张景岳创立的左归丸也是滋阴补肾的名方，由熟地、菟丝子、牛膝、龟甲胶、鹿角胶、山药、山茱萸、枸杞子构成。从组方可以看出，左归丸同样是纯补不泻，地黄丸和大补阴丸里面补肾的药都在里面，还加了枸杞子增强滋阴补肾的作用，另外又加入鹿角胶、菟丝子两个补阳药，这是张景岳所谓的"善补阴者，必于阳中求阴，则阴得阳升而泉源不竭"。所以左归丸有两个特点，一是纯补不泻，二是阳中求阴。这样我们就可以将左归丸、地黄丸、大补阴丸三个方的应用范围鉴别清楚。左归丸纯补，所以适合纯阴虚的人，因此可以从形体方面和地黄丸加以区分；同时方中没有知母、黄柏这样的泻火药，所以不能用于火旺证的治疗，从而在症状上与大补阴丸加以区分。

（三）用方要点

病性：阴虚火旺。

病位：肾。

症状：骨蒸潮热，舌红少苔。

（四）学习启示

之前讨论过"四两拨千斤"与"重剂起沉疴"的问题，这里有必要再做一些补充。钟育衡这个病案疗效可谓显著，前后四剂药便治愈多年顽疾。这固然与疾病本身的性质有关。患者虽然阴虚火旺，但总体而言仍然属于功能失调的范畴，没有器质性病变，所以治疗起来会快一些。但不能忽视的是，医生处方准确，而且用量极大。如仍按朱丹溪原书的方法，用丸药缓服，恐怕不等病情好转，就会再次流产。所以这个病既重也急，不能以丸药缓图。

"重剂起沉疴"对医生的要求很高，因为重剂意味着药力很大，需要注意两个方面。一是辨证、处方精准。重剂治病，如重拳出击，没有多少回旋的余地，用药准确疗效立竿见影，稍有偏差，也会谬之千里。我同学的母亲，素来身体虚弱，有一次突然上火，牙龈肿痛。他见是火热实证，直接用龙胆泻肝汤清热，结果牙痛好了，但开始腹泻。于是回过头来改用附子理中丸，结果腹泻止而又见口干咽痛。转而又用银翘散清热利咽。如此反复多次，病症此起彼伏。这就是用力过猛。二是证候相对简单，或者是某些急症，抓住主要矛盾，单刀直入。如果是慢性病以及病机复杂的情况，反而不能着急，需要慢慢调理。

【知识链接】龙江医派是近代在黑龙江地区形成的中医学术流派。20 世纪 30 年代，上海中国医学院首届毕业生高仲山到哈尔滨创业，期间结识众多中医名宿。1937 年成立"哈尔滨汉医学研究会"，高仲山被推选为会长。其后，先后创办哈尔滨市中医进修学校等多所中医院校。1959 年以黑龙江卫生干部进修学院为基础，创办黑龙江中医学院，高仲山担任副院长。期间他多次到全省各地走访，汇聚全省中医界的精英，包括马骥、韩百灵、张琪等四大名医，以及钟育衡、华廷芳等众多中医名家，逐渐形成新时代黑龙江名中医群体。他们各成体系，各有学术经验特点，有论著传世，在不断的交流与融合过程中，逐渐形成龙江医派。

钟育衡，生于 1928 年，河北省易州人。青年时在"明德中医专授馆"跟随儒医李明海学习中医。后成为高仲山创办的哈尔滨汉医讲习会及哈尔滨中医进修学校的首批学员。1931 年开始行医。1955 年被哈尔滨医科大学附属第一医院聘为中医科主任。著名中医儿科专家，有"小儿王"之称。临床善治急、重、危病与疑难杂病，尤精于用药。

读何拯华医案

学《丹溪心法》之痛泻要方

一、医案

肠风飧泄

病者：陈丽生，年30岁，业商，居柯桥东官塘。

病名：风泄。

原因：暮春外感风邪，不服药而病愈，至首夏顿病飧泄。

证候：肠鸣腹痛，一痛即泻，泻多完谷，溺清而短。

诊断：脉弦而缓，左强右弱，苔薄白滑。凭脉断证，即《内经》所谓"春伤于风，夏生飧泄"也。腹痛而泻出完谷者，肝横乘脾也。故《经》云："脾病者，虚则腹满肠鸣，飧泄食不化。"

疗法：初用刘氏术、芍、陈、防等止其痛泻为君，佐川芎升散其伏风，炒麦芽消化其完谷；继用五味异功散升补脾阳为君，佐以白芍、煨姜酸苦泄肝。

处方：炒於术二钱，广陈皮一钱，川芎一钱，煨防风一钱，生白芍钱半，生麦芽钱半，荷叶一钱（剪碎拌炒）。

次方：炒党参钱半，浙茯苓钱半，炒白芍二钱，煨姜五分，炒於术二钱，新会白一钱，清炙草六分。

效果：进第一方2剂，痛泻大减，惟肢懒无力，胃纳甚鲜。进第二方3剂，痛泻止而胃气健。终用饭鸩莲子，每日嚼14粒，调养7日而瘥。

[《全国名医验案类编卷一·风泄案·何拯华》]

【验案解说】 本案提到了《黄帝内经》"春伤于风，夏生飧泻"理论，这一理论在《黄帝内经》当中前后出现了三次，表述略有不同。一是《素问·生气通天论篇》："春伤于风，邪气留连，乃为洞泄。夏伤于暑，秋为痎疟。秋伤于湿，上逆而咳，发为痿厥。冬伤于寒，春必温病。"二是《素问·阴阳应象大论篇》："冬伤于寒，春必温病，春伤于风，夏生飧泄，夏伤于暑，秋必疟疾；秋伤于湿，冬生咳嗽。"三是《灵枢·论疾诊尺》："冬伤于寒，春生病热；春伤于风，夏生飧泄肠澼，夏伤于暑，秋生疟；秋伤于湿，冬生咳嗽。"字面上的意思好理解，都是前一个季节感受当令之邪，导致下一个季节发病。对于医者而言，一方面提示养生防病时要注意避免邪气侵犯，更重要的是，这一理论成为后世"伏邪发病"学说的依据。所谓"伏邪发病"是指感受邪气之后，当时没有发病，邪气潜伏体内，在条件成熟时引发疾病。其影响最为深远的，就是温病学当中的伏气温病理论，如春温、伏暑等疾病，均属此类。

本案患者春季感受风邪，应该是一次轻微的感冒，没有吃药就自愈了。夏季突然开始飧泄，腹泻时有未消化的食物，中医称"完谷不化"。这里应该是找不到明显的病因，好像无缘无故突然就发病了，因此推测与暮春感受风邪有关。不药而愈并非真的痊愈，而是邪气潜伏于体内，没有引发症状。除了"完谷不化"外，患者还有明显的肠鸣腹痛，一痛即泻，简单概括起来就是"痛泻"。这种痛泻多由肝木乘于脾土所致，脉弦而缓，左强右弱，也提示脾虚肝旺的基本格局。有些困难的是前面提出感受风邪，伏邪发病的病因，而后面又讨论肝木乘脾的病机，两者似乎没有什么联系。从藏象理论看，肝五行属木，对应春季，与风邪相关，因此春季感受风邪，潜伏于内，发病则与肝相关。从痛泻这一特点来看，患者的腹泻也并非单纯的脾胃病，必有肝木乘脾才会"痛"。所以风邪与肝木在理论上是可以统一的。

在治疗上，先用痛泻要方化裁泻肝实脾，解决痛泻问题。加入的川芎具有很好的行气活血、祛风止痛功效，所以称其能升散伏风；麦芽健脾消食，既能帮助消化完谷，又能补益脾胃；荷叶既入肝经，又入脾胃经，《本草纲目》记载荷叶能够"生发元气，裨助脾胃"，是很好的祛暑止泻药，很适合夏季服用。处方化裁不多，但围绕病机，丝丝入扣。服用两剂后，痛泻明显减轻，但脾胃虚弱的问题开始凸显出来，患者四肢懈怠无力，饮食减少等症状仍在。因此治疗的重点转为益气健脾为主，用异功散加敛肝的芍药和温中的煨姜，服药三剂后症状基本消失。最终用饭焐莲子嚼服善后。总体来看，整个治疗过程十分值得称道，处方精炼，从泻肝实脾向益气健脾过渡的时机把握也十分准确，最后食疗善后尤显功力。

二、方剂

（一）文献记载

（1）《丹溪心法·卷二》：痛泻。

（2）《医学正传·泄泻》：治痛泻要方（刘草窗）：白术二两（炒），白芍药二两（炒），陈皮一两五钱（炒），防风一两。上细切，分作八服，水煎或丸服。久泻加升麻六钱。

（3）《古今医统·卷三十五》：白术芍药散。

（4）《景岳全书·古方八阵·和阵》：草窗白术芍药散、治痛泻要方。

（5）《刘草窗方》：炒白术（三两），炒芍药（二两），防风（一两），炒陈皮（一两半）。痛泻不止者，此方主之。

（6）《方剂学》：补脾柔肝，祛湿止泻。主治：脾虚肝旺之痛泻。肠鸣腹痛，大便泄泻，泻必腹痛，泻后痛缓，舌苔薄白，脉两关不调，左弦而右缓者。

（二）方剂讲解

痛泻要方原来没有名字，《丹溪心法》里面只记载了痛泻两个字，点明了本方的核心症状。《医学正传》里面说"治痛泻要方刘草窗"，也是说这张方是治疗痛泻的，没有明确的方名，后面"刘草窗"是人名。此人原名叫刘溥，字原博，号草窗。他的身份是明代的太医，但是诗写得特别好，在文学上的名声反而超过了医学领域，专门有文学作品《草窗集》。张景岳在《景岳全书》里面也引用了这张方，称其为白术芍药散。可能是痛泻这个症状太深入人心了，所以《方剂学》当中记录的正式名称为痛泻要方。

痛泻两个字很好理解，痛就是指腹痛，泻就是腹泻。《方剂学》教材在描述本方主治病症时，集中围绕痛泻二字展开，没有其他兼证。舌象没有特异性，脉象左弦右缓是肝木克犯脾土的表现，反映了病机。我们把这段关于痛泻的描述提炼一下，有这样几个关键点，肠鸣、痛泻兼备、泻后疼痛缓解。其实这种场景我们可能很熟悉，先是肚子里面咕噜咕噜地响，在此前后开始肚子疼，然后就跑去如厕，大便溏泻，便后肚子基本就不疼了。这种过程在很多腹泻时都会出现，而原因也可能很复杂，但多与饮食或受寒有关，性质上有寒有热，也可能夹湿，但很多时候不需要治疗，腹泻几次，肠中积滞排干净后就好了。所以如此想来"泻必腹痛，泻后痛缓"这个症状，真的没有什么特异性。

明代医家吴崑的《医方考》中关于痛泻要方有这样一段记载："或问痛泻何以

不责之伤食？余曰：伤食腹痛，得泻便减，今泻而痛不止，故责之土败木贼也。"从前面的设问我们就能看出，饮食是导致痛泻的常见原因，大部分痛泻可能都是"吃"出来的，与痛泻要方没啥关系，所以才有此一问。后面的回答才是关键点，伤食的痛泻与痛泻要方证的核心区别就是泻后疼痛是否缓解。如果是伤食，随着腹泻，肠中的致病因素会逐渐排出，疼痛自然会缓解。但痛泻要方治疗的是肝木克犯脾土的痛泻，由于肝木来犯，所以会出现腹痛，脾土被克，则出现腹泻，仅凭腹泻并不能缓解肝木的问题，所以"泻而痛不止"，这才是使用痛泻要方的要点。

结合肝木克土的病机，我们来看痛泻要方的组方。芍药是养血药，同时味酸，能够收敛。养血而能补肝体，收敛而能潜肝阳，所以古人称芍药能泻肝火。同时芍药又是非常好的缓急止痛药，在《伤寒论》中主要用来治疗各种腹痛，如太阴病的桂枝加芍药汤、桂枝加大黄汤都是用芍药缓急止痛。白术健脾止泻，是从扶土的角度来治疗，和芍药配合在一起，肝脾同治，古人称之为"泻肝实脾"，同时也是"白术芍药散"方名的由来。除此之外，防风这个药是专门治风的，不管内风、外风都能治。肝风就是内风，用防风来疏散，帮助芍药解决"肝实"的问题。陈皮能够理气燥湿，帮助白术梳理脾胃之气，还能行气止痛。全方一共四个药，芍药、防风解决肝实的问题，白术、陈皮解决脾虚的问题，肝脾和调，自然痛泻消失。

（三）用方要点

病性：气郁。

病位：肝，脾。

症状：痛泻，泻后痛不止。

（四）学习启示

古人说"尽信书不如无书"，学习中医要善于思考，善于质疑。痛泻要方的症状特点，朱丹溪只说了痛泻，也就是腹痛而泻，简单无误。《方剂学》描述腹痛而泻，泻后痛缓则令人疑惑，这是大部分腹泻的共同特点，为什么作为痛泻要方的要点？所以我们在看到《刘草窗方》的时候，"痛泻不止"四个字就值得深思了。表面上看，是腹痛而泻这一症状持续而不能缓解，但仔细想想，这个不止到底是指什么？腹痛是持续存在，还是随着腹泻后缓解，下次再次腹泻前再次出现腹痛？持续存在应该更为合理，也更有诊断价值。这一点在《医方考》上得到了证实。所以说思考和质疑是发现问题的关键，只有发现问题后，才有可能解决问题。

刘溥传

刘溥,字原博,长洲人。祖彦,父士宾,皆以医得官。溥八岁赋《沟水诗》,时目为圣童。长侍祖父游两京,研究经史兼通天文、历数。宣德时,以文学征。有言溥善医者,授惠民局副使,调太医院吏目。耻以医自名,日吟咏为事。其诗初学西昆,后更奇纵,与汤胤勣、苏平、苏正、沈愚、王淮、晏铎、邹亮、蒋忠、王贞庆号"景泰十才子",溥为主盟。

(《明史》)

痛泻药方方论

泻责之脾,痛责之肝,肝责之实,脾责之虚。脾虚肝实,故令痛泻。是方也,炒术所以健脾,炒芍所以泻肝,炒陈所以醒脾,防风所以散肝。或问痛泻何以不责之伤食? 余曰:伤食腹痛,得泻便减,今泻而痛不止,故责之土败木贼也。

(《医方考》)

读岳美中医案

学《管见大全良方》之玉屏风散

一、医案

自汗恶风

何某，男性，39 岁，于 1973 年 4 月 9 日来诊。其证系甲状腺肿瘤摘除后，身体较弱，为疏活血消瘿之剂予之。

4 月 19 日复诊，自诉服药前几剂后，又服抗甲状腺肿西药，服药后汗出不止，且恶风，每天感冒二三次，虽处密室也不免，颇苦恼。诊其脉弦大，舌有齿痕而胖。断为疏解肌表有过，而伤表阳，致使不能卫外，津液因之不固而外泄，且畏风感冒。这与伤风的自汗不同，彼责之邪实，此责之表虚，彼宜散，此宜补。因投以玉屏风散，为粗末，每用 9g，日煎服 2 次，服 1 月为限，观后果如何。

服前散剂 20 日后，又来复诊，云汗已基本不出，感冒亦无。诊其脉，弦大象亦减，惟（舌）仍胖大。嘱再续服 10 天，以竟全功。

（《岳美中医案集》）

【验案解说】 汗证在中医临床当中十分常见，在西医看来，异常出汗是许多疾病的临床表现，不是独立的疾病，因此在治疗上主要治疗原发病，也没有专门的止汗药。但很多患者没有明确的原发病诊断，或者原发病治愈后仍然汗出不止，只能求助中医。本案患者就是甲状腺肿瘤摘除术后，服抗甲状腺肿西药后汗出不止，所以寻求中医治疗。

本案患者表虚症状比较典型，恶风是怕风，和恶寒有区别，恶风之人，汗孔处于开放状态，因此比较怕风；恶寒则是怕冷，如果因寒邪侵犯肌表，往往汗孔处于封闭状态。由于汗孔始终处于开放状态，所以外邪很容易侵犯身体。每天感冒二三次，是说每天会发生两三次打喷嚏、流鼻涕、身体困倦等类似感冒的症状，可能会自行消失，也可能时轻时重，造成的感觉就是感冒一会儿好了，一会儿又出现了。由于比较严重，所以再怎么谨慎防护，即使处于密室之中，也不能避免这一现象的发生。提示患者卫气的防护作用基本消失，是卫表亏虚的典型表现。由于表虚不能固摄津液，所以汗出不止。脉弦而大，若大而有力可能为实证，此患者为虚证，因此应当是大而无力。舌胖有齿痕，是脾虚水停，反映体质状态，由于脾胃运化的水谷精微是卫气的来源之一，因此患者体质也与表虚自汗有一些关系，但治疗的重点仍应以益气固表为主。

下文提到，本病与伤风自汗不同，是为了鉴别诊断。这里的伤风是指《伤寒论》描述的太阳中风证，风为阳邪，能令腠理开泄，所以伤风之后，也会使汗孔处于开放状态，从而自汗不止。治疗应当以散邪为主，邪气去则卫表自固，可用桂枝汤。本案以表虚为主，没有邪气，或邪气不是主要矛盾，因而用玉屏风散益气固表。

目前临床当中很多医生喜欢将玉屏风散改为汤剂使用，也经常与其他方剂合方，很少单独使用。本案仍用散剂，长时间小剂量服用，逐渐改善患者体质状态。岳美中先生早年也将玉屏风散改为汤剂，用于治疗表虚自汗证，初服药三五剂即可取得疗效，但不久又复发。服药即有效，停药很快复发。所以他说："似乎此方只有短效而无巩固的长效作用。"后来见到蒲辅周先生用散剂，每次服用9g，服药1个月以上，不但能够止汗，且疗效巩固，不再复发，因此领悟"表虚自汗，是较慢性的肌表生理衰弱证，想以药力改变和恢复生理，必须容许它由量变达到质变"。这一感悟点出了玉屏风散的关键，同时如果能够进一步拓展，许多虚证，需要长期调养，逐渐改善体质，也可以参考这一服药方法，用丸、散等剂型，长期服用，缓缓收效。

二、方剂

（一）文献记载

（1）《医方类聚·伤寒门》引《管见大全良方》：玉屏风散，治男子妇人，腠理不密，易感风邪，令人头目昏眩，甚则头痛项强，肩背拘倦，喷嚏不已，鼻流清涕，续续不止，经久不愈，宜服此方。

防风（去芦）一两，黄芪（去芦，炙）、白术各二两。上咬咀，每服三钱重，水一盏，枣一枚，煎至七分，去滓热服，食后。

（2）《方剂学》：益气固表止汗。主治：表虚自汗。汗出恶风，面色㿠白，舌淡苔薄白，脉浮虚。亦治虚人腠理不固，易感风邪。

（二）方剂讲解

"屏风"是古代常用的家具，最早就是用来挡风的，所以叫屏风。除此之外，屏风还有隔离空间的作用，有些屏风艺术价值极高，可以用作装饰品。所以顾名思义，玉屏风散就是帮我们挡风的。我们知道，人体的卫气就是护卫身体，不受外邪侵犯。所以卫气足的人，不易感受外邪。宽泛一些讲，就是"正气存内，邪不可干"。想要卫气正常发挥"屏风"的作用，需要两个条件，一是卫气充足，二是腠理间的汗孔开合功能正常。卫气的来源主要是脾胃化生的水谷精气和吸入的自然界清气，在这里脾胃运化扮演了重要角色，因此玉屏风散的核心就是益气健脾，解决卫气来源的问题，用了黄芪和白术。之后就是汗孔开合功能的调节，黄芪能够益气固表止汗，实际上起到合的作用，防风则是辛散的，起到开的作用，通过一开一合，汗孔的开关调节功能就恢复了。同时防风本身就能祛散风邪，黄芪也能益气健脾，都是身兼数职。通过三味药的相互协调，使得卫气来源充足，并能够顺利出表，抵御外邪，相当于为人体打造了一个屏风。

在对本方适应证的理解上，我们却出现了偏差，由于组方原理更多地强调了卫气、汗孔，以至于我们对本方关注的重点，都放在了自汗、易感冒这两条上。《方剂学》上的汗出恶风也是提示腠理疏松，汗孔过度开泄。面色㿠白，舌淡，脉浮虚都提示气虚。所以我们一提到玉屏风散，脑子里面首先想到的是气虚，典型症状就是自汗出、易感冒。这种观念并没有错，但是偏了。原书所列的适应证当中没有说自汗的事情，只说易感风邪，这不等于易感冒。因为原书当中感风邪之后出现的是"头目昏眩，甚则头痛项强，肩背拘倦，喷嚏不已，鼻流清涕"等一系列症状，"头目昏眩"是风邪上扰清阳；"头痛项强，肩背拘倦"是风邪侵犯足太阳膀胱经，致使经络不通；"喷嚏不已，鼻流清涕"倒可以说是感冒，但加上"续续不止，经久不愈"就不是普通的感冒了。结合西医的知识，我们知道感冒是鼻咽喉急性炎症的总称。打喷嚏、流鼻涕都是鼻炎的症状，如果很快痊愈就是急性的，可以说是感冒，但经久不愈就不是感冒了，而是慢性鼻炎。所以这个方子经常用来治疗各种慢性鼻炎，包括过敏性鼻炎，疗效都很好。

根据原书，我们可以将玉屏风散的适应证归纳为三方面，一是清阳不升的眩晕；二是肩背、颈项僵硬紧张，在伤寒论里面属于"太阳病"；三是鼻塞，打喷嚏、流鼻涕等鼻炎症状，从中医角度理解，就是肺气不足，鼻为之呼吸不利。

由于现在临床当中，大部分看中医的患者都是喝汤药，所以这张方也经常作为汤剂使用。但岳美中先生的经验是，玉屏风散应该作为散剂，每日吃一点，长期使用，这样才能达到改变患者体质的目的。汤剂短期内有效，但停药后很容易复发。这个经验值得我们注意。

（三）用方要点

病性：气虚。

病位：皮毛腠理。

症状：自汗，恶风，鼻流清涕不止，脉虚大。

（四）学习启示

自汗、盗汗都属于病理性的出汗，通常认为自汗多因阳气不足，卫表不固；盗汗则属阴虚热扰，心液不藏。但临床当中往往并非如此简单，比如很多阳气不足的患者，不分昼夜，都会出汗。按照白天出汗算是自汗，晚上睡着了出汗属于盗汗的概念，患者应该是阴阳两虚。但患者并没有任何阴虚的表现，用滋阴药也没有效果，这与阴虚盗汗的说法显然不一致。又如火热实证也有自汗的表现，白虎汤证的大汗、承气汤证的但头汗出都属于此类。总之自汗不等于阳虚，盗汗也不等于阴虚。临床当中还要根据具体情况辨证论治。

【知识链接】

玉屏风散治疗表虚自汗证（节选）

这个方剂出自危亦林《世医得效方》，治风邪久留不散，及卫虚自汗不止。王肯汤《证治准绳》名白术黄芪汤，治风虚汗多。我往年尝以玉屏风散作汤用，大其量，治表虚自汗，3~5剂后，即取得汗收的效验。但不日又复发，再服再效，再复发，似乎此方只有短效而无巩固的长效作用。

后见我院蒲辅周老医师治疗这种病症，用散剂，每日服9g，坚持服到1个月，不独汗止，且疗效巩固，不再复发。我才恍然悟到表虚自汗，是较慢性的肌表生理衰弱证，想以药力改变和恢复生理，必须容许它由量变达到质变。3~5帖汤剂，岂能使生理骤复？即复，也是药力的表现，而不是生理的康复。

又蒲老用玉屏风散，白术量每超过黄芪量。考白术是脾胃药而资其健运之品，脾健则运化有权。慢性病注重培本，是关键问题。此方加重白术用量，是有其意义的。

（《岳美中医案集》）

读李用粹医案

学《医学正传》之六君子汤

一、医案

腹　痛

内卿令乔殿史次君，自幼腹痛，诸医作火治、气治、积治，数年不愈。后以理中、建中相间而服亦不见效，特延予治。六脉微弦，面色青黄。予曰，切脉望色咸届肝旺凌脾，故用建中，以建中焦之气。俾脾胃治而肝木自和，诚为合法，宜多服为佳。复用数帖，益增胀痛。殿史再延商治，予细思无策，曰：贤郎之痛，发必有时，或重于昼，或甚于夜，或饥饿而发，或饱逸而止，治皆不同。殿史曰：方饮食下咽，便作疼痛，得大便后，气觉稍快；若过饥则痛，交阴分则贴然。予曰：我得之矣。向者所用小建中亦是治本之方，但芍药酸寒甘饴发满，所以无效。贤郎尊恙缘过饥而食，食必太饱，致伤脾胃，失运用之职，故得肝旺凌脾之候，所谓源同而流异者是也。今以六君子汤加山楂麦芽助其建运之机，令无壅滞之患，则痛自愈也。服二剂而痛果止，所以医贵精详不可草草。

（《旧德堂医案》）

【验案解说】　最近两次的病案都和胃肠相关，先是痛泻，这次是腹痛。大凡疼痛，从中医角度可概括为两类，一是不通则痛，属于实证；二是不荣则痛，属于虚证。实证疼痛多表现为拒按，虚证疼痛多表现为喜按，因此临床时按诊对判断虚实具有较高价值，遗憾的是本案并未提供按诊相关信息。

患者自幼发病，首先要考虑先天情况，同时要了解患者的生活习惯、环境等能够持续产生影响的因素。从早期从火热、气滞、食积等角度治疗来看，当时医生总体判断倾向于实证。但由于多年不愈，逐渐考虑是否存在正虚的问题，所以转用理中、建中等具有温中作用的方药，而效果亦不明显，因此专门请李氏诊治。

初诊只记录了面色与脉象，青色属肝木，黄色属脾土，加之六脉微弦，考虑肝木克土引发腹痛，所以仍用建中汤治疗。小建中汤在《伤寒论》《金匮要略》里面均有记载，专门治疗虚劳里急，腹中疼痛。所谓虚劳，可以理解为各种虚弱证候的总称，但不是一般意义上的虚证，要虚弱到一定程度才能称为"虚劳"。《伤寒论》里说"夫男子平人，脉大为劳，极虚亦为劳"。这里的脉大，是说脉散大无力，是虚到一定程度的表现，出现这样的脉象，也提示患者到了极虚成劳的阶段。此时的患者已经不是单纯的气虚或血虚，抑或是阴虚、阳虚，病位也不一定局限在某一脏腑，所以治疗颇为棘手，不是简单地缺什么补什么就能解决的。对此，尤在泾在《金匮要略心典》中有一句很精辟的论述："欲求阴阳之和者，必于中气，求中气之立者，必以建中也。"也就是说阴阳和调的关键在于中焦脾胃之气的充足，因为脾胃为后天之本，不论哪一脏腑，皆要依靠脾胃运化的水谷精微充养。下半句"求中气之立"，首选的方剂就是小建中汤。脾虚肝木来乘，则会出现腹中拘急疼痛，所以方中用桂枝加芍药汤打底，用芍药缓急止痛，同时用大量饴糖，配合桂枝、甘草、大枣益气和中。脾胃不虚，肝木便无所乘，这也就是本案所说的"脾胃治而肝木自和"的意思。

遗憾的是，医生虽然对病机的分析很好，但疗效不佳，服药后腹中胀痛反而加重，令医者的信心受挫，好在患者家属十分信任，坚持再诊。李氏在深思熟虑后提出了一个关键问题，患者发病的规律。发病规律、诱因和缓解因素对发作性疾病极具参考价值，对判断病性有很大帮助。果然患者的发病有迹可循，一是餐后疼痛，大便后缓解；二是过饥疼痛，到了"阴分"疼痛消除。贴然是安然、平静的意思，这里指疼痛消除。关键就是阴分是什么时候？按照《灵枢·顺气一日分为四时》的观点，从傍晚到天亮之前属于阴，也就是天黑之后都可以算是阴分。

至此终于找到发病的原因了，李氏分析认为，由于患者过度饥饿的情况下开始饮食，所以不能很好地控制，导致过饱伤脾，腹痛的病机仍是肝木乘脾。既然病机相同，为何小建中汤无效呢？李氏的解释是，小建中汤是针对脾虚这一根本设立的，方中芍药性寒，饴糖会导致腹胀满，所以服药无效。听上去好像没有把问题讲透，还是感觉不大明白。换个角度，从疾病的虚实属性来看就好理解了。患者本身脾虚，过度饥饿进一步伤脾，之后又暴饮暴食，还是伤脾胃，所以脾虚的根本是没有问题的。但同时由于过饱，脾胃运化不及，患者还同时存在食积的问题，从中医角度讲，这个食积叫作阴虚致实。这样一来，患者整体的病性既非单纯的虚证，也非单纯的实证，而是虚实夹杂。专治脾虚的小建中汤不能消食积，反而还因为味甘壅滞，加重腹中胀痛；专用消食化积的药，不能顾全脾虚之本，所以也很难收效。因此李氏最终选用了益气健脾的六君子，加消食化积的山楂、麦芽，消补并用，最终取得疗效。

二、方剂

（一）文献记载

（1）《医学正传·呃逆》：六君子汤，治痰挟气虚发呃。

陈皮一钱，半夏一钱五分，茯苓一钱，甘草一钱，人参一钱，白术一钱五分。上细切，作一服，加大枣二枚，生姜三片，新汲水煎服。

（2）《方剂学》：益气健脾，燥湿化痰。主治：脾胃气虚兼痰湿证。食少便溏，胸脘痞闷，呕逆等。

（二）方剂讲解

六君子汤在《方剂学》当中是作为四君子汤的附方出现的。四君子汤出自《太平惠民和剂局方》，由人参、白术、茯苓、甘草四味药组成。此后，宋代钱乙的《小儿药证直诀》当中又记载了异功散，就是在四君子汤基础上加入陈皮。六君子汤则是在四君子汤基础上加入陈皮、半夏。之后《古今名医方论》当中还有香砂六君子汤，是在六君子汤的基础上再加木香和砂仁。所以这一系列方我们都可以视为从四君子汤基础上，逐步加味而来，所以治疗的核心也是围绕脾胃气虚展开的。

我们这次没有选四君子汤，主要是四君子汤虽然是益气健脾的基础方，但临床单纯的气虚很少见，故四君子汤多数情况下均是与其他药配伍使用，相比之下六君子汤单独使用的情况反而更多一些。我们之前还讲过一个化痰的基础上，也是《太平惠民和剂局方》里面的，就是二陈汤。从方剂的组成来看，我们也可以认为六君子汤是四君子汤与二陈汤两个方的结合。所以我们可以把六君子汤分为三部分来理解，这样也有助于我们加深对四君子汤、二陈汤的理解。首先是益气健脾的组合，人参、白术，这两个药都是补气药，而且都能补脾胃之气，人参补气的作用更强也更广泛，脾肺之气都能补；白术则主要补脾，但同时还兼有燥湿的作用，因为脾喜燥而恶湿，而且脾虚之后很容易导致水液代谢异常而生湿，所以用白术在健脾益气的基础上燥湿，有助于恢复脾的功能。还有一个常用的补气药是黄芪，同样也是既能补脾，也能补肺，但黄芪有很好的益气固表作用，因此经常用来治疗肺气虚或卫气不足等证。所以我们可以将人参理解为基础的补气药，黄芪和白术一个偏重脾，一个偏重肺，三味药配伍在一起，则内补脾、肺，外固肌表，全身上下的气都能补，也是一个常用组合。我们之前讲过的补中益气汤就是用的这个组合。现在我们主要想补脾，所以偏重于肺的黄芪可以不用，保留人参、白术两味药就足够了。

第二组药物是陈皮、半夏，这两个药我们以前讲二陈汤的时候已经说过了，主要作用就是燥湿理气化痰。我们可以简单地将六君子汤理解为四君子汤加陈皮、半夏，也就是说六君子汤是在四君子汤益气健脾的基础上增加了理气化痰的功效。

第三组药物就是四君子汤与二陈汤都用到的茯苓、甘草。茯苓能健脾利水，重点是利水，痰和湿本质上都是水液代谢异常，所以四君子汤里面用茯苓是帮助白术祛湿；二陈汤用茯苓是帮助陈皮、半夏祛痰。甘草补脾胃的作用也是如此，在四君子汤当中，帮助人参、白术增强益气健脾的作用；在二陈汤当中则益气固本，在痰湿尽去之后，帮助恢复脾的功能。这两个药虽然在方中不起主要作用，但对于健脾、祛痰都有帮助。

理解了六君子汤的结构，这几张方的适应证和鉴别点也就清晰了。首先四君子汤主要是益气健脾，适应证集中在消化道，原书主治"心腹胀满，全不思食，肠鸣泄泻，呕哕吐逆"。异功散加了陈皮，所以患者在气虚的基础上，因虚致实，兼有气滞的问题，主治病症都差不多，《小儿药证直诀》里面说"温中和气，治吐泻，不思乳食"。整体而言还是以脾虚为主，只要不是气虚得很厉害，都可以用。如果硬要鉴别，可能关键就是胸脘的胀满是否多少有点拒按，嗳气之后胀满的感觉是否明显缓解，但多数情况下，患者很难准确表述两者的区别。六君子汤多了化痰药，所以是脾虚生痰，进一步痰湿又困脾，形成恶性循环，所以补脾与化痰兼顾。临床表现除胃肠道的上述症状外，可以兼见痰湿表现，参考之前二陈汤讲过的一些表现，比如形体肥胖，皮肤油腻，舌苔厚腻，头晕，心悸等。最后，香砂六君子进一步加强了行气化痰的作用，所以痰证的表现更为突出。

（三）用方要点

病性：气虚痰湿。

病位：脾胃。

症状：腹胀，吐，泻，无食欲，舌淡胖，苔白腻。

（四）学习启示

药味是一个复杂系统，包括口尝的真实滋味以及根据药物作用提炼出的抽象药味。如五味子的酸味，这既是真实的味道，同时也与它具有收敛固摄作用有关。同样是酸味的芍药，很多人吃不出酸味，只觉得苦，所以更多的是由其收敛作用决定的。

不知从什么时候开始，临床开方用药更多地考虑方剂、药物的功效与主治，很少考虑性味对疾病的影响，从根本上讲，这是不恰当的。本案是中气不足引发的疾病，但从病机来看，用建中汤没有什么问题，但实际上根本无效。原因是"芍药酸寒甘饴发满，所以无效"。于是改为同样具有补益中焦脾胃作用的六君子汤取得疗效。我们当然也可以从病机的角度来分析建中汤与六君子之间的区别，但有时候在病机相同或难以区分的时候，药味的差异却一目了然，为临床选方提供参考。

【知识链接】

①李用粹（1662—1722），字修之，号惺庵，浙江宁波人。初习举子业，3次考试不中，遂跟随父亲李赞化学医。精研《灵枢》《素问》，尤以脉法见长。后门人唐廷翊将李氏父子验案辑成《旧德堂医案》。该书共收录医案66首，多为内科杂病，但按语较为艰涩。民国时期，裘吉生将该书收入《三三医书》当中。

②虞抟（1438—1517），字天民，自号华溪恒德老人，浙江义乌人。明代著名医学家。出身中医世家，幼习举子业，后因母病学医，研读各种中医经典。其祖父虞诚斋曾授业于元代名医朱丹溪门下，故虞氏医药以丹溪为宗。《金华府志》："义乌以医名者，代不乏人，丹溪之后，惟抟为最。"著《医学正传》八卷，该书综合历代名家学术精华，结合虞氏家传经验，介绍疾病73种，收方1000余则，并附有医案。书前列"医学或问"50条，阐发前人未尽之意。

读程原仲医案

学《伤寒六书》之柴葛解肌汤

一、医案

伤寒头痛口渴，寒热往来伴遗精

吴文学（讳亮思，广济人），谏议（讳亮嗣）公亲弟，五月间感伤寒，请予治，予适他往，及归已患五六日，左寸浮紧，他脉洪数，外症头疼目痛，鼻干，口渴，体汗，寒热往来，闭目即遗精，诸医惊惶。有欲用参芪补者，一医谓予曰：此证闭目精泄，虚之极矣，且体多汗，岂止参芪，非附子不救。予沉思良久，答曰，头痛者表证未罢，目痛鼻干，口渴，阳明（胃）证也；寒热往来，又兼少阳（胆）之候，梦遗在常人则可言虚，此系热甚，肾火亦因之而动耳。医又辩之曰：文学体禀素弱，今闭目即遗精，子不知房事后误饮凉水不救乎？今肾脏空虚，又岂可投凉剂乎？予曰不然，此感伤寒热病时，不论其平日虚弱，且房事后，肾虚不可食寒凉，此其常也。今六脉洪数，口燥舌干，上焦极热之时，虽服凉药，一至上膈，即化为热，岂有复下至肾，而反为凉者乎？此必无之理也。力主清凉之药，遂用柴葛解肌汤，重加石膏。

服后诸症顿减，精亦不泄；再用清火解热，五六剂而愈；渐用补养之药，以固其元气。

（《程原仲医案》卷一）

【验案解说】 这次又是一个在治疗过程中充满争议的案例，本来伤寒发热是常规情况，对于大部分医生而言，没有什么难度，但由于夹杂了遗精一症，超乎常规认识，从而产生争议。

先抛开遗精来看，患者有明确的感寒病史，到就诊时已经过五六天，脉象浮紧兼洪数，是太阳表证未解，阳明里证又起。发热的特点是往来寒热，提示复有少阳病存在。头疼、目痛、鼻干、口渴、汗出等症医案中已有分析，概括起来就是典型的三阳合病。对于三阳合病的情况，在《伤寒论》里有明文论述的包括两条，一是阳明病篇的219条："三阳合病，腹满身重，难以转侧。口不仁，面垢，谵语，遗尿。发汗则谵语，下之则额上生汗，手足逆冷。若自汗出者，白虎汤主之。"二是少阳病篇的268条："三阳合病，脉浮大，上关上，但欲眠睡，目合则汗。"

阳明篇的条文虽然冠以三阳合病，但后面列举的症状，大部分集中在阳明，腹满、口不仁、面垢、谵语都是阳明热盛的表现；身重是太阳证；难以转侧是少阳有热；遗尿则是热扰膀胱，迫津外泄。虽然三阳都有问题，但从症状看，主要矛盾集中在阳明，所以治疗从阳明入手，用白虎汤。

少阳篇的条文讲到但欲眠睡，有点像少阴病的"但欲寐"，但由于前面说脉浮大，上关上，提示阳热亢盛，所以这个但欲眠睡是热盛神昏所致，并非少阴病的阳气不足。目合则汗，就是盗汗。所以我们固有认识中，阴虚盗汗，阳虚自汗的观念要改一改，临床当中情况是复杂的，没有那么简单。由于三阳合病，内热亢盛，所以患者出现神昏欲睡，而一旦睡着了，或者打个盹，汗就出来了。由于该条出自少阳病篇，虽然没有出方，但历代医家大多认为应以小柴胡汤为主。

《伤寒论》两条明文论述三阳合病的条文中，一从阳明入手，用白虎汤；一从少阳入手，用小柴胡汤，都是独取一经的方法。后世医家根据合病的特点，补充了很多治法，如用经方合方的柴白汤（小柴胡汤合白虎汤）、柴苓汤（小柴胡汤合五苓散）等。也有创立新方的，如柴葛解肌汤，原书虽然只提出足阳明胃经受邪，但实际组方却照顾到三阳经，所以本案选柴葛解肌汤治伤寒三阳合病十分恰当。

下面就分析一下关键的遗精症，之所以会产生争议，主要因为不论古今医家，一见到遗精症，恐怕头脑中都会冒出"精关不固"四个字，既然精关不固，自然是因为肾虚不能藏精所致。所以会诊的医生才会说"闭目精泄，虚之极矣"。这里有个关键词是"闭目"，并非简单地闭上眼睛，而是闭目之后进入睡眠，或意识不清醒的状态，这时精泄才称为"遗精"。清醒状态下精液自行流出，称为"滑精"。古人对中医名词使用有时并不准确，所以"闭目精泄"基本等于现在"遗精"的概念，这句话翻译过来就是"遗精是虚弱到极致的表现"，相当于前面头疼、发热一大堆症状都不算数了，一个遗精就给定性了。后面还有大段关于房事后饮冷水，患者素体虚弱等讨论，其实都是在肾虚这一先入为主的基本框架下，为自己的观点寻找依据，并非客观分析病情。

程氏认为，不论患者平素身体是否虚弱，至少本次是感受寒邪而发病，目前出现三阳合病，热盛于内的情况，所以要用凉药治疗。但他没有解释为何会出现遗精。患者的遗精其实和出汗一样，都是邪热所迫。我们举两个例子来理解这个问题。第一，刚才讲的关于三阳合病的两条《伤寒论》原文中出现了"遗尿""目合则汗"两个症状，尿液、汗液都是津液所生，热邪亢盛于内，迫使津液外泄，同样也会迫使精液外泄；第二，《伤寒论》中专门有热入血室证，常见于女性经期感受外邪，邪热趁经期胞宫空虚，侵入而发病。胞宫为女性特有器官，在《素问·五脏别论篇》里面称为女子胞，属于奇恒之腑，这样一来男女奇恒之腑的数量就不一致了，所以历代医家对此多有注释，比如明代张景岳就说："胞，子宫也，在男子则为精室，在女子则为血室。"类似注释非常多，不一一列举了。由此可见，胞宫与精室是对应的，既然邪热可以入胞宫，在男子自然也可以入精室。如此一来，患者遗精的症状与之前伤寒各症并不矛盾，治疗也不必特殊考虑，按照伤寒三阳合病的方法治疗，伤寒除则遗精自解。

二、方剂

（一）文献记载

（1）《伤寒六书·杀车槌法》：柴葛解肌汤：治足阳明胃经受邪，目疼，鼻干，不眠，头疼，眼眶痛，脉来微洪，宜解肌，属阳明经病。其正阳明腑病，别有治法。

柴胡、干葛、甘草、黄芩、芍药、羌活、白芷、桔梗。

本经无汗，恶寒甚者，去黄芩，加麻黄。冬月宜加，春宜少，夏秋去之，加苏叶。本经有汗而渴者，治法开在如神白虎汤下。水二钟，姜三片，枣二枚，槌法，加石膏末一钱，煎之热服。

（2）《方剂学》：解肌清热。主治：外感风寒，郁而化热证。恶寒渐轻，身热增盛，无汗头痛，目疼鼻干，心烦不眠，咽干耳聋，眼眶痛，舌苔薄黄，脉浮微洪。

（二）方剂讲解

明代医家陶华是研究《伤寒论》的大家，其主要成果汇编为《伤寒六书》。该书是他在深入研究《伤寒论》《南阳活人书》《伤寒明理论》等著作基础上，结合个人观点著述而成，其中颇多创造性的见解。柴葛解肌汤就是《伤寒六书》当中记载的一张名方。

《方剂学》将柴葛解肌汤归为辛凉解表剂，但和银翘散、桑菊饮这些方不一样，柴葛解肌汤是辛凉与辛温同用，从这一角度来看，更像是刘河间防风通圣散的思路。也就是用辛温药配伍清热药，从而使方剂的总体属性偏于凉。实际上，从伤寒六经的角度来看，更容易理解柴葛解肌汤。张秉成的《成方便读》就是这个思路，他说："（柴葛解肌汤）治三阳合病，风邪外客，表不解而里有热者。故以柴胡解少阳之表，葛根、白芷解阳明之表，羌活解太阳之表，如是则表邪无容足之地矣。"原文后面还有关于黄芩、石膏清热，芍药、甘草护阴等解析，讲得都很有道理，有兴趣的同学可以找原书来读一下。但前面从三阳合并入手，分析了半张方，后面画风一转，又回到药物功效的老路，容易造成混乱。所以我们在张氏的基础上，将剩下的黄芩、石膏、桔梗、芍药、甘草、生姜、大枣等七味药重新梳理一下。

黄芩显然是和柴胡一组，这是少阳病主方小柴胡汤中的核心组合，所以我们可以把它们理解为和解少阳。石膏是阳明病白虎汤的核心药，所以把它放到葛根、白芷组合当中，都是解决阳明经问题的。桔梗在《伤寒论》里面主要用来治咽痛，《金匮要略》里面则用于肺痈，按照归经来说，主要是入手太阴肺经。《本草经疏》中说，桔梗兼入足阳明胃经。加上陶华也说柴葛解肌汤治"足阳明胃经受邪"，所以我们也把它放到阳明这一组。

最后芍药、甘草、生姜、大枣，张氏说它们护阴调和营卫很到位。其实《伤寒论》当中很多方都用到这些药，比如治太阳病的桂枝汤就是这四味药加桂枝；少阳病的小柴胡汤用了姜、枣、草；大柴胡汤用了生姜、大枣，也用了芍药，不过主要是为了治疗腹痛。所以这一组药我们把他放在第四组，是顾护正气的基本组合，这是治疗外感病方剂的重要组成部分。治外感的方剂绝不能是简单地堆砌解表药，这样做临床疗效绝对好不到哪儿去。所以这四味药看似不起眼，但有了它们，整个柴葛解肌汤就是"有制之师"。当然，如果从便于记忆的角度，我们也可以将其归入羌活一类，想象一下治疗太阳病的桂枝汤。

正是由于柴葛解肌汤中三阳之药兼备，因此张氏称其主治"三阳合病"。但按照陶氏的说法，柴葛解肌汤主要治疗足阳明胃经受邪产生的一系列病症，并且明确说是"阳明经病"。这种经、腑的划分是后世医家的观点，经证主要指以白虎汤为主，治疗的阳明无形实热，因为这些热邪主要侵犯的是阳明经，所以称为经证；腑证则是以承气汤为主治疗的肠道燥矢与热互结的有形实热，由于燥矢存于肠道，所以病位已经涉及六腑，因此称为腑证。从治法角度看，经证用白虎汤属于清法；腑证用承气汤属于下法。陶氏所说的"阳明经病"就是"阳明经证"的含义。

从原书列举的症状来看，目痛、鼻干、眼眶痛都是阳明经的问题，头痛、失眠也是阳明经的邪热上扰，脉来微洪也是阳明之脉。所以陶氏创立本方，主要治疗的是阳明经热证。但由于热势很盛，所以会波及少阳、太阳，出现三阳合病的态势。因此临床当中我们也经常可以见到太阳病的恶寒，少阳病的口苦、咽干、耳聋等症，都可以用柴葛解肌汤治疗。这一点从陶氏方后注就能看出："本经无汗，恶寒甚者，去黄芩，加麻黄。冬月宜加，春宜少，夏秋去之，加苏叶。"这也进一步提示我们，柴葛解肌汤可以从三阳病的角度来理解，临床当中也可以根据三阳病的轻重关系，给予适当的加减。比如阳明热盛明显者，可以加重石膏用量，甚至合用知母；太阳表证明显者，亦可在麻黄、荆芥、防风、苏叶等药物间酌情取舍。

（三）用方要点

病性：表寒里热。

病位：足三阳经，阳明为主。

症状：发热，头痛，目眶痛，鼻干。

（四）学习启示

临床当中有些问题看似很重要，但不影响整体辨证的结果。本案当中，遗精是造成最大困扰的症状，相信医者很难忽视这样一个问题。但这个症状与整个病情似乎又存在矛盾，导致误治百出，这就是所谓的一叶障目。其实用邪热扰动精室来解释遗精，理论上完全没有问题，只不过遗精代表肾虚这一观念影响过于深远，以至于很难做出客观判断。

与此相反的是，很多症状看似无关紧要，但却是十分重要的线索。我的一个朋友，游泳回来后感冒，发热恶寒，身体疼痛，口干舌红，打电话求诊，予大青龙汤。次日告知，服药后汗出热不退，遂前去看望。仔细问诊，除上述症状外还有腰痛、小便不利。这两个症状在之前电话问诊时已经提到，只不过当时以为腰痛是全身疼痛的一部分，加之高热之后一直没有饮水，所以自然小便短少，没有引起重视。但实际上既然患者特意提出腰痛，实际上想表达的是腰部疼痛尤其严重，而且感觉与当时的全身疼痛不太一样。再加游泳之后又出现小便短少，其实是西医的尿路感染，考虑急性肾盂肾炎。改用柴苓汤，同时令其去医院化验血、尿常规明确诊断。服药后一剂汗出热退，三剂诸症悉除。第四日复查血、尿常规，均恢复正常。

【知识链接】陶华（1369—1463），字尚文，号节庵，余杭（今属浙江）人。明代著名医家，幼年业儒，旁通百氏。后遇良医传授秘藏医籍，遂研究医学，尤精于仲景伤寒。因疗效卓著，经常是患者服药一剂即告痊愈，因此人称"陶一帖"。代表作《伤寒六书》。该书为陶华关于伤寒的六种著作合辑。分别为《伤寒琐言》，内容为陶氏研究伤寒的随笔；《伤寒家秘的本》，论各种伤寒及风温、湿温、风湿等病证治;《杀车槌法》,论劫病、制药、解药、煎药法及秘方37首;《伤寒一提金》,论六经病辨证、诊脉、用药的提纲;《伤寒证脉药截江网》,论伤寒有关辨证、识病、区别病因及用药法则,并论男女伤寒等在治疗上的不同;《伤寒明理续论》,为陶氏参考成无己《伤寒明理论》补充修改而成。

读王堉医案
学《正体类要》之归脾汤

一、医案

午后发热咯血

同年娄丙卿，壬子捷南宫，得庶常，亦寓于三忠祠。素有唾血疾，人不知也。一日宵坐，其仆携汤药来饮之。因问君何病？所服何药？丙卿曰：弟有血疾，经数年矣，医药不啻百辈，竟无效。昨遇医士，以为肺金受火伤，赐一方服之。虽不甚效，然尚平平无大误。弟觉病非旦夕病，故药亦无旦夕效也。

余请一诊视。丙卿曰：润翁解此乎？相处不知，几交臂失之。乃伸其腕，觉六脉沉细而数，脾部尤甚，而肺部却浮短而涩，非病脉也。乃告曰：君所患为阴亏生内热，兼思虑伤脾，脾不统血，故午后有时发热，水泛为痰，或梦遗失精，怔忡惊悸，然否？丙卿曰：所言之症，无毫发差，当作何治？乃视其所服之方，则救肺饮也。告曰：君病在脾肾两经，与肺并无干预。果肺病，当喘咳，君不喘咳，而以紫菀、兜铃凉之，是诛伐无过也。久而肺寒气馁，则成瘵矣。此时夏令，宜常服麦味地黄丸，令金水相生，水升火降，血亦当少止；秋后以人参归脾丸摄之，不过二斤，保无病矣。丙卿乃买麦味丸服之。五日后，热退神清，唾少止，继以归脾丸。至仲秋后分手时，则血全止而无病矣。

（《醉花窗医案》）

【验案解说】 咳嗽是临床最常见的疾病之一，可能系统学习过中医的人都听过"五脏六腑皆令人咳，非独肺也"这句话，而临床真正遇到病人时，能够想到这句话，并且付诸实践的，却少之又少。很多患者前来就诊时都拿着一摞处方，动辄咳嗽数月，甚至一年以上，但在他曾经服用过的处方当中，几乎全是清肺、化痰、降逆、止咳这样的药，全部围绕肺在想办法。从上面这则医案来看，这种现象在古代也不少见。患者咳血数年，不知以前服用了多少种药物，但最近一次的诊断仍然是"肺金受火伤"，还在围绕肺治疗，服药也没有效果。关键是患者也接受"病非旦夕病"所以"药无旦夕效"这样的观点，认为久病服药理应见效缓慢。事实上大部分疾病并非如此，久病可能痊愈比较慢，因为久病之人往往病深，脏腑经络等可能已经受到影响，因而恢复需要一定的时间，但痊愈慢不等于见效慢，如诊断准确，用方无误，大部分情况下会在短时间内看到疗效。

本案能够治疗成功，很大程度上取决于医家抛开了肺病这一框框，从整体来考虑问题。患者脉象整体为沉细而数，比较符合阴虚内热的特点，同时这一脉相在脾部，也就是右关的位置最为明显，提示病位与脾相关。肺脉浮短而涩，乍一看肺脉的浮短而涩似乎与六脉沉细而数有矛盾，其实沉细而数是脉象基本特征，而肺部脉在此基础上有自己的特点。浮为肺之本脉，在久病之人也提示虚证，这里的浮更多的是说肺脉较其他五部更浮一些。脉短是患者右寸脉不足本位，正常情况下，整个寸部都能感觉到脉搏，但本患者在靠近腕横纹处，脉搏感觉就逐渐消失了，没有充满整个寸部。同时单说肺部脉短，应该是与左寸的心脉做了对比。涩脉一般主瘀血，但本患者浮短而涩，应当是气血不足所致。

到这里，医案里面仅仅提供了咳血的主症，详细描述了患者的脉象，但医生已经开始分析病情，同时还推测患者可能存在的其他症状，说明该医生的脉诊还是很高明的。现代临床也经常遇到这样的情况，有些患者喜欢先让医生诊脉，然后由医生讲病，即使医生询问，也不回答。在这些患者看来，如果医生能够通过脉诊正确判断疾病，才是真正有本事的，可以在他这里看病；如果讲得不正确，或者偏差太大，说明医生本领不高，不能吃他开的药。虽然中医强调四诊合参，但这个时候，脉诊成了敲门砖，如果不能说出一二来，也就没有后面详细问诊的机会了，所以我们有必要学习一下本案医生如何结合脉诊分析病情。

患者是读书人，能够通过礼部考试，应该还是很勤奋的，读书人的特点就是想法比较多，所以结合患者咳血及脉诊定位在脾，得出思虑伤脾，脾不统血的第一条结论。所以治疗最终是要健脾摄血，这样才能彻底痊愈。进一步分析，咳血日久，阴血不断损耗，加上久咳及肾的可能，所以患者出现了肾阴不足，阴虚内热的问题，这可以从脉沉细而数得到佐证。肾阴不足，阴虚内热又进一步加重了咳血，所以治疗时要先滋阴清热，滋补肺肾。阴虚内热的发热特点是午后潮热，同时不论脾虚或肾虚，都可能影响水液代谢，从而水泛为痰，所以潮热和咳痰两个症状应该是患者必备的，因此在帮助患者分析病情时，用了"故"，来解释这两个症状存在的原因，说明医家非常肯定患者会有此二症。顺着肾虚的思路进一步推测，患者可能会有遗精的问题；顺着脾不统血的思路推测，则血虚可能会影响到心，从而出现心血不足的心悸怔忡。所以医家用了"或"这个不太肯定的词询问患者遗精、怔忡的情况。这一推测除了帮助患者进一步建立信心外，也是对自己诊断的进一步印证。在得到患者肯定的答复后，医家给出了先滋补肺肾，用麦味地黄丸；后补益心脾，用归脾汤固本的方案。

可能有人会问，为什么不能一步到位，脾肾同治呢？因为患者思虑伤脾，脾不统血，需要用归脾汤健脾养心，但这张方相对而言偏温，里面有温燥的补气药，对于阴虚内热的肾虚而言，有不利影响，因而要先补肾，后补脾，分两步走。这也是叶天士讲的治病要循"先后缓急"之法，特别是病程久而病机复杂者，更要分清主次，从一开始就做好治疗计划，先治什么，后治什么，次序不能错。

二、方剂

（一）文献记载

（1）《正体类要·方药》：归脾汤：治跌仆等症，气血损伤，或思虑伤脾，血虚火动，寤而不寐，或心脾作痛，倦怠嗜卧，怔忡惊悸，自汗盗汗，大便不调，或血上下妄行，其功甚捷。

白术、当归、白茯苓、黄芪（炒）、龙眼肉、远志、酸枣仁（炒），各一钱，木香五分，甘草（炙）三分，人参一钱。上，姜、枣，水煎服。

（2）《方剂学》：益气补血，健脾养心。主治：①心脾气血两虚证。心悸怔忡，健忘失眠，盗汗，体倦食少，面色萎黄，舌淡，苔薄白，脉细弱。②脾不统血证。便血，皮下紫癜，妇女崩漏，月经超前，量多色淡，或淋漓不止，舌淡，脉细弱。

（二）方剂讲解

随着金元时期刘河间、朱丹溪等名家的影响，明代的医家普遍开始接受火热的理论，用药偏于寒凉，致使损伤患者阳气。有鉴于此，明代很多名家开始提倡温补，其中最具代表性的有薛己、孙一奎、赵献可、张景岳等。特别是张景岳，早期学习刘河间、朱丹溪，中年以后开始发现损伤阳气的弊端，转而推崇薛己，并大力驳斥刘河间、朱丹溪的理论，褒贬时医妄用寒凉的弊端。明代温补学派的医家创立了许多著名的补益良方，归脾汤就是其中之一。

归脾汤出自薛己的《正体类要》，是气血双补的代表方。本方的结构主要包括三部分，第一为益气健脾，用的是四君子汤加黄芪，这些在讲六君子汤时详细分析过。第二是养心安神，用的是枣仁、远志、龙眼，主要用于治疗失眠健忘、心悸怔忡等各种心神不安证。第三是木香与当归，其中木香是行气药，而且具有很好的止痛效果，还能健脾消食，原书主治病证中的"心脾作痛"就是木香的适应证；当归是养血药，但同时也是活血药，养血能够配合枣仁、远志、龙眼，加强养心安神的作用，活血则可配合木香的行气，达到补而不滞的效果。

从上述分析就能看出，归脾汤的结构十分清晰，概括起来就四个字，心、脾、气、血，心、脾是定位，气、血是定性，也就是整个方剂主要用来解决心脾二经的气血亏虚问题。由此本方的适应证也就呼之欲出，首先是脾气虚证，比如倦怠嗜卧，大便不调等；心血虚则主要表现为心悸、怔忡、失眠、健忘。同时由于气血俱虚，患者还常见自汗、盗汗等症。《方剂学》补充了脾不统血证，如紫癜、便血、崩漏等。除此之外还要关注患者望诊与脉诊的特点，一般多表现为面色萎黄，没有光泽，舌质偏淡，脉细而弱。

气血双补的方有很多，与归脾汤最相似的是人参养荣丸，需要仔细鉴别。人参养荣丸出自陈言的《三因方》，原名养荣汤，后来改为了丸剂。喜欢读《红楼梦》的人可能都知道，林黛玉和贾母两个人就是长期吃这张方，所以名气很大。养荣汤的组方是八珍汤（四君子汤加四物汤）去掉川芎，加陈皮、五味子、黄芪、远志。这样一比较就能看出，两个方子的益气健脾部分是完全一样的，都是四君子汤加黄芪的组合。养血方面当归、远志两味药是相同的，人参养荣丸以四物汤为基础，用的是熟地、白芍；归脾汤则是用酸枣仁、龙眼等养心安神药，所以人参养荣丸的补血作用更强，而归脾汤的宁心安神效果更好。归脾汤当中还用木香行气止痛，所以适应证中有心脾作痛一条。养荣汤则用陈皮和五味子，陈皮也是理气药，但主要是理气化痰和胃；五味子则是收敛药，主要用来纳气止咳平喘，还能敛汗涩精。在《三因方》中记载，"（养荣汤）又治肺与大肠俱虚，咳嗽下利，喘乏少气，呕吐痰涎"。陈皮解决呕吐痰涎的问题，五味子解决虚性的喘咳下利，刚好与本条适应证相对。

养荣汤的主治病证写得很精彩，"治积劳虚损，四肢沉滞，骨肉酸疼，吸吸少气，行动喘咳，小便拘急，腰背强痛，心虚惊悸，咽干唇燥，饮食无味，阴阳衰弱，悲忧惨戚，多卧少起，久者积年，急者百日，渐至瘦削，五脏气竭，难可振复"。四字一句，读起来朗朗上口。症状看似复杂，但不难理解，概括起来就两个字"虚劳"，所以后人将本方改为丸剂，以便长期服用。

（三）用方要点

病性：气血亏虚。

病位：心脾。

症状：心神不安，失眠健忘，紫癜便血。

（四）学习启示

在很多人心中，中医是调理身体的，能够治本，能够去病根，但是起效缓慢，需要长时间服药。这一点以前也讨论过，中医治疗急症是很快的。很多感冒、发热等疾病，服药后的起效时间都是以小时来计算，往往一两个小时就能汗出热退而愈。经方大师曹颖甫先生赴南京参加科举考试，途中病重危殆。陈葆厚予白虎汤一剂痊愈，次日应试，一如常人。我的一个朋友，感冒后发热，咽喉肿痛，声音不出。予银翘散，上午 10 点多服药，中午即痊愈，下午约见客户，畅谈半日，毫无影响。

但对于慢性病而言，总觉得还是要慢慢调理，如常言所说"病来如山倒，病去如抽丝"。但本节这则医案，患者咳血多年，病情深重，屡治不效，不想 5 剂而愈。所以即便是慢性病，如果辨证准确，处方无误，大多能快速起效。门诊中经常有患者问我，需要吃多久才能见效？大部分情况下我都会告诉他们，1 周左右即可见效，但慢性病想要痊愈，则需要时间较长。慢性病如果症状较为突出者，往往服药几日，最多一两周，就会出现明显效果。但随着症状改善，最后剩下的一点轻微症状，有时需要较长时间。就如同满是污垢的房间，随便打扫两下，都会感觉有明显变化。白纸上的一点污垢，反而很难彻底清理干净。

【知识链接】薛己（1487—1559），字新甫，号立斋，吴郡（今江苏苏州）人。父薛铠，曾任太医院医士。薛己自幼学医，兼通内、外、妇、儿各科。29 岁补为太医院医士，37 岁晋为御医，42 岁任南京太医院院判。1530 年，以太医院院使身份致仕。薛氏著述颇丰，著《外科枢要》《内科摘要》《女科撮要》《疠疡机要》《正体类要》《口齿类要》等，此外，他还校订《妇人良方大全》《小儿药证直诀》《明医杂著》《外科精要》等医著数十种，校勘的同时，还附以个人见解，颇具学术价值。

薛己所处的时代，丹溪之学盛行，医家多喜用寒凉，每损患者阳气。有鉴于此，薛氏以李东垣脾胃元气之说为基础，融合王冰、钱乙等人关于命门的理论，提出重视先后二天的观点，临证主张用温补之法，成为温补学派的代表性人物，影响极为深远。

读温载之医案

学《内科摘要》之四神丸

一、医案

休息痢

涪州乡绅陈小霞患泻，被医误治，造成休息痢之症，缠绵十六年之久，向余求治。述及是曩在黔省候补，因有此疾，是以请假回川。更医无数，均谓湿热为患，服清热利湿之品，全不见效。闻君善医，特求诊治。审其六脉沉迟，两尺尤甚。余曰：并非湿热。此乃陈寒冷积，盘结下焦，实因命门火衰，不能蒸化，是以胶结莫解。但此病唯日已久，蒂固根深，非数剂所能愈，应用四神丸加姜附以温服之。五剂减去一半，改作丸剂，服至半年，始行痊愈。

（《温病浅说温氏医案·休息痢》）

【验案解说】 休息痢是痢疾的一种，以时发时止，缠绵不愈为特点。本案患者这一证候缠绵16年之久，起因则由于误治。具体怎么误治没有交代，但不妨猜测一下。一般而言，腹泻的治疗主要是通、涩两大方向，实证多因肠道积滞，或湿热，或脓血，总之要用通腑攻下的方法，祛除肠道病邪，也就是我们经常说的"通因通用"；虚证则往往责之肛门失约，用补益收涩之法。临床医生，见到腹泻，特别是腹泻次数很多时，总还是习惯性地想到收涩止泻，估计陈小霞当初可能就是湿热导致的腹泻，属于实证，而医生误用收涩之法。这样说有什么依据呢？除了医生的思维习惯外，如果患者本为虚证，则收涩止泻为正确治法，那么误治就是用了攻下的方法。虚证腹泻误用攻下的结果就是腹泻不止，甚至泻到虚脱，危及生命。所以虚证误下，多半是当时就出状况，如救治及时，没有性命之忧，之后也会继续扶正固本以善后，不会再误以为湿热。反之患者当时为湿热实证，误用收涩，则关门留寇，反而使得疾病缠绵不愈，久而久之成为休息痢，也由于这一原因，其后的医家一直没有走出湿热这一怪圈，坚持清热利湿16年，即使不效，也不改初衷。

抛开湿热误用收涩的前提，休息痢由于缠绵日久，往往以虚证为多。患者六脉沉迟，两尺尤甚，便提示阳气不足，特别是肾阳虚衰，这种情况与患者持续16年服用清热利湿之品不无关系。患者出现沉迟脉应该也不是一天两天了，为什么之前的医家始终坚持清热利湿呢？其中固然与之前的误治有关，但肠道积滞壅塞不通时，也会出现沉迟脉。《伤寒论》第208条说："阳明病，脉迟，虽汗出，不恶寒者，其身必重，短气，腹满而喘，有潮热，手足濈然汗出者，大承气汤主之。"这是肠道燥矢阻遏气机，所以表现为迟脉。《金匮要略》里面讲得更直接，在《呕吐哕下利》篇中提到："下利，脉迟而滑者，实也。利未欲止，急下之，宜大承气汤。"同样是下利，脉迟，但是实证，所以要用承气汤通下。由此我们要记住，迟脉不仅仅主虚寒，也见于一些实证。具体到临床中怎么分别呢？一般而言，患者脉迟而无力者，多为虚寒；脉虽迟但滑而有力者，多为实证。

结合患者久痢缠绵不愈；持续服用清热利湿之品，全不见效；六脉沉迟，两尺尤甚三个特点，诊断为陈寒积冷，命门火衰，治疗用温补脾肾为法。加之患者清利了16年，纵然当初有湿热之邪，也早就清干净了，此时病属纯虚无邪，所以兼用收涩止泻的方法。选用具有温补脾肾，固肠止泻的四神丸为主，再加姜附增强温补脾肾的作用。先用汤剂，等疾病减轻后，改用丸剂，这也符合我们之前讲过的，久病虚弱之人，想要根治，必须要改变患者体质，这是一个缓慢的过程，可以选用丸、散等剂型，小剂量持续服用。

二、方剂

（一）文献记载

（1）《内科摘要·各症方药》：四神丸，治脾肾虚弱，大便不实，饮食不思。

肉豆蔻、补骨脂、五味子、吴茱萸各为末，生姜四两，红枣五十枚。上用水一碗，煮姜、枣，去姜，水干取枣肉，丸桐子大。每服五七十丸，空心日前服。

（2）《方剂学》：温肾暖脾，固肠止泻。主治：脾肾阳虚之肾泄证。五更泄泻，不思饮食，食不消化，或久泻不愈，腹痛喜温，腰酸肢冷，神疲乏力，舌淡，苔薄白，脉沉迟无力。

（二）方剂讲解

四神丸出自《内科摘要》，是薛己将《普济本事方》所载的二神丸与五味子散两方组合而成。二神丸治疗"脾肾虚弱，全不进食。"用补骨脂 4 两，肉豆蔻 2 两。制作方法也是与姜、枣同煎，等大枣煮烂后，用枣肉与此前研磨好的补骨脂和肉豆蔻的药末混合制备丸药。薛己的四神丸也沿用了这种制作方法。方中补骨脂的功效可以用两个字来概括，就是"温"和"固"，"温"是温补脾肾，这是基本作用；"固"则包括固精、缩泉、平喘、止泻四方面，是温补产生的实际效应。肾具有主水、主藏精、主纳气的功能，肾阳不足，这三方面功能出现问题，就会出现相应的遗尿、遗精、咳喘；脾阳不足则会出现腹泻，补骨脂以温补脾肾为基础，实现固摄作用。肉豆蔻的作用主要集中在脾，能够温中行气，涩肠止泻，主治病症主要集中在消化道，包括腹胀，食欲不振，在上的呕吐，在下的泄泻。两个药配伍在一起，整个方剂的作用就偏向了脾，主症是"全不进食"。这种吃不下东西，提示脾肾阳气衰败，之前吃进去的一点食物，基本不能消化，长时间停留在胃肠道内，所以最终到了饮食不进的程度。治疗除了温脾，还要兼顾温肾，肉豆蔻、补骨脂的组合刚好符合这一要求，同时温中兼固，对脾阳虚之泄利也有作用。

五味子散由五味子和吴茱萸组成，同样也是温补与固摄的组合，五味子是收涩药，同时具有益气生津，补肾宁心的功效。其收涩作用较补骨脂更为广泛，除了固精、止泻、平喘外，由于五味子还归心、肺二经，故能敛汗，治疗自汗、盗汗等症。吴茱萸也是温药，有小毒，入肝、脾、肾经，温脾能治呕吐、腹泻，温肝则能治疗寒疝腹痛，厥阴头痛，温肾则专治肾泄。两药配伍，一温一收，成为专门治疗"肾泄"的方剂。肾泄也称五更泄。五味子散中有这样的记载："顷年有一亲识，每五更初欲晓时，必溏痢一次，如是数月。有人云：此名肾泄，肾感阴气而然，得此方（五味子散）服之而愈。"从这段记录我们可以看出，五更泄有两个重要特征，第一就是腹泻的时间是在每天的黎明时分，第二就是久泻不止，持续数月甚至数年。

二神丸与五味子散合方之后就成了四神丸，薛己没有给出各药物的具体用量，可以参考《证治准绳》中的记载。对于组方结构，刚才是从来源进行了拆分，我们还可以从不同角度来理解本方。比如从药物的主要归经来看，吴茱萸和肉豆蔻主要作用在脾，补骨脂和五味子主要作用在肾；从药物的主要作用来看，肉豆蔻和五味子都是以收敛为主，补骨脂和吴茱萸则是以温为主。所以别看是仅有四味药的小方子，里面的组合和变化十分玄妙。概括起来，定位主要在脾与肾；作用主要是温与固。四神丸的适应证也兼顾了二神丸与五味子散，在上可治不思饮食，在下可治大便不实。

最后还要补充一点，方中的肉豆蔻，在二神丸中明确为生品，四神丸没有说，但应该也是生用。临床如果使用汤剂，最好使用煨肉豆蔻。国医大师金世元讲过，肉豆蔻的油脂很多，需要用面裹煨后，脱去油脂，才能充分发挥收涩止泻的作用，否则大量油脂反而导致滑肠。二神丸当中之所以生用，是因为其制备方法中，以煮烂的枣肉为丸，同时在肉豆蔻研磨的过程中，油脂也大量流失。

（三）用方要点

病性：阳虚。

病位：肾。

症状：五更泻，腰膝冷，酸软无力，尺脉沉弱。

（四）学习启示

中医有"效不更方"之说，这是相对的。临床治病要有次序有步骤，按照叶天士所说，要循先后缓急之法，在动手治疗之前，先要对疾病有一个整体的认识，确定好治疗步骤。因此即使治疗有效，到了一定阶段也要根据疾病的变化，适当调整处方。

临床当中服药不效的情况十分普遍，是考验医家的关键。所谓服药不效还可以包括两种情况，一是病情恶化或变化，这种情况反而相对简单，因为病情变化为我们提供了更多的信息。比如以为是风寒感冒，吃了辛温发散的药加重了，提示性质反了，改用辛凉透表即可。

另一种情况是服药前后病情无任何变化，根本无从判断药物是否对证。这时如果辨证处方均无误，因疾病本身情况，需要一定时间积累才能显现疗效，自然要守方。但如果辨证有误，或选方用药不当，继续守方只能徒增危害，贻误病情，应考虑其他思路，另辟蹊径。

因为这是一个大问题，不能深入展开讨论，也无法深入讨论，每一个具体的病例都不尽相同，很难找到公认的标准。在这里仅仅是提醒大家，临证遇到这种情况，一定要谨慎应对。我的想法是，最好给自己一个守方的大致期限。

【知识链接】

二神圆

治脾肾虚弱，全不进食。

破故纸四两，炒香　肉豆蔻二两，生。

上为细末，用大肥枣四十九个，生姜四两，切片同煮，枣烂去姜，取枣剥去皮核用肉，研为膏，入药和杵，圆如梧子大。每服三十圆，盐汤下。

有人全不进食，服补脾药皆不验，予授此方，服之欣然能食，此病不可全作脾虚。盖因肾气怯弱，真元衰劣，自是不能消化饮食，譬如鼎釜之中，置诸米谷，下无火力，虽终日米不熟，其何能化？黄鲁直尝记服菟丝子，净淘酒浸曝干，日抄数匙以酒下，十日外饮啖如汤沃雪，亦知此理也。

（《普济本事方·卷二·心小肠脾胃病》）

读刘云鹏医案

学《校注妇人良方》之仙方活命饮

一、医案

乳 痈

刘某，女，27 岁，已婚。初诊：1982 年 7 月 26 日。

主诉：产后已 40 天，于一月前开始右侧乳房红肿疼痛，反复发作 5 次。

诊查：现右侧乳房内上方红肿，有一 4.5cm×5cm 硬块，疼痛拒按，伴恶寒发热、腰痛，恶露尚未干净。舌红苔黄，脉沉弱（80 次 / 分）。

辨证：证属乳腺瘀阻，胃热壅滞。

治法：治宜化瘀通络，清热解毒。方用仙方活命饮加味。

处方：炮甲 9g，归尾 9g，甘草 3g，金银花 9g，赤芍 9g，乳没 12g，花粉 12g，防风 9g，贝母 9g，白芷 9g，陈皮 9g，留行子 9g，皂角刺 9g，蒲公英 30g。4 剂。

二诊：8 月 2 日。服上方药后，发热已退，但仍感右侧乳房如针刺样疼痛，遇寒则加剧（有关节痛史）。恶露已净。舌淡红，稍胖大，有齿痕，苔薄微黄，脉沉弱（82 次 / 分）。已见效机，再以原方加黄芪 15g，路路通 9g。4 剂。

一月后患者因腰痛就诊，告知前药服完，乳痈痊愈，未再复发。

[《中国现代名中医医案精华（二）·刘云鹏医案》]

【验案解说】 这是一则外科病案，中医病名是乳痈，临床表现就是乳房红肿疼痛，结脓成痈。一般发生在产后哺乳期，多由乳汁不通，瘀阻成痈。非哺乳期也有可能出现。包括乳痈在内的很多外科疮痈类疾病，中医治疗首先是辨虚实。实证多由热壅、血瘀、气滞、痰阻等，多表现为局部红肿疼痛，发展迅速，易成脓，易溃破，脓液黏稠等特征，治疗可根据证候特点采用清热、解毒、化瘀、行气、消痰、排脓等治法。虚证则肿势不明显，发展缓慢，不易成脓，溃破后脓液稀薄，或流出清水，经久不愈，治疗应补虚扶正，托里消毒。

除了内服药物外，外科疮疡有很多外治法，如西医学的切开排脓引流，中医也有很多外用药，如升丹、如意金黄散等。大部分可以内外同治，辨证与治疗也并不复杂。但哺乳期发生乳痈相对比较麻烦，一是妇人产后多虚多瘀，在用药时需要考虑患者体质特点。比如产后气血虚之人，又患乳痈实证，乳房红肿热痛，一方面需要清热解毒、消痈排脓，另一方面患者气血亏虚，需要扶正固本。这就需要制定治疗方案时，根据患者当时的身体情况，临机决策。如气血亏虚得厉害，不耐攻伐，则以扶正固本为主，少用或不用清热药，或者内服补益药，外用清热解毒药。如虽然气血亏虚，但尚能承受苦寒峻猛的药物，则可考虑清热解毒、消痈排脓为主，内服外用同步进行，待乳痈治愈后，再回过头来，扶正固本。

本案中的患者虽然产后不久，但并未表现出明显气血不足之象，同时乳痈较重，多次发生，红肿热痛明显，肿块也较大，因此以邪实为主。发热恶寒、腰痛等，为乳痈的常见症，提示病情较重，出现全身症状，不是外感表邪。恶露未净，则可能还有瘀血存内。舌红苔黄为火热之象，脉沉弱则与产后有关，脉率80次/分则略快，与痈毒邪热有关。就诊时乳痈还是硬块，疼痛拒按，应该还未成脓，所以治疗应清热解毒、化瘀消痈，尚不需要排脓。处方仙方活命饮是外科治疗疮疡的常用方，同时加入清热解毒的蒲公英、化瘀通经的王不留行，进一步增强解毒消痈的作用。二诊加黄芪有托里消毒的意思，路路通则也是通经下乳的良药，是在原法基础上的加强。

本案从辨证到治疗都没有太多难点，但涉及产后乳痈，还有一些问题需要注意。很多产妇因为乳腺管不通，在哺乳期或多或少出现过乳腺肿块、疼痛，有些不需要治疗，在婴儿吮吸下，可以自通。部分产妇聘请催乳师，帮助进行按摩，也可疏通。但如果肿块长时间不能消退，出现红肿热痛者，就提示可能向乳痈发展，需要考虑进行药物治疗。本案患者从产后10天开始，反复出现5次乳房红肿疼痛，说明体内有瘀血存在，瘀而化热所致，因此在服用仙方活命饮后，在大量化瘀通经药的治疗下，不仅乳痈得以痊愈，体内瘀血应当也一并得到了清除，所以之后没有再次复发。

二、方剂

（一）文献记载

（1）《校注妇人良方·疮疡门·妇人流注方论》：仙方活命饮，治一切疮疡，未成者即散，已成者即溃，又止痛消毒之良剂也。

　　白芷、贝母、防风、赤芍药、当归尾、甘草节、皂角刺（炒）、穿山甲（炙）、天花粉、乳香、没药各一钱，金银花、陈皮，各三钱。上用酒一大碗，煎五七沸服。

　　（2）《方剂学》：清热解毒，消肿溃坚，活血止痛。主治：阳证痈疡肿毒初起。红肿焮痛，或身热凛寒，苔薄白或黄，脉数有力。

（二）方剂讲解

　　仙方活命饮出自妇科专著《校注妇人良方》，但目前临床主要是外科在用。南宋医家陈自明因前代妇科著作过于简略，于是四处寻访，搜集相关文献，采各家所长，结合家传经验，编辑整理而成《妇人大全良方》。明代薛己十分推崇陈自明，因而在《妇人大全良方》的基础上进行校注，其间不仅融入了个人的学术观点，还补入相关医案400余首。

　　中医外科治疗疮疡类疾病一般多内外并治，外用药可根据疾病的不同阶段选择相应治法，一般初起多采用箍围消肿法；中期成脓以后采用透脓祛腐法；后期破溃脓液排净后则采用生肌收口法。内服药则主要辨证论治，仙方活命饮就是专为阳证疮痈肿毒而设。全方用药可以分为三类：一是清热解毒药，外科疮痈属阳证者，多因邪热壅盛，蕴毒成脓，所以清热解毒多为基本治法，方中只用一味金银花，因其为"疮疡圣药"，最擅清热解毒疗疮；二是活血止痛药，用乳香、没药、赤芍、当归尾、穿山甲等，中医讲"热壅血瘀成痈"，所以在治疗疮痈类疾病时，活血是必要的环节；三是消痈散结药，化痰排脓，用白芷、贝母、天花粉、陈皮，如果进一步细分，白芷和天花粉都有明确的排脓作用，贝母和陈皮则是化痰散结药，这两组药经常配合使用，没有成脓之前，可以帮助消痈散结，成脓之后则帮助排脓。最后还剩一个防风，主要是发挥其透散作用，与白芷配合能帮助通气散结；与陈皮和众多活血药配合，能够帮助行气活血。

　　可以说仙方活命饮对外科疮痈类疾病的各方面问题都照顾得很全面，因此才说治一切疮疡，而且后面还补充"未成者即散，已成者即溃"，也就是不管哪一阶段，都可以使用。临床当中，本方的适应证并不局限于外科疮痈，各种外科疾病，表现出红肿热痛者，均可考虑用本方治疗。

　　外科疾病最关键的就是辨阴阳，我们可以根据疮疡的发展速度，红肿热痛等症状，以及成脓以后脓液的质地等进行判断。大体而言阳证疮疡发展迅速，红肿热痛明显，患处高肿局限，成脓较快，溃破亦较快，脓液质地黏稠。阴证疮疡发展缓慢，红肿热痛不明显，甚至不红不肿，患处散漫无头，成脓较慢，破溃也较慢，脓液质地清晰。阴证疮疡多见于阳气不足的患者，往往需要扶正与祛邪并用，采用托里消毒的方法进行治疗。

（三）用方要点

病性：火热。

病位：皮肉。

症状：阳证疮疡。

（四）学习启示

我们这个系列课程是讲经典名方，所以更多的是考虑病因、病机、治则、治法等，思维容易局限在内服汤药上。临床遇到外科病证，特别是阳证疮疡，可以考虑内外同治。如阳证疮疡初起，尚未成脓者，可用如意金黄散等外敷，清热解毒，消肿止痛。若病情不是很严重，有些疮疡可以直接消散，不必等到成脓、溃脓再行处理。

内服药作用于全身，对于改善患者体质等十分有效，对于局部而言，作用反而分散。外治法作用集中，对于部分由于体质原因引发的疾病，虽然不能解决根本问题，但在改善局部症状，促进疾病向愈等方面具有很大的作用。这一点又恰好可以和内治法互补。

【知识链接】清代医家吴师机著有《理瀹骈文》，为外科外治法的专著。吴氏为浙江钱塘人，曾住于扬州。太平天国运动时，他因见到很多"不肯服药之人"和"不能服药之证"，遂潜心钻研外治法，撰成本书。原名《外治医说》，后因正文部分以骈文写成，改为《理瀹骈文》。该书几乎把一切疾病都用膏药治疗，详细论述膏药治病原理，应用与配制方法。

《理瀹骈文》略言（节选）

外治法，针灸最古。自汉张仲景易针灸为汤液，百代宗之。《易》曰：穷则变，变则通。顾汤液要无可变，而针灸亦不可通。思所以济其穷，无悖于古，有利于今者，则莫如膏药。余乡居八载，行之既验，不敢自秘。爰取所集众方，为骈文以联缀之，并为发明内外治殊途同归之理。质之老友，咸曰："是诚一门，但惜为俪体，又杂子史，非所以通俗也。尚宜撮其大意为浅语，以提其要。使人人开卷了然。"余然其言，乃补增略言于首焉。

凡病多从外入，故医有外治法。经文内取、外取并列，未尝教人专用内治也。若云外治不可恃，是圣言不足信矣。矧上用嚏（嚏即吐也。在上宜嚏，感邪从口鼻入宜嚏），中用填（如填脐散之类。又窨脐、敷脐亦是），下用坐（坐药也，即下法。如水肿，捣葱坐取气，水自下是也。三句具吐、汗、下三法，已括外治之全矣），尤捷于内服。彼种痘者，纳鼻而传十二经。救卒中暴绝，吹耳而通七窍，气之相感，其神乎。

（《理瀹骈文》）

读周筱斋医案

学《古今医统大全》之泰山磐石散

一、医案

激　经

马某，女。

主诉：素体甚健，长于体育，于 30 岁结婚。婚后怀妊至 3 个月，月月下红，量少而色淡。有泛恶呕吐，不思饮食，头痛，腰酸等症。

诊查：脉象较小少力，与形体不侔。

辨证：断为气虚，血失摄固，此所谓"激经"是也。患者虽素体甚健，但脉来软小无力，红下色淡量少，故非血盛有余之实证，而为脾气虚弱，血失固摄之象。

治法：拟补气健脾，养血安胎为治，方选泰山磐石散加减。

处方：党参 10g，白术 10g，炙草 3g，当归 10g，熟地 12g。川断 10g，砂仁 3g（后下），黄芩 10g，阿胶 10g（烊冲），苎麻根 60g。

服药十余帖，下红已除，一切正常，及期顺产。

[《中国现代名中医医案精华（一）·周筱斋医案》]

【验案解说】 激经是怀孕早期（1~3 个月内）仍在月经期有少量出血，因为血量少，持续时间短，一般认为对胎儿没有影响，很多妇科书中视其为生理现象，不用治疗。但现实中不论是孕妇、家属及医生，遇到这种情况多会引起重视，很少置之不理。

本案患者从症状看，符合激经的表现，但由于结婚较晚，怀孕时年龄偏大，所以还是前来就诊。泛恶呕吐，不思饮食，头痛，腰酸等为妊娠早期常见生理现象，如症状不是很重，一般会逐渐缓解，对辨证没有太高的价值。所以本案最终还是依靠患者的脉象进行辨证。

由于患者平素身体健康，在体育方面较为擅长，即便不是专业运动员，往往身体素质较好，一般多见实、滑、弦、长等脉，但现在脉小而无力，与形体不符，使得患者脉象的诊断价值显著提升，因而根据脉诊判断为气虚不能固摄血液，采用益气健脾，养血安胎的方法治疗。

方剂选用安胎专方泰山磐石散，去掉了白芍，可能认为这个药没有安胎的作用。加了阿胶、苎麻根两味药，阿胶是养血药，是妇产科常用药，同时还有很好的止血安胎作用。苎麻根也是临床常用药，但《中药学》教材当中没有收录，如果没有进一步扩充阅读本草著作，可能对这味就不太熟悉。苎麻根药性甘寒，主要作用有两方面，一是利水通淋，用于治疗小便不利及各种淋证；第二是凉血止血安胎，用于妊娠胎动不安。所以本案中增加的两味药，一清一补，都是为了安胎。

妊娠出血有可能是激经，也可能是先兆流产，中医叫胎漏或胎动不安。一般而言，激经符合月经周期规律，但较正常月经出血量要少很多。先兆流产出血没什么规律，多半是时发时止，常伴有轻微的下腹痛，如不及时处理，有可能最终流产。如连续流产，达到3次，称为滑胎，而且一般多发生在妊娠同一月份，比如每到妊娠3个月时就流产，这种就要系统治疗了。

不论激经、胎漏、滑胎，都会出现妊娠期阴道出血，而究其原因，仍可分为虚实两类。实证多见胎热、瘀血等，虚证则气血不足、肝肾亏虚，导致胞胎失养。因此治疗时也不能一味地止血安胎，一定要判断出血的原因。如果真的是实证，该清热的，该活血的，只要判断准确，可以大胆使用，不必过于拘泥妊娠这一特殊阶段。但也要中病即止，掌握好用药的度。

二、方剂

（一）文献记载

（1）《古今医统大全·胎产须知·治怀胎惯堕之病》：泰山磐石方：治妇人气血两虚，身体素弱，或肥而不实，或瘦而血热，或脾胃少食，四肢倦怠，素有堕胎之患。此方平和，兼补气血。脾胃觉有热者，倍加黄芩，少用砂仁；觉胃弱者，多加砂仁，少用黄芩。更宜戒欲恼，远酒酸辛热之味，永保无堕。

人参、黄芪各二钱，白术、炙甘草五分，当归一钱，川芎、白芍药、熟地黄各八分，续断一钱，糯米一撮，黄芩一钱，砂仁五分。上水钟半，煎七分，食远服。但觉有孕，三五日常用一服，四月之后方可无虑也。

《景岳全书·妇人规·古方》引用此方，名"泰山磐石散"，人参、黄芪用一钱，白术用二钱，余皆相同。

（2）《方剂学》：益气健脾，养血安胎。主治：气血虚弱所致的堕胎、滑胎，胎动不安或屡有堕胎宿疾，面色淡白，倦怠乏力，不思饮食，舌淡苔薄白，脉滑无力。

（二）方剂讲解

泰山磐石散是安胎方，名字起得很好，形容安胎的效果，如泰山上的磐石一般坚固。泰山磐石散以补气血为主，用的是八珍汤的底子，里面熟地、白芍、当归、川芎是四物汤，主要用来养血；人参、白术、甘草是四君子汤去茯苓，再加黄芪，这是益气的基础，当然也可以理解为芪、参、术补气三人组加甘草，意思一样。第三组用药比较杂，单从药物的主要治疗作用看，似乎没有什么规律，比如续断主要用来补肝肾、强筋骨，黄芩则是清热药，砂仁一般用于中焦行气和胃、芳香化湿，糯米则能健脾暖胃、养血止汗。实际上这些药都有一个共同点，就是都具有安胎的作用，从这一点来看，泰山磐石散就是在八珍汤补气血的基础上，加入各种安胎药的大集合。

从组方结构，我们就能知道，泰山磐石散最适合气血亏虚的胎动不安。但由于方中用了各种安胎药，所以对于其他原因导致的胎动不安也可以化裁使用。根据原书的描述，患者形体可以是"肥而不实"或是"瘦而血热"，这两种情况前者属阳气亏虚，后者则为阴血不足，实际使用时可在补气、养血两组药物之间调整，气虚为主多用补气药，血虚为主多加养血药，气血俱虚则两者平等。后面"脾胃少食，四肢倦怠"与"脾胃觉有热"相对，前者是脾胃虚寒，后者属实热，应对的方法是调整不同药性安胎药的比例。大体而言黄芩性寒，砂仁性温，用来调整脾胃寒温的偏性。后面还有调节情志，避免吃辛辣刺激的食物，都是对养胎有所帮助。

除了胎动不安外，泰山磐石散还可用来治疗习惯性流产，这种病中医称滑胎。一般在患者备孕阶段服用一段时间，待气血和调，体质改善后，再准备怀孕。另外，一些高龄产妇，如已见气血不足之兆，也可在备孕期间服用泰山磐石散，对后面的怀孕、分娩均有帮助。

（三）用方要点

病性：气血亏虚。

病位：脾，肾。

症状：习惯性流产，高龄孕妇。

（四）学习启示

抓主症是辨证的关键，很多名医都讲到抓主症，那么什么是主症呢？从周筱斋这则病案当中可以很明显地看到，妊娠期出血就是主症，患者还有呕吐、不思饮食、头痛、腰酸等问题，但和出血比起来，并不重要。所以在辨证时重点分析主症的情况。患者出血量少色淡，结合脉象，判断为气血不足的虚证，确定以补益气血为基本治法。此时如果过多考虑兼证，反而造成困扰，呕吐兼有头痛，是不是肝脾不和？腰酸是不是还有肾虚？最终无从下手。从另一个方面说，患者处于妊娠期这一特殊阶段，如果没有出血这种可能发展为流产，而只是有呕吐、头痛、腰酸这些问题，并且不是特别严重的话，则大可不必治疗。

患者主症带来的信息，往往是疾病当前核心矛盾的反映。比如体虚患者，如果崩漏，经血鲜红量多，也提示有内热存在，应当清热凉血，而不能因为体虚，一味用补益之品，至少要清补兼施。

【知识链接】

泰山磐石散（节选）

徐东皋曰：妇人凡怀胎二三个月，惯要堕胎，名曰小产。此由体弱，气血两虚，脏腑火多，血分受热，以致然也。医家又谓安胎多用艾、附、砂仁热补，尤增祸患，而速其堕矣。殊不知血气清和，无火煎烁，则胎自安而固。气虚则提不住，血热则溢妄行，欲其不堕，得乎？香附虽云快气开郁，多用则损正气；砂仁快脾气，多用亦耗真气，况香燥之性，气血两伤，求以安胎，适又损胎而反堕也。今惟以泰山磐石散、《千金》保孕丸二方，能夺化工之妙，百发百效，万无一失，甫故表而出之，以为好生君子共知也。

（《景岳全书》）

读矢数道明医案

学《万病回春》之温清散

一、医案

全身灼热

赤某，45 岁妇女。8 年前开始出现疲乏，咽喉肿，眼球充血，感到最痛苦者，为全身灼热感，其感觉如同进入熔矿炉之中。全身充血深红，心跳欲止。此灼热感多起于疲劳之后，多则 1 月发生 2~3 次。每月之中约有三分之二（时间）为这些症状而苦恼。

洗澡则全身深红如煮烫，附近之人皆吃惊。因害羞每日清早即去钱汤。此患者 5 年前行子宫肌瘤手术，其实卵巢亦切除。脐左至下腹部，有抵抗压痛，为瘀血之故，投与桂枝茯苓丸无效。按常规，此灼热感以清热泻火之黄连解毒汤主之，但又因已切除子宫和卵巢等，经脉虚损，需要温补养血，故与温清饮当有卓效。

服药 3 个月，数年之灼热感基本痊愈。

（《临床应用汉方处方解说》）

【验案解说】 本案患者的主要问题是全身灼热，没有外感病史，且长年累月反复发作，因而基本可以判断为内伤发热。内伤发热虚实皆有，医生最初考虑瘀血证，用桂枝茯苓丸，理由是患者曾经有子宫肌瘤，做过手术，而且卵巢也切除了，所以应该是术后留有瘀血。脐左至下腹部有抵抗压痛，也进一步印证了瘀血的判断。从结果看，其判断显然是错误的，其实如果仔细阅读病案，不难发现患者发病是在 8 年以前，而手术则是在 5 年以前，也就是说手术之前 3 年就已经发病了，至于那时候有没有腹部的抵抗压痛，谁也不知道。但至少足以推翻术后瘀血引发疾病的判断，用桂枝茯苓丸治疗，自然也就无效了。此后医生又进一步考虑术后虚损的问题，同样的道理，这个虚损也不是患者发病的根本原因。

那么患者是否存在血虚和血瘀的问题呢？从手术史和腹部抵抗压痛来看，患者在就诊时应该确实存在血虚和血瘀的问题，这是客观存在的。虽然这些问题不是引发疾病的主要原因，但不能说对患者没有影响，在治疗时还是应该予以考虑的。我们现在能确定的就是，这个患者不是一个单纯的血虚或血瘀问题，还有其他引发疾病的原因。

从患者最初发病的临床表现分析，当时患者的症状主要部分表现为火热证，如咽喉肿，眼球充血，全身灼热，皮肤充血深红等都是。但在这一系列火热症状当中，偏偏出现了疲乏，于是便出现了两种可能。一是火热实证，由于火热亢盛，耗气伤血，因实致虚，而出现疲乏。这就是中医说的"壮火食气"。另一种可能，患者本身气血不足，一系列火热症状都是虚热。可能有人要问，第二种可能存在吗？患者火热证候这么严重，能是虚火造成的吗？在我们的印象中，似乎虚热应该是那种微微有热，体温可能比正常稍微高一点，或者表现为潮热，总之不太可能是壮热。如果大家回忆一下我们之前学习过的补中益气汤，就应该知道，这种观念是错误的，李东垣用补中益气汤治疗气虚发热，患者的临床表现是"气高而喘，身热而烦，其脉洪大而头痛，或渴不止"。所以虚热一样可以热势很盛，临床症状很剧烈，症状的轻重，不能作为判断虚实的依据。

对于两种可能如何抉择呢？在第一段结尾部分提到，患者的灼热感多起于疲劳之后，后面又说一个月发作两三次，也就是先有疲劳感，后有灼热感，同时疲劳感也并非持续存在，而是和灼热一样是发作性的。前面我们说过，不论是气血亏虚，还是火热耗伤，总归是气血不足之后才会出现疲劳感，而患者的疲劳感是发作性的，也就是说她的气血不足还没有到时时刻刻都会感觉疲劳的程度。患者有 2/3 的时间处于疲劳、灼热的状态，之后随着休养，气血略有恢复，勉强达到平衡，症状消失，但经过短时间的消耗，使得气血低于临界水平，于是开始出现疲劳感，之后发生全身灼热，如此循环往复。如果这些分析成立，患者这种程度的气血虚亏恐怕还难以引起如此强烈的火热证候，因此最有可能的情况就是患者实火与血虚同时存在。在血相对充足的时候，这些实火不足以掀起太大的风浪，但在气血消耗到一定程度之后，对于一般单纯气血亏虚之人可能仅仅表现为疲劳感，而这个患者却因为实火没有了阴血的制约，爆发出一系列火热证候。

通过上述分析，患者实火与气血不足并存，特别是阴血的亏虚。所以治疗应该两者并重，即在养血的同时还要清热泻火。温清散刚好就是养血活血的四物汤与清热泻火的黄连解毒汤合方，恰恰符合治疗方案。其实在临床当中不用像我们这样复杂，反复分析寒热虚实的情况，最简单的做法就像本案医家这样，方证相应。全身灼热、咽喉肿、眼球充血都是火热实证，就用清热泻火；疲劳感，手术史提示虚证，就养血活血。之所以花很多时间来分析背后的疾病发展过程，主要是希望大家能够知其然，知其所以然，这样在临床遇到真正气血不足的高热和火热亢盛的虚弱时，才能有意识地加以区分。中医讲"至虚有盛候，大实有羸象"都是疾病发展到极致而产生与病性相反的假象，所以临床见到互相矛盾的证候，一定要辨别真伪。

二、方剂

（一）文献记载

《万病回春·血崩》:（崩漏）稍久属虚热者，宜养血而清火也。温清散，治妇人经脉不住，或如豆汁，五色相杂，面色萎黄，脐腹刺痛，寒热往来，崩漏不止。

当归、白芍、熟地黄、川芎、黄连、黄芩、黄柏、栀子，各一钱半。上锉一剂，水煎，空心服。

（二）方剂讲解

温清散是明代医家龚廷贤在《万病回春》当中收录的一张名方，《方剂学》教材中没有收录，但临床十分好用。最关键的是，这张方对我们突破组方当中的思维局限，拓宽临床视野都很有帮助。

温清散由黄连解毒汤和四物汤组合而成，黄连解毒汤我们以前专门讲过，是苦寒清热泻火的代表方，这里不再赘述。四物汤我们没有讲，但此前提到的很多补益剂当中都有四物汤的成分，比如八珍汤、人参养荣汤等。四物汤出现得很早，目前最早的记载见于唐代蔺道人的《仙授理伤续断秘方》。这是一部伤科专著，对于伤科而言，最常见的就是瘀血，原书说："凡伤重，肠内有瘀血者用此（四物汤）。"乍一看来，四物汤是用来活血化瘀的。全方一共 4 味药，主要作用就是补血、活血，如果将药物分为两组，则熟地、白芍属于补血组；川芎属于活血组；当归则既能补血，又能活血。由于原方各药剂量等份，所以这样算下来，补血和活血之间的比例是 2.5 : 1.5，因此现在多将本方列为补血剂。

为什么《仙授理伤续断秘方》当中将一张以补血为主的方剂，用来治疗肠道瘀血呢？关键点是前面的"伤重"，也就是患者有重伤失血的疾病史，在这个过程中，损失大量血液，所以患者首先就存在一个血虚的基础，需要补血。但这时候肠内又有瘀血，所以还要活血。瘀血的形成包括两方面，一是各种原因造成的血液运行不畅，二是离经之血尚未排出体外者。患者受伤之后，大量出血，很多未能排出体外的血液会存积在肠道内，形成瘀血，所以需要活血。同时血管内的血量减少，也会造成血液运行不畅，这就是所谓的因虚致瘀，这时候单纯活血只是徒劳，想要根本解决问题还要补血。所以最终四物汤的基本格局就形成了以补血为主，兼用活血，中医将这种补血兼活血的治疗方法称为"和血"。"和"是调和、和调的意思，通过补血、活血来调和血液，最终使之总量和运行均恢复正常，达到和调的状态。中药里面的丹参就是同时兼具养血与活血两方面功效，因此有"一味丹参，功同四物"之说。

四物汤是补血活血的基础方，当我们需要养血时，通常会考虑将四物汤配伍到方剂中，但从原书的描述可以看出，该方的主要治疗作用集中在肠道，宽泛一点说，腹腔或者说下焦的瘀血都可以用本方来治疗，因此现在反而成了妇科常用方。

有些医家认为，由于月经的存在，女性生理上天然就容易血虚，所以补血是妇科最常用的治法。此外，妇科名家罗元恺提出"肾气、天癸、冲任、胞宫"的生殖轴学说影响十分广泛，很多妇科医生对补肝肾、调冲任尤为重视。在此基础上，妇科医生治疗月经病时，补肝肾、补气血、活血化瘀是最常见的三种方法。对于不孕症的患者，听到最多的就是"宫冷不孕"这个词，指胞宫虚寒而导致的不孕，因此如艾附暖宫丸等中药也应用甚广。与此相反，妇科的火热证却很少有人提及，事实上这种证候并不少见，比如《伤寒论》中的热入血室证，就是此类。

温清散用来治疗崩漏，原文说"稍久属虚热者"，从组方来看，黄连解毒汤是清热泻火的峻剂，所以即便患者有实火也可以用，这里的虚更多的是指血虚。由于火热炽盛，迫血妄行，所以月经不止而成崩漏，但随着病程越来越久，患者大量失血，血虚的问题也开始出现。这时候由于阴血不足，可以产生内热，于是进一步加重出血，形成恶性循环。具体的症状包括崩漏，但排下的已经不是正常的经血，而是如豆汁、五色相杂，这种情况经常会让我们联想到很多妇科的恶性肿瘤，临床时一定要提高警惕。面色萎黄是大量出血，导致血虚的表现；脐腹刺痛是兼有瘀血；往来寒热则是热入血室。因此治疗要养血与清热并用，清热才能止血，这是节流；养血才能固本，才能退虚热，这是开源。

（三）用方要点

病性：实热，血虚。

病位：胞宫。

症状：崩漏不止，面色萎黄，往来寒热，脐腹刺痛。

（四）学习启示

《伤寒论》中说，病皆与方相应者乃服之。这是方证相应理论的来源。许多经方学家倡导方证相应思想，对方剂的适应证展开细致而深入的研究。同时也有人反对，认为辨证论治是中医理论体系成熟的标志，方证相应是抛开理论的对号入座，是学术的倒退。其实方证从来就没有抛开中医理论，我们总是说辨证，实际上辨证也是存在不同层次的。一般理解的辨证论治，都是辨病机，比如肝郁气滞、气血两虚，这些都是病机，从病机可以确立治法，进而处方。看似是一个完整的闭环，但其中存在一个巨大的漏洞，就是相同病机下有很多方药可以选择，站在病机角度下，这些方都是正确的。但事实上，两名患者都是肝郁气滞，但用的方也不一样，用错了一样没有效果。有一次我问一名同学，六味地黄丸、左归丸都是补肾阴的，有区别吗？他说地黄丸三补三泻，左归丸纯补不泻。于是我问他，来了两个病人，都是肾阴虚的，你告诉我哪个要用三补三泻，哪个需要纯补不泻？他想了一下，感觉两个方子用起来也差不多。

前面我们讲过，用地黄丸面色㿠白，用左归丸颧红如妆。用地黄丸者可有各种水停征象，如舌体胖，有水肿；用左归丸者则是纯阴虚，形体瘦，舌红瘦小，少苔或无苔。这是多么明显的区别，这就是方证。所以辨证的第二个层次就是辨方证。

回过头来，辨方证不代表不需要辨病机。中医看病实际上是从别阴阳开始的，先从宏观角度，整体上把握大方向。之后再辨八纲，辨卫气营血，辨六经等，概括起来就是定位与定性，这才完成了辨病机的过程。病机准确，治疗的方向与方法基本就没问题了，之后是辨方证、药证，可以算是精细辨证。这样处方用药才能准确，临床疗效才能提高。

日本汉方医学对方证的辨析十分精细，但同时也存在抛弃理论的问题，不论多么精细的方证，如果跳过前面的别阴阳、辨病机等步骤，经常会出现错误。也许两个八竿子打不着的方剂，在适应证上是相似的。我的一个同学，研习方证多年，有一次遇到一个崩漏的患者，根据患者证候看，和温经汤证十分相似，但患者恰好经期感冒，所以我建议用小柴胡汤，一剂而愈。《脾胃论》当中补中益气汤的适应证与白虎汤十分相近，所以李东垣要写《内外伤辨惑论》，强调要先辨别外感与内伤，在某些时候，单从症状是分不清楚的。

所以希望大家不要盲目学习方证，抛开中医的理论，最终很可能真的陷入对号入座。同时也不要轻易地排斥方证，因为这种精细辨证是提高临床疗效的重要途径。

【知识链接】龚廷贤（1522—1619），字子才，号云林山人，江西金溪人（今江西省抚州市金溪县），明代著名医家，有医林状元之称。出身医业世家，其父龚信，字瑞芝，号西园，精通医术，曾任明太医院医官。著有《古今医鉴》。早期习举子业，不第，遂承父业习医。始行医于中州，嘉靖四十五年（1566年）被推荐为太医院吏目。编辑整理《古今医鉴》《种杏仙方》《鲁府禁方》等书，晚年撰写《万病回春》《寿世保元》。其中《万病回春》在日本及朝鲜影响很大，多次刊印。1586年开封瘟疫流行，龚廷贤以二圣救苦丸活人无数。1593年治愈鲁王妃之鼓胀，获"医林状元"之称，并将鲁王府秘藏的验方整理编写为《鲁府禁方》，供医生学习使用。

《序三》（节选）

自轩岐出而《内经》作，世之谈医者宗焉。仓越而下，如刘、张、朱、李，各擅专门，非不称上乘也。第其书浩瀚渊微，未易窥测，且执滞者不能迎刃以中其肯綮，往往投之非症，反以重其膏肓。呜呼舛矣！欲其起死还生，使万病之回春，不可得也。可叹哉！丁丑岁，余惩其弊，集《古今医鉴》《种杏仙方》刊行于世，稍稍传播，卫生或有取焉。频年以来，经历愈多，施济愈验，凡疾者疗之，沉疴顿起，如草木之逢春，生意欣欣向荣，一得之愚，天牖其衷，更有发往昔之所未发者，非敢沾沾以术自玄。而一念与物同春之心，实有不容已也。于是从苦心十祀，祖轩、岐，宗仓、越，法刘、张、朱、李及历代名家，茹其英华，参以己意，详审精密，集成此书，名曰《万病回春》。真有以收天下春于肺腑矣。

（《万病回春》）

读矢数道明医案

学《寿世保元》之清上蠲痛汤

一、医案

慢性头痛

大某，50 岁妇女。初诊于 1979 年 11 月 18 日。

主诉头痛 15 年。消瘦，颜面苍白，虚证之体质。全头痛，惊吓则体动，头搏动性疼痛。因服用镇痛剂而影响胃消化不良，常常引起脑贫血。主诉常有胸苦，心动悸甚，呼吸困难，长期项肩酸痛，眩晕，腰痛。由于尿频数引起排尿后疼痛，口渴喜茶饮。生育 2 个子女，月经 40 岁停止，食欲一般，大便 3~4 日一行，便秘。常常发生身体灼热感，同时出汗，脉弱，血压低，初诊 120/80mmHg，无眩晕感。诊为血症头痛，给予清上蠲痛汤加大黄 0.5g，21日量。

服用此方后，多年之头痛减轻。此后主诉虽有 2 度头痛，但顿服即感轻快，同时以前主诉之胸苦、动悸、排尿后痛、腰痛、灼热感等均基本消除。15年来痛苦已解，心情愉快。继续服用 4 个月，头痛治愈。

（《临床应用汉方处方解说》）

【验案解说】 本节讲的头痛是日本汉方医家矢数道明的一个病案，很多日本汉方医家重视方证，以方证相应作为开方的依据，所以医案当中只是如实地记录病情，并没有辨证分析的过程，本案中诊断的血症头痛也比较笼统。本案用到的清上蠲痛汤出自龚廷贤的《寿世保元》，本身是一个经验方，原书主治一切头痛，这种经验方本身是不讲道理的，有是症用是方，多是一种经验，所以也非常符合很多汉方医家的口味，目前我找到的使用清上蠲痛汤的医案，大部分都来自汉方医家。

既然经验方不讲道理，似乎这个病案就没什么可以多说的，就是头痛，用清上蠲痛汤，四个月痊愈。我们当然不能这样做，病案当中有很多重要信息帮助我们分析病情，同时清上蠲痛汤虽然是经验方，但经验方的背后也蕴含着中医的道理，只有弄清这些道理，才能真正掌握这些传世名方。

头痛 15 年，而且消瘦、面色苍白、食欲一般、汗出、脉弱，都提示患者是一个虚证体质，究竟是什么虚呢？消瘦、身体灼热感是阴虚；面色白、月经 40 岁就停止提示血虚；口渴喜茶、食欲一般是胃中津伤；便秘是阴血不足；所以总体而言是阴血亏虚。再精确一点就是胃津不足兼有心血亏虚，为什么说心血虚？是因为患者经常心悸，同时受到惊吓则身体动摇。这个惊吓则体动一会儿还要再说，先放在这里。

除了阴血不足外，和头痛联系最紧密的是项肩酸痛、腰痛，脖子前面叫颈，后面叫项，从项到腰，都是足太阳膀胱经循行的部位；肩部则与足少阳胆经有关，这些部位酸痛，提示足太阳、少阳经络不通。特别是足太阳经不通，进而影响到膀胱，所以出现尿频，久而久之则有小便后疼痛。再说惊吓则体动，这个症状也可以是两方面原因，一是心血不足，心神失养，所以对外界的惊吓等刺激耐受力降低；二是从胆来考虑，胆腑或胆经有病，影响到胆主决断时，会出现这一典型症状，就是胆怯易惊，同样是对外界刺激敏感。这个患者心血不足，胆经不通，出现这个症状不难理解。

最后一组症状是眩晕、胸苦、呼吸困难，看似没有联系，但都是在上焦，提示患者气血都壅滞于上焦，所以症状都集中在胸膈以上。头痛呈搏动性，是血管性头痛的特征，中医则多从风与血的角度治疗，所以医生的诊断为血症头痛。综合上述情况，患者的病性包括虚实两方面，实的方面为风邪、瘀血阻塞经络，不通则痛，病位主要在上焦，经络以足太阳、少阳为主；虚的方面主要是阴血不足，包括胃中津液亏虚和心血不足两方面。根据这一病机，治疗应当疏风通络，活血止痛为主，兼用滋阴养血，扶正固本。一会儿我们讲清上蠲痛汤时大家就会发现，这张方子虽然说能治一切头痛，但其药物组成主要就是祛风活血药，同时配伍了少量养阴生津药。

本案医家在处方时加入少量大黄，可能是考虑患者便秘的问题，同时大黄还具有活血、清热、止痛的作用，但本案患者便秘主要是血虚肠道失润所致，滋阴养血才是根本，是否加入大黄影响不大。

二、方剂

（一）文献记载

《寿世保元·头痛》：一切头痛主方，不问左右偏正新久，皆效。

清上蠲痛汤

当归（酒洗）一钱，小川芎一钱，白芷一钱，细辛三分，羌活一钱，防风一钱，菊花五分，蔓荆子五分，苍术（米泔浸）一钱，麦冬一钱，独活一钱，生甘草三分，片芩（酒炒）一钱五分。上锉一剂，生姜煎服。

左边痛者，加红花七分，柴胡一钱，龙胆草（酒洗）七分，生地黄一钱；右边痛者，加黄芪一钱，干葛八分；正额上眉骨痛者，食积痰壅，用天麻五分，半夏一钱，山楂一钱，枳实一钱；当头顶痛者，加藁本一钱，大黄（酒洗）一钱；风入脑髓而痛者，加麦门冬一钱，苍耳子一钱，木瓜、荆芥各五分；气血两虚，常有自汗，加黄芪一钱五分，人参、白芍、生地黄各一钱。

（二）方剂讲解

清上蠲痛汤也是龚廷贤收录在《寿世保元》当中的一张名方，虽然历版《方剂学》教材都没有收录，但有医家粗略统计，临床遇到的头痛患者，直接用清上蠲痛汤，50%~60%都有效，这是非常了不起的数据。

从组方结构来看，主要可以分为三大类，一是祛风止痛药，二是活血止痛药，三是各种辅助药。其中祛风止痛药又大体可以分为温、凉两类，温性的祛风药有羌活、独活、防风、白芷、细辛、苍术；凉性的祛风药有菊花、蔓荆子。活血止痛药主要是当归和川芎。剩下的黄芩、麦冬、生甘草归为第三类，有养阴清热解毒的作用，其作用有二，一是不论邪气阻于经络或血脉不通，都有化热可能，而化热以后，火热上攻也会头痛，因此清热有助于治疗头痛；二是养阴药可以防止全方过于燥烈，有顾护阴津的意思在里面。这样分析一下便于了解组方结构，对记住方剂的组成有帮助。但同时可能也给人一种错觉，就是本方有堆砌止痛药的嫌疑，全方有一半是辛温散风止痛药，可以说这类药的大部分都收进来了，然后再从辛凉祛风和活血止痛药里面选两个代表，这个方就差不多了。事实并非如此简单，我们如果想深入理解本方，需要从金元时期著名医家张元素的九味羌活汤说起。

九味羌活汤收录在王好古撰写的《此事难知》，王好古曾先后师事张元素和李东垣，《此事难知》是他在整理老师的医学论述的基础上编撰而成，其中对伤寒六经病证有详细的阐述。其中《上卷·太阳六传·太阳证》记载了九味羌活汤，共九味药，羌活、独活、防风、苍术、细辛、白芷、川芎、黄芩、甘草。原书对各药的作用有详细的阐述，我们来简单归纳一下。九味羌活汤的核心是分经论治，也就是根据药物归经的特点，选择最适合的药物，这种思想对后世的"引经报使"有很大的影响。

我们先来看方剂的结构，首先就是六味祛风散寒药。方中羌活归足太阳经，王好古说："（羌活）治太阳肢节痛君主之药。"白芷归足阳明经，治"阳明头痛在额"。苍术归足太阴经，能够祛风除湿，用在本方当中，主要能够"下安太阴，使邪气不纳传之于足太阴脾"。细辛归足少阴经，治疗少阴头痛。川芎归足厥阴经，治"厥阴头痛在脑"。也就是我们常说的巅顶头痛。防风则是治一身尽痛，可以看作通用的祛风止痛药。这里面少了一个足少阳经，我们可以将黄芩视为足少阳经的药，不过原书是将黄芩、生地两味药作为清热药，"生地黄治少阴心热在内，黄芩治太阴肺热在胸"，合在一起主要是清上焦心肺之热。这两味清热药大概会令人费解，前面六味药都是辛温发散药，而且针对的是足六经，但后面突然出现的两个清热药，不但性质完全相反，而且归经也手足各异。这就需要我们了解张元素创方的初衷。

《伤寒论》太阳病有伤寒、中风两种，分别用麻黄汤和桂枝汤治疗。按照《此事难知》的说法，发热、恶寒、无汗是伤寒症，但如果反而出现脉浮缓，这种是"伤寒得伤风脉"。反之，发热、汗出、恶风是中风症，却出现浮紧脉，称为"伤风得伤寒脉"。这两种情况要用大青龙汤来治疗，因为大青龙汤是麻、桂合方，但是大青龙汤过于峻猛，所以也可以考虑用桂枝麻黄各半汤。但后人总结《伤寒论》无汗用麻黄，有汗用桂枝的规律，同时提出三阳病的治疗禁忌，所以不论怎样，用麻桂剂总归是不保险。因此张元素创九味羌活汤，代替大青龙汤，能够发挥其功效，但不会触犯禁忌证，可以放心使用。

这样我们就明白，九味羌活汤证和大青龙汤证相似，都是表寒里热，羌活散寒不论有汗无汗都可以用，所以自金元以后，羌防剂逐渐代替麻桂剂，成为治疗外感的主流。另一方面，大青龙汤证用石膏治疗里热，但其里热证的表现是烦躁，按照《伤寒论》的用药规律，石膏主要用于阳明热，表现为口渴、汗出、高热等，烦躁则是上焦心胸有热，所以张元素则直接改为黄芩、生地黄的组合。方中最后一味药是甘草，主要用来缓里急，调和诸药。至此九味羌活汤的结构就清晰了，一是发散风寒，祛湿止痛；二是清上焦心肺之热。发散风寒又并不专于一经，而是体现了分经论治的思想。在方后注中有这样一段话："以上九味，虽为一方，然亦不可执，执中无权，犹执一也。当视其经络前后左右之不同，从其多少大小轻重之不一，增损用之，其效如神。"这段话的关键就是"不可执"，也就是不可执着于各个药物之间的君臣佐使关系，不要将其看作固定的组合，哪一经的病最重，就要重点治疗哪一经。所以方中的每一味药都非必不可少，都可根据具体病情进行加减。

适应证方面，首先就是伤寒的头项强痛，恶寒，发热，同时有苍术祛湿，所以患者还可能出现一身酸重疼痛，还有就是热郁上焦的烦躁。《此事难知》中说："不独解利伤寒，治杂病有神。"可见张元素虽然把它当作大青龙汤的代替品，但从来没有将其局限在治疗伤寒上，而是兼顾各种杂病。从其适应证来看，最主要的就是治疗各种疼痛，其中头项强痛更是重中之重。

回过头来再看清上蠲痛汤，里面包含了九味羌活汤中的8味药，仅去掉了生地，可能是因为生地在治疗头痛方面没有特别的效用。同时加入了独活、菊花、蔓荆子、当归、麦冬等5味药。独活和羌活是一对，都是祛风湿止痛药，但羌活重点在上半身，独活在下半身，凑在一起全身都包括在内了。因为足太阳膀胱经从头到脚，是分布最广的一条经脉，羌活、独活配合在一起，才能完整的覆盖整个足太阳经。菊花和蔓荆子是凉性的清利头目药，都能入肝经，是对川芎的补充，毕竟川芎还要算作血药，所以补充两味入厥阴经的风药。最后剩下当归、麦冬，滋阴养血，前面说了，这样也能减缓整个方剂的燥烈之性。

可以看出，经过清上蠲痛汤的加减，各经的止痛药基本已经齐备。头为一身之巅，而高巅之上，唯风独到，所以整个方剂以风药为主，共计8味风药，占了一多半。也正因为如此，《寿世保元》才敢说："一切头痛主方，不问左右偏正新久，皆效。"方后还附有六种加减法，左边痛是血问题，所以加红花、生地，同时肝左升，所以用柴胡、龙胆草入肝经。右侧是气的问题，所以加黄芪、葛根。眉棱骨痛是阳明头痛，可能是胃肠道的问题，所以说食积痰壅，用天麻、半夏化痰，山楂、枳实消食行气。头顶痛用专药藁本，加酒大黄釜底抽薪。风入脑髓，古称脑风，《素问·风论》："风气循风府而上，则为脑风。"苍耳子能治鼻渊，鼻渊又称"脑漏""脑渊"，所以古人认为苍耳子的作用能入脑，称其上通脑顶，下行足膝，所以用来治疗风入脑髓；荆芥加强祛风的力量，这两味药都是为风邪所设。麦冬原本就有，这里是增加用量，可能与增加苍耳、荆芥等风药有关，加强养阴药的用量，保持平衡。木瓜主要用来治疗湿痹拘挛，吐泻转筋等，没有明确的祛风止痛作用，用在此处的原因不太清楚，可能是经验用药。气血两虚，加黄芪、人参益气；白芍、生地养血，加上本来就有的川芎、当归，等于用了完整的四物汤。

（三）用方要点

病性：以风为主的多种邪气。

病位：头部，按部位分经论治。

症状：头痛。

（四）学习启示

中医有一些通治方，也有不少以通治方命名的书，所谓通治方就是能够治疗某一类或者某些疾病的主方。比如清上蠲痛汤就是治疗头痛的通治方，能够治疗一切头痛。国医大师余瀛鳌认为："通治方即通用方，是治疗某些病证的主方，具备疗效比较确切、药性相对平和及照顾病况较全面的特点。"有些古代的中医名家也有类似的观点，如徐灵胎在《兰台轨范》的序中就说："一病必有主方，一方必有主药。……千变万化之中，实有一定不移之法。"所以治病时根据疾病确定主方，然后再根据具体证候的变化，加减化裁。

也有些医家不太认同通治方，如吴鞠通在《温病条辨·解儿难·万物各有偏胜论》提出："天下有一方而可以统治四时者乎？宜春者即不宜夏，宜春夏者更不宜秋冬。余一生体认物情，只有五谷作饭。可以统治四时饿病，其他未之闻也。"

我们可以换一个角度理解，很多疾病有其自身的规律，疾病的不同证型或者一些相似疾病之间可以找到一些共性，并根据这些共性提出通治方，但最终还要根据实际证候，或者在通治方基础上加减化裁，或者根据辨证结果立法选方。通治方的好处是为医生提供一个初步的思路与方向，但最终还是要以辨证为依据。

【知识链接】

三叉神经痛（森田幸门医案）

57岁妇女，经过很多医院诊治，被诊为三叉神经痛。30年前，当时大阪大学外科德国教授赫陆得路先生为诊治三叉神经之专家。此妇人虽接受了该教授之诊治，但该教授主张行半月状神经节切除，妇女因恐惧手术而来余诊所，当时余经验亦不足，没有自信心，查阅各种参考书，无意中试投龚廷贤《寿世保元》头痛门处方清上蠲痛汤。《寿世保元》为龚廷贤集30年时间，选述《万病回春》之经验，其间以丰富之临床经验为基础改写而成，被评价为高水平之临床书籍。投与此书所载之清上蠲痛汤，当时无充分把握，以不安和万一侥幸之心情期待着有何反应和结果。幸运如何呢？此方服用1日疼痛减半，约服用1个月即痊愈。

（《临床应用汉方处方解说》）

读张文选医案

学《伤寒瘟疫条辨》之升降散

一、医案

失眠烦躁伴阳痿早泄

李某，男，35 岁。2005 年 9 月 13 日初诊。

素有早泄，有时阳痿不举，长期失眠，甚至彻夜不眠，疲惫不堪，心烦急躁，曾请多位中医治疗，均用补肾生精强阳法，越治越烦躁，早泄或阳痿毫无改观，小便臊臭，大便偏干，有时心悸。舌红赤，舌尖起刺，苔黄略腻，脉弦滑略数。从脉舌辨为升降散证。

处方：生大黄 8g，片姜黄 10g，僵蚕 10g，红人参 3g，蜂蜜 3 匙，黄酒 150ml，7 剂，水煎服。

2005 年 9 月 20 日二诊：服药 1 剂，泻稀便 2 次，当晚酣睡 6 个小时，第 2 天大便正常。心烦、心悸减轻，服药期间性生活一次，已经成功。上方生大黄增为 10g，红参增为 5g，继服 7 剂。性功能增强，早泄、阳痿痊愈。

（《温病方证与杂病辨治》）

【验案解说】 这是一个带我们突破思维局限的病案，在惯性思维中，失眠对应的是心神不安，治疗要养心安神，所以炒枣仁、远志等安神药几乎出现在每一张治疗失眠的处方中。阳痿和早泄则是男科疾病，一般会考虑肾虚，多用温肾壮阳，补肾益精之品治疗。当失眠与阳痿同时出现时，我们自然就会将其归入虚证范畴，考虑如何温肾壮阳，如何补血养心，所以在患病以后，虽然更换了多位中医，但治疗全部以补法为主，即使没有疗效，甚至服药后烦躁反增，仍然不思改变，可见惯性思维的强大。

中医讲"察色按脉，先别阴阳"，舌红起刺，苔黄腻，脉弦滑无一不提示实热证，心烦急躁，小便骚臭，大便偏干也是火热证的表现。这种时候反而用温补之品，无异火上浇油，所以患者服药后症状反而加重，心烦更甚。有人可能会问，患者除了阳痿、早泄、失眠之外，还有疲惫不堪、心悸等症，难道不是虚证。对于一个长期失眠，甚至彻夜不眠的患者，如果没有疲惫不堪，甚至精神旺盛反而是坏事，那是火热亢盛到一定程度的表现。心悸也并非只有心血亏虚一种诱因，火热扰动心神一样会心悸。所以患者的证候性质以火热实证为主，同时由于长期失眠，又服用大量温补之品，致使火热亢盛，耗气伤津，所以多少也有一点津气亏虚的问题存在。治疗应当清热泻火为主，至于损耗的那些津气，可以补也可以不补。既可以在清热泻火方中，少佐益气之品，也可先清后补，先用清热泻火药解决主要矛盾，等火热清泻得差不多时，根据患者正气亏虚的情况，酌情选择补益之品，或食疗康复。

在确定基本治法之后，关键问题是清热泻火药怎么选？这个患者上焦的心火固然可以用黄连、连翘等苦寒药来清，但下焦的火怎么办？由于肾主封藏，所以有"肾无实证"的说法，当然有医家认为这个观点是错误的，可以说"肾病多虚"，但不能说"肾无实证"。且不论这个观点是否正确，似乎中医里面也没有专门"清肾火"的说法，黄柏能够清下焦热，但也没有说专门能清肾火。所以黄连解毒汤这类方可以考虑，但似乎总是有点不完美。

对于心肾同病，中医有一个词，叫"心肾不交"，心属火，肾属水，正常情况下，肾水要能够上济心阴，心火要下济肾阳，这样就能处于"水火既济"的状态。反之如果肾水不能上济心阴，则心火独亢于上；心火不能下济肾阳，则肾水独寒于下，临床就会出现上热下寒证，这就是所谓的"心肾不交"，治疗要想办法"交通心肾"，代表方有一个交泰丸，用黄连降心火，肉桂温肾阳。虽然本案并不属于心肾不交，但都是心肾同病，所以在治疗当中要多考虑如何沟通心肾之间的联系，而不是单纯地清火热。由于心火在上，需要下降；肾水在下，需要上升，于是一升一降，让我们想到了一个非常著名的方子：升降散。

升降散本来也是民间治疫的经验方，经过长期发展，最终由清代的杨栗山正式命名。具体过程我们后面讲方子的时候再说，但单听方名，绝对想不到这个方子是治瘟疫的，更多的会觉得用它来调畅气机升降很合适。升降散一共四味药，大黄、姜黄主降，僵蚕、蝉蜕主升，所以叫升降散。本案中去掉蝉蜕，因为蝉蜕虽然主升，但更主要的是向外达表的，和本病关系不大，所以不用。加入红人参是考虑患者久病，加之火热耗气，所以用来辅助正气，用量仅有3g，起辅助作用。米酒和蜂蜜都是原方当中要求的，"米酒为引，蜂蜜为导"，后面讲方子的时候再详细说。

需要补充说明的是，一般情况下，火热证候在男科中以阳强多见，为何本案反而阳痿？这就是物极必反，盛极反衰的道理。患者素有早泄，有时阳痿，但经过温补治疗后，反而加重。从首次服药期间，性生活一次已能成功的表述来看，患者就诊时已经经历了从有时阳痿、加重到完全不举的过程，也进一步说明热极则反为阳痿。

二、方剂

（一）文献记载

《伤寒瘟疫条辨》（节选）

温病亦杂气中之一也，表里三焦大热，其证治不可名状者，此方（升降散）主之。

如头痛眩晕，胸膈胀闷，心腹疼痛，呕哕吐食者；如内烧作渴，上吐下泻，身不发热者；如憎寒壮热，一身关节酸痛，饮水无度者；如四肢厥冷，身凉如冰，而气喷如火，烦躁不宁者；如身热如火，烦渴引饮，头面猝肿，其大如斗者；如咽喉肿痛，痰涎壅盛，滴水不能下咽者。

如遍身红肿，发块如瘤者；如斑疹杂出，有似丹毒风疮者；如胸高胁起胀痛，呕如血汁者；如血从口鼻出或目出，或牙缝出、毛孔出者；如血从大便出，甚如烂瓜肉、屋漏水者；如小便涩淋如血，滴点作疼不可忍者；如小便不通，大便火泻无度，腹痛肠鸣如雷者；如便清泻白，足重难移者；如肉瞤筋惕者；如舌卷囊缩者；或舌出寸许，绞扰不住，音声不出者。

如谵语狂乱，不省人事，如醉如痴者；如头痛如破，腰痛如折，满面红肿，目不能开者；如热盛神昏，形如醉人，哭笑无常，目不能闭者；如手舞足蹈，见神见鬼，似疯癫狂祟者；如误服发汗之药，变为亡阳之证，而发狂叫跳，或昏不识人者。

外证不同，受邪不一，凡未曾服过他药者，无论十日、半月、一月，但服此散，无不辄效。

是方以僵蚕为君，蝉蜕为臣，姜黄为佐，大黄为使，米酒为引，蜂蜜为导，六法俱备，而方乃成。僵蚕味辛苦气薄，喜燥恶湿，得天地清化之气，轻浮而升阳中之阳，故能胜风除湿，清热解郁，从治膀胱相火，引清气上朝于口，散逆浊结滞之痰也；蝉蜕气寒无毒，味咸且甘，为清虚之品，能祛风而胜湿，涤热而解毒；姜黄气味辛苦，性温，无毒，祛邪伐恶，行气散郁，能入心脾二经，建功辟疫；大黄味苦，大寒无毒，上下通行，亢盛之阳，非此莫抑；米酒性大热，味辛苦而甘，令饮冷酒，欲其行迟，传化以渐，上行头面，下达足膝，外周毛孔，内通脏腑经络，驱逐邪气，无处不到；蜂蜜甘平无毒，其性大凉，主治丹毒斑疹，腹内留热，呕吐便秘，欲其清热润燥，而自散温毒也。盖取僵蚕、蝉蜕，升阳中之清阳；姜黄、大黄，降阴中之浊阴，一升一降，内外通和，而杂气之流毒顿消矣。

（二）方剂讲解

升降散的名字起得很好，让我们很容易联想到调节气机的升降，从里面的药味作用趋向来看，僵蚕、蝉蜕主升，大黄、姜黄主降，这也没有问题，所以杨栗山在方解里面说"盖取僵蚕、蝉蜕，升阳中之清阳；姜黄、大黄，降阴中之浊阴。"由于《方剂学》教材里面没有选录本方，所以最初也是听别人说，后来见到有老师用，就跑去问，结果是讲到两升两降就结束了，后面的问题也没有人讲清楚，因此一直以为这应该是调气机的方，但总是不明白，调节气机升降怎么就用来治疗发热了？同时还有另外一个疑问，调节气机升降的药很多，升阳药里面柴胡、升麻、葛根都比僵蚕、蝉蜕常用；降的药也很多，杏仁、牛膝、旋覆花，为什么要用到这么猛烈的大黄？这就是没有仔细阅读原著的结果，其实杨栗山已经说得很清楚，在讲完两升两降之后，后面紧跟着说："一升一降，内外通和，而杂气之流毒顿消矣。"大家仔细体会，这里面让我们最关注的所谓升降其实只是手段，最终目的是解决"杂气流毒"，是用来治疫的。前面说的柴胡、升麻、牛膝、旋覆花等，虽然能升降气机，但不像升降散的四味药有悠久的抗疫历史。升降散本身也是从治疗疫病的经验方发展起来，是先有临床，后有理论，升降的提法也是杨栗山用来解释该方临床疗效的模型。

在升降散形成的过程中，有几个关键点需要说明。第一个关键人物是张子和，在他的《儒门事亲》中记载了当时流行的这样一首歌谣，"人间治疫有仙方，一两僵蚕二大黄，姜汁为丸如弹大，井花调蜜便清凉"。从歌谣就可以看出，这张方是长期流传于民间的一首治疫经验方，里面用了两味药，僵蚕和大黄，刚好也是一升一降，可以说这就是升降散最初的雏形。张子和的贡献在于发现并收录了这张方，也正是由于张子和的收录，才引起医学界的广泛关注。此后元代的《御药院方》，明代的《普济方》都收录了本方，《普济方》当中将本方命名为"夺命丹"，夺命就是挽救生命，但给人一种从死神手里抢夺生命的紧迫感。

第二个关键人物就是我们最近一直提到的龚廷贤，万历二十一年（1593 年）鲁王妃得了鼓胀病，遍请名医治疗无效，后经人推荐，请龚廷贤前来治疗，服药一两剂，就获得了明显效果，此后坚持调理，最终痊愈。鲁王十分高兴，赞誉龚廷贤为"天下医之魁首"，并赠以"医林状元"匾额。此外，为表感谢，还赠送千金，但龚廷贤坚辞不受，提出观看王府所藏秘方的请求，得到鲁王许可。此后龚廷贤将这些秘方精心筛选，编辑整理成书，于1594年由鲁王府出资刊印，名为《鲁府禁方》。书中记载"内府仙方"，"治肿项大头病。僵蚕二两，姜黄、蝉蜕各二钱半"。这个病就是"大头瘟"也叫"虾蟆瘟"，类似于现在所说的流行性腮腺炎等疾病。在龚廷贤的另一部著作《万病回春》（1587年）当中也记载了一首"内府仙方"，两者主治病症相同，但《万病回春》的"内府仙方"当中多了大黄四两。从时间上看，《万病回春》在前，因此可能龚廷贤在更早的时候就得到了"内府仙方"，收录在《万病回春》当中，后来整理《鲁府禁方》时，再次收录。方中大黄也可能是龚廷贤所加，由于《万病回春》属于著述，龚廷贤完全可以根据个人经验在方中增补了大黄，而《鲁府禁方》是文献资料整理，所以选择保持方剂原貌。所以说龚廷贤对升降散组方结构的定型作出了重要贡献。

第三个人是清代陈良佐，雍正癸卯年（1723年），豫省（今河南省）饥荒及热疫肆虐，于是他"定方普救"，因"药平功神，见效极速"，于是在他的著作《二分析义》当中记载了这张方，命名"陪赈散"，赈是赈灾，赈济瘟疫带来的灾难。根据《陪赈散论说》记载："此方群书不载，亦非师传。""非敢曰自裁，实杜撰之方也。"陈良佐并没有见到龚廷贤的著作，这张方是他个人创立的，这种说法有些可疑，但毕竟古代信息传递不便，也不排除陈氏独具心裁，暗合古人这种可能。不管他这张方怎么来的，关键是杨栗山是看到了《二分析义》才开始关注这张方，并最终将其发扬光大。

升降散的适应证，在《鲁府禁方》当中记载得非常简单，仅仅用来治疗大头瘟，但是到了《伤寒瘟疫条辨》，就变成治疗各种瘟疫的主方。病机是表里三焦大热，也就是全身上下内外全都热。具体的临床表现写了很多，我们不一一列举，但大体而言，这些症状可以分为四类。第一类是从头到脚的各种火热证，比如火热上攻的头痛、头晕、头面肿；上焦火热的咽喉肿痛、胸膈胀闷、烦躁不宁、气喷如火；中焦火热的呕吐、口渴；全身性的憎寒、壮热、关节疼痛；热极的四肢厥冷、身凉如冰等。第二类是热盛动血，如斑疹杂出、呕如血汁、口鼻出血、齿衄、便血、尿血等。第三类是热盛动风证，如筋惕肉眴、舌卷囊缩等。第四类是热扰神智，如谵语狂乱、不省人事、形如醉人、哭笑无常、手舞足蹈、见神见鬼等。

《伤寒瘟疫条辨》中，温病总计15方，根据病情轻重不同，遵循轻则清之，重则泻之的原则，各有不同的处方，但升降散是其总方，轻重均可应用，可见本方在杨栗山心中的地位。

（三）用方要点

病性：火热。

病位：头面为主，遍及三焦。

症状：高热，口渴，烦躁，头面肿大，咽喉肿痛。

（四）学习启示

《素问·痿论篇》提出"治痿独取阳明"的原则，按照其本意，是因为阳明为"五脏六腑之海"能够受纳水谷精微，化生气血，营养宗筋。所以说阳明能够"主润宗筋"。而宗筋又具有约束骨骼，滑利关节的作用，骨骼、关节都是人运动的关键，所以如果宗筋松弛，就会造成下肢的运动障碍，"足痿不用"。所以"治痿独取阳明"的本意是指治疗下肢痿废不用的"痿症"。后世医家对这一原则进行了发挥，比如将痿的含义扩大到"阳痿"。《灵枢·经筋》中提到足阳明经筋的直行分支聚于阴器。还提到阳明有热，则"筋弛纵缓不胜收"。从而成为从阳明治疗"阳痿"的理论依据。本案患者阳痿，用补益药不效，最终以升降散祛三焦之火热，治愈阳痿。虽然不是独取阳明，但病性同属火热，病位包括阳明，可以看作是对这一理论的拓展与应用。

【知识链接】

陪赈散方论

窃谓岁饥有赈，凡赈济之间，不可无此药以陪之，故曰陪赈散。散者，散也，专望有位之君子，以及草野慕义之士，随力施济，散给于人，以寿民也，此陪赈散命名之意也。

此方群书不载，亦非师传。予以天下后世百万生民之性命为重，是以日不暇食，夜不就寐，以半生之辛苦，尽卒于此。从此一隅三反而悟其旨，辄由触类旁通而得其要归，自阅历以造其精微而验其神妙，非敢曰自裁，实杜撰之方也。

此药计重一钱八分二厘五毫，下咽即苏，半日痊愈，全活者不可胜计，二十余年来并不受值。须知铁遇神砂如泥似粉，石经鹤粪化作神飞，若以陪赈散而治疫病，虽数千百万人服之皆霍然痊愈也，诚卫生之仙丹，实保民之至宝，不可视为泛常之药而忽之也。

每岁自交春分后至秋分前一百八十二日之间，但有后开诸病，俱可服之。若一交秋分后，及未交春分前，即有疫证，此药俱不可服。须知立方之旨专为热疫起见也。至于寒疫，古人议论纷纭迭出，详且尽也，奚庸多赘。若谬以治寒疫之古方而治今人之热疫，则热疫之人奚罪焉。此陪赈散之所以不得已也。窃观古今之医书，非不有时疫瘟证之条，然皆编入于伤寒部中，其所论之病无非寒疫，其所用之药，名虽谓治疫，实乃治伤寒热病之方也。予窃谓此等方，但治寒疫未尝不验，若误治春分后之热疫，是加之以病而速其死也，可不慎欤！

（《二分析义》）

读赖良蒲医案

学《景岳全书》之玉女煎

一、医案

鼻　衄

杨某，男，20岁，萍乡人。

症状：1934年春初，壮热烦渴，头痛眩晕，口臭，气促，鼻衄如涌泉。脉象浮洪，舌苔黄糙。

诊断：胃火上炎，迫血上溢。

疗法：议用清胃育阴法，以玉女煎加味治之。生石膏一两，生地黄六钱，知母四钱，麦门冬三钱，怀牛膝三钱，炒大黄三钱，黑荆芥二钱，茅根八钱。水煎服。

4剂衄止，10剂痊愈。改进知柏地黄丸收功。

（《蒲园医案》）

【验案解说】　鼻衄就是鼻子出血，小孩子很常见，大部分不用治疗，但如果出血很多，止不住，也会引起很严重的后果。现代耳鼻喉科各种技术设备发展迅猛，有很多止血的方法，但仍然有一部分患者，即使一时能够止血，也会经常反复出血，又不能每次都跑到医院去止血，所以多半回来求助中医。在中医看来，鼻衄也是血证的一种，属于出血的问题，大体来说要么火热炽盛，血热妄行；要么正气亏虚，不能固摄血液，又以脾不统血多见。所以中医治疗，重点不在止血，而是根据患者体质状况，解决导致出血的原因。

这则医案发生在1934年，处于民国时期，当时西医虽然不如现在这么发达，但是在耳鼻喉科也有"焊血管法"，这种方法何时传入中国不太清楚，至少在清末已经有相关的记载，而且现在也还在沿用，称为"电凝止血法"，道理也很简单，既然血是从血管里面出来的，鼻衄时候鼻子里的血管破损，我用器械将鼻子里面的血管"焊"上，自然就能止血。但中医不这么想问题，既然原本好好的血管，也没有外力作用，自己就能破了出血，一定有人体内在的原因。就好像火山要爆发，必然是地球内部原因，就算把火山口堵上，也会从别的地方出来。所以鼻衄如果比较严重，即使"焊"上血管，迟早也会从旁边再出血。此前读过一则医案，患者鼻衄不止，西医用"焊血管法"止血，多次之后，鼻子不出血了，改为口中出血。所以中医一定要找到出血的内在原因，调整患者体质，否则很难根治。

本案患者的证候很典型，壮热烦渴，头痛眩晕，口臭，气促，都是火热炽盛之象，舌苔黄糙，脉洪也属实热证。一般认为肺开窍于鼻，脾胃开窍于口，所以鼻衄多考虑肺热，吐血或口腔出血才考虑胃热，但本案明明是鼻衄，为什么直接诊断为胃火上炎呢？里面有两个关键症状指向了胃，一是烦渴，这是胃热津伤的表现，白虎汤证当中的口大渴，喜欢喝凉水，就是种类型，由于胃中火热炽盛，又损伤了津液，所以要喝凉水，一方面降胃热，一方面补胃津。第二个症状是口臭，这也是胃热的表现之一，口中异味，口气灼热，以及这里说的口臭，都提示胃中火热较盛。除了这两个症状，洪脉也是另一个重要线索，洪脉的特征是"拍拍而浮，来盛去衰"，是盛大到了极致，走向衰落的表现，所以叫"来盛去衰"，因此洪脉本身就隐含了正气开始出现亏虚的问题。《伤寒论》用白虎汤的时候是滑脉，等到患者出现了洪脉时，就要用白虎加人参汤了，就是因为洪脉提示正气已虚，需要用一点人参扶正。所以本案患者以胃火上炎为主，同时火热也损伤了胃中津液。治疗就需要在清胃火的同时，补充胃中津液，方用玉女煎。

实际处方中，原本的熟地黄改为生地黄，从玉女煎的适应证来看，这种火热炽盛，津液亏虚的证候，确实具有清热、凉血、养阴作用的生地黄比熟地更合适，原方用熟地黄大概与张景岳的个人习惯有关。另外方中还加入了大黄、黑荆芥、茅根，都是具有凉血止血作用的药物，其中大黄为了缓和泻下作用，选用了炒大黄；荆芥炒炭入血，是止衄的良药。

二、方剂

（一）文献记载

（1）《景岳全书·新方八阵·寒阵》：治水亏火盛，六脉浮洪滑大，少阴不足，阳明有余，烦热干渴，头痛牙疼，失血等证，如神。若大便溏泄者，乃非所宜。

生石膏三五钱，熟地三五钱或一两，麦冬二钱，知母、牛膝各钱半。水一盅半，煎七分，温服或冷服。如火盛极者，加栀子、地骨皮之属亦可；如多汗多渴者，加北五味十四粒；如小水不利，或火不能降者，加泽泻一钱五分，或茯苓亦可；如金水俱亏，因精损气者，加人参二三钱尤妙。

（2）《景岳全书·伤寒典下·发斑》：阴虚水亏，血热发斑者，玉女煎。

（3）《景岳全书·伤寒典下·伤寒治例》：玉女煎，大寒，凡阴虚水亏，阳明火盛，烦渴内热者宜此。

（4）《景岳全书·杂证谟·痉证》：痉有兼火者，必脉见洪滑，证见烦热，宜一阴煎，或加减一阴煎主之。若火盛之甚，以致阴血涸燥者，不得不先去其火，宜清化饮、保阴煎、玉女煎之类主之。

（5）《景岳全书·杂证谟·瘟疫》：若少阴水亏，阳明火盛，热渴失血，牙痛便结，脉空作喘，而邪不能解者，宜玉女煎。

（6）《景岳全书·杂证谟·寒热》：肾虚兼胃火者，玉女煎。

（7）《景岳全书·杂证谟·消渴》：若水亏于下，火炎于上，有不得不清者，宜玉女煎，或加减一阴煎之类主之。

（8）《景岳全书·杂证谟·喘促》：若火在阴分，宜玉女煎主之，然惟夏月或有此证。

（9）《景岳全书·杂证谟·头痛》：阴虚头痛，即血虚之属也，凡久病者多有之。其证多因水亏，所以虚火易动，火动则痛，必兼烦热、内热等证，治宜壮水为主，当用滋阴八味煎、加减一阴煎、玉女煎之类主之。火微者，宜六味地黄丸、四物汤、三阴煎、左归饮之类主之。

（10）《景岳全书·杂证谟·齿牙》：若肾阴本虚，胃火复盛，上实下虚，而为热渴肿痛者，玉女煎为最妙。

（11）《景岳全书·杂证谟·血证》：若胃火炽盛而兼阴虚水亏者，宜玉女煎。

又云：阴虚有火而病为齿衄者，其证或多燥渴，或见消瘦，或神气困倦，或小水短涩而热，或六脉浮大而豁。此虽阳明有余，而亦少阴不足，宜玉女煎主之。

（12）《景岳全书·杂证谟·内热证》：阳明火盛，兼少阴水亏者，玉女煎。

（13）《方剂学》：清胃热，滋肾阴。主治：胃热阴虚证。头痛，牙痛，齿松牙衄，烦热干渴，舌红苔黄而干。亦治消渴，消谷善饥等。

（二）方剂讲解

玉女煎记载于《景岳全书·新方八阵·寒阵》，按照张景岳的说法："寒方之制，为清火也，为除热也。"也就是《黄帝内经》"治热以寒"的意思。玉女煎的组方很简单，只有5味药，但可以分为3组。第一组是石膏、知母，这是白虎汤当中的经典组合。我们以前讲过知柏地黄丸、大补阴丸等，都能滋阴降火，单从病机来讲，都可以概括为水亏火盛，但这些方都用知、柏来泻火，而玉女煎则用石膏配知母，这是由于患者的病位不同。黄柏擅清下焦湿热，所以知、柏的组合主要用于治疗肾阴不足导致的阴虚火旺，病位在下焦；石膏、知母则是清阳明胃热的组合，所以玉女煎的火主要是胃热。第二组药是养阴的熟地和麦冬，熟地补肾，而麦冬则为甘寒育阴之品，主要用来补肺、胃之津液，所以患者的水亏包括肾虚和胃阴不足两方面问题。最后就是牛膝，具有活血化瘀，补肝肾、强筋骨，引热下行等作用，因此常用来治疗虚火上炎，以及各种出血。后面的加减基本是对这3组功效的补充，比如火热极盛者，加栀子、地骨皮，增强清热的作用，是对石膏、知母的补充。出汗过多，是阴不敛阳，所以加五味子酸敛，这与地黄丸加五味子化裁为都气丸一样。火不能降加泽泻、茯苓，实际上是对牛膝的补充。这里的火不能降，除了中上焦的火热证不能缓解外，应该还有小便不利的问题。这种情况主要是因阴虚而阳亢于上，下焦反而阳气不足，膀胱不能气化，所以通过利小便的方法，恢复膀胱气化功能，有助于阳气的沉降，这也就是叶天士所说的"通阳不在温，而在利小便"。最后一类则多见于久病患者，火热耗气，导致肺气亏虚，所以称为"金水俱亏"，加人参补气生津。

适应证方面我们可以围绕胃热津亏这一核心来理解。首先是胃中津液受损，最直接的表现就是口干、口渴，严重者还会出现消渴，此外进一步影响到肠道的津液，患者大便往往偏干。其次火热上炎则会出现一系列上焦火热证，比如火热扰心则会出现心烦；火热迫肺则会出现喘促；向上则出现头痛、牙痛等头面部的火热证。进一步发展，热盛动血，则会出现一系列的出血，其中最常见的是牙龈出血以及发斑。最后火热引发的全身性表现就是发热，既可以治疗瘟疫及外感发热，也可以治疗阴虚内热。

吴鞠通在《温病条辨》当中还用本方加减，治疗上焦温病的气血两燔证，其特点就是在气分高热的同时，还兼有发斑等动血的表现。吴鞠通的用法是玉女煎去牛膝加玄参，主要因为牛膝的作用是趋下的，而患者病在上焦，所以改为玄参。同时玄参具有很好的凉血作用，适合用来治疗血热妄行的各种出血。

《伤寒论》里面有一张竹叶石膏汤，治疗"伤寒解后，虚羸少气，气逆欲吐"。里面清热用的是石膏、竹叶，养阴用的是麦冬。益气生津的人参在玉女煎的加减法中也有。区别在于竹叶石膏汤用半夏、粳米和胃降逆，解决"欲吐"的问题；玉女煎用熟地，说明还有肾阴不足的问题，另外还有牛膝引热下行。所以竹叶石膏汤治疗的是伤寒余热未清，同时气阴两虚；玉女煎热势盛于竹叶石膏汤证，同时以阴虚为主。

张锡纯的《医学衷中参西录》中有益胃汤，用生地、麦冬、沙参、玉竹、冰糖，主要治疗胃阴虚，表现为胃脘灼热，隐隐疼痛。同时也会出现口干、口渴、大便干结，甚至消渴等症。但益胃汤清火力量不强，主要用来养阴。

（三）用方要点

病性：阴虚。

病位：胃。

症状：牙痛，齿衄，头痛，烦热，口干。

（四）学习启示

经络循行是中医的基本功，临床很多时候都要考虑经络与疾病的关系。本案鼻衄，按照常规的想法，肺开窍于鼻，所以一般考虑肺热。但患者的症状却集中在胃，烦渴、口臭等都是胃热炽盛的表现。所以辨证时以胃热为核心，肺热和鼻衄是胃火上炎的结果。《黄帝内经》讲肺经的循行时说得很清楚，"（肺经）起于中焦，下络大肠，还循胃口，上膈属肺"。所以肺与胃有经络相连，病理上自然可以相互影响。不仅火邪如此，寒邪也是一样。如"形寒寒饮伤肺"，形寒好理解，因为肺合皮毛，外寒通过皮毛而伤肺，这是"形寒"；寒饮则是入胃，除了直接损伤脾胃阳气外，还可以通过经络，进一步影响肺，这是"寒饮"伤肺。

由此可见，临床时思维应开阔，要能够想到更多可能的问题。但同时也要有深厚的理论功底，做出病因病机假设的时候，既要有证候依据，也要理论上讲得通。

【知识链接】

玉女煎方论

人之真阴充足，水火均平，决不致有火盛之病。若肺肾真阴不足，不能濡润于胃，胃汁干枯，一受火邪，则燎原之势而为似白虎之证矣；方中熟地、牛膝以滋肾水，麦冬以保肺金，知母上益肺阴，下滋肾水，能治阳明独胜之火，石膏甘寒质重，独入阳明，清胃中有余之热。虽然，理虽如此，而其中熟地一味，若胃火炽盛者，尤宜斟酌用之，即虚火之证，亦宜改用生地为是，在用方者神而明之，变而通之可也。

（《成方便读》）

读刘渡舟医案

学《景岳全书》之化肝煎

一、医案

腹胀痛旁连两胁

林某，男，49 岁。1992 年 1 月 4 日初诊。

腹部胀满疼痛半年，屡治不验。胀满每于情志急躁时加重，旁连两胁。坐卧不宁，身热，口苦，目赤，小便短涩，大便正常，脉弦责责。刘老辨为肝郁化热，气机壅滞，三焦不利所致，拟化肝煎疏肝解郁，利气消胀。

青皮 10g，陈皮 10g，丹皮 10g，白芍 30g，土贝母 10g，泽泻 20g，栀子 10g，茯苓 30g，柴胡 15g

服五剂后，腹胀消失，小便自利。

（《刘渡舟临证验案精选》）

【验案解说】　本案是一名中年男性患者，因为腹部胀满疼痛，半年之间屡治不验，前来就诊。就诊时提到腹胀在急躁时加重，也就是与情志关系密切，同时旁连两胁，从这两点来看，患者病位明显与肝胆相关，初步可以判断为肝气郁结引发腹胀痛。坐卧不宁既是行为，同时也反映患者的心理处于躁扰不安的状态。身热、口苦、目赤、小便短涩均为火热之象。脉弦责责亦提示肝郁。所以辨证为肝郁化热，气机壅滞并不困难。于是就产生了一个问题，为什么这么典型，这么明显的肝郁化热证，半年时间都没有得到有效治疗？从屡治不验可以看出，患者一直在积极寻求治疗，而且应该也更换过不少医生，为何无人能够治愈？

医案当中没有提到患者以前用药的情况，我们猜测大体有两种情况，一是没有辨证或辨证错误，比如见到腹胀痛，就习惯性地采用行气消胀止痛之品。二是虽然判断出肝郁化火的问题，但治疗时处方不对，或者说对方剂的适应证把握不够准确。第一种情况没有什么好讨论的，出现那种情况只能说是外行。第二种情况需要我们认真对待，这将是提高中医水平的关键。

我经常会问同学们，既然中医强调辨证论治，那么假设我们将某位患者的疾病辨为肝郁气滞证，是否具有疏肝解郁功效的方剂均会有效？于是有人会说，这个辨证太笼统了，同样是肝郁气滞，可能兼证还不一样啊！比如肝郁兼血虚、兼气虚、兼血瘀、兼痰湿，治疗能一样吗？那么进一步假设，对于有肝郁气滞证的患者，是否用了疏肝药，多少会有点效果呢？理论上讲似乎没有问题，但临床有时候就是不配合，能够疏肝解郁的方很多，但是碰到肝郁气滞的患者不一定都有效，有的用了疏肝药也没用。

结合本案来看，单说肝郁化火这个病机，我们能想到小柴胡汤、四逆散、加味逍遥散、龙胆泻肝汤、泻青丸、柴胡疏肝散等很多方，这些方是否都会有效呢？恐怕不一定，患者半年来遇到的医生大概还不至于没有一个想到疏肝的。我们来逐一分析一下，首先，患者是纯实证，没有任何虚证的表现，因此兼顾补虚的小柴胡汤、加味逍遥散都不合适。其次，患者火热证候明显，总体偏温散的柴胡疏肝散也不合适。龙胆泻肝汤、泻青丸都是寒凉清热泻火的，似乎可以考虑。龙胆泻肝汤我们以前讲过，适应证为"胁痛耳聋，胆溢口苦，筋痿阴汗，阴肿阴痛，白浊溲血"，全是肝经的症状。泻青丸主要治疗肝风内动证，临床表现为抽搐，手寻衣领，乱捻物，目直视等。从这些适应证就可以看出，龙胆泻肝汤的治疗作用集中在肝经，泻青丸主要针对动风，都不是治腹胀痛的首选。最后，四逆散虽可以治疗腹痛，但四逆散证主要是肝气郁结，气机不畅，阳气不能外达，所以会出现手足逆冷，脉象以沉弦有力为主，对于这种肝火炽盛者，即使要用，也要考虑加味。

本案当中选用的是化肝煎，这个方子后面还要详细讲，单看处方的前两味青、陈皮，就知道这个方子是理气消胀为主的。患者虽然肝火旺盛，但归根结底还是气滞为本，郁而化火，所以治疗还应以理气为先。化肝煎的适应证里面也多次明确提到"胀满"，体现了肝气郁结这一关键。实际处方加茯苓是考虑到患者小便短涩，加柴胡则是加强疏肝理气的作用。

二、方剂

（一）文献记载

（1）《景岳全书·新方八阵·寒阵》：化肝煎：治怒气伤肝，因而气逆动火，致为烦热胁痛，胀满动血等症。

青皮、陈皮各二钱，芍药二钱，丹皮、栀子（炒）、泽泻各钱半（如血见下部者，以甘草代之），土贝母二三钱。水一钟半，煎七八分，食远温服。如大便下血者加地榆，小便下血者加木通，各一钱五分；如兼寒热，加柴胡一钱；如火盛，加黄芩一二钱；如胁腹胀痛，加白芥子一钱；胀滞多者，勿用芍药。

（2）《景岳全书·杂证谟·厥逆》：血厥之证有二，以血脱、血逆皆能厥也。血脱者，如大崩大吐，或产血尽脱，则气亦随之而脱，故致卒仆暴死。宜先掐人中或烧醋炭，以收其气，急用人参一二两煎汤灌之，但使气不尽脱，必渐苏矣。然后因其寒热，徐为调理，此所谓血脱益气也。若不知此，而但用血分等药，则几微之气，忽尔散失，阴无所主，无生机矣。其或有用寒凉以止血者，必致败绝阳气，适足以速其死耳。血逆者，即经所云血之与气并走于上之谓，又曰：大怒则形气绝而血菀于上之类也。夫血因气逆，必须先理其气，气行则血无不行也。宜通瘀煎，或化肝煎之类主之，俟血行气舒，然后随证调理。

（3）《景岳全书·杂证谟·寒热》：治五脏之热，当察微甚……肝经微热者，宜化肝煎、保阴煎；热甚者，宜加味龙胆泻肝汤、芍药清肝散、七正散。

（4）《景岳全书·杂证谟·郁证》：怒郁之治，若暴怒伤肝，逆气未解，而为胀满或疼痛者，宜解肝煎、神香散，或六郁汤，或越鞠丸。若怒气伤肝，因而动火，以致烦热，胁痛胀满或动血者，宜化肝煎。若怒郁不解或生痰者，宜温胆汤。若怒后逆气既散，肝脾受伤，而致倦怠食少者，宜五味异功散，或五君子煎，或大营煎、归脾汤之类调养之。

（5）《景岳全书·杂证谟·胁痛》：内伤肝胆，气逆不顺而胁痛者，宜排气饮、推气散、沉香降气散、木香调气散之类主之。若郁结伤肝，中脘不快，痛连两胁，或多痰者，宜香橘汤。若暴怒伤肝，气逆胀满，胸胁疼痛者，宜解肝煎。若怒气伤肝，因而动火，胁痛、胀满、烦热，或动血者，宜化肝煎。

（6）《景岳全书·杂证谟·血证》：怒气伤肝，动肝火则火载血上，动肝气则气逆血奔，所以皆能呕血。凡肝火盛者，必有烦热脉证。宜芍药、生地黄、丹皮、栀子、泽泻、芩、连之属，降其火而血自清。若肝气逆者，必有胸胁痛满等证。宜芍药、生地黄、青、陈、枳壳、贝母、泽泻之属，行其气而血自清。若火因气逆者，惟化肝煎为宜。其有病虽因怒，而或逆气已散者，不得再加行散以伤真气。或肝火已平，勿得过用苦寒再损元阳。且凡肝气为邪，每多侮土，故常致脾胃受伤及营血失守等证。若察其无胀无火，脉虚神困而血妄行者，此其病伤在脾，治当专理中气。

（7）《景岳全书·妇人规上·经脉类》：崩漏不止，经乱之甚者也……若肝经怒火动血者，加味四物汤；若肝经怒火动血，逆气未散者，化肝煎，或保阴煎加减主之

（8）《景岳全书·妇人规上·胎孕类》：胎气有实滞气滞，凡为恶阻，为胀满而不安者，惟其素本不虚，而或多郁滞者乃有之，但察其所由而开之导之，诸治实者固无难也。呕吐不止者，二陈汤加枳壳、砂仁主之，或用人参橘皮汤亦妙。食滞胀满不安者，小和中饮加减主之。肝气滞逆，胀满不安者，解肝煎主之。怒动肝气兼火者，化肝煎主之。脾肺气滞，上攻作痛者，紫苏饮主之。气滞兼痰者，四七汤、二陈汤加当归主之。气滞兼火，为胀为烦者，枳壳汤、束胎丸之类主之。

（9）《景岳全书·妇人规上·胎孕类》：妊娠血热而漏者，保阴煎、清化饮择而用之。怒动肝火漏血者，保阴煎，甚者化肝煎主之。脾虚不能摄血者，寿脾煎、四君子之类主之。

（10）《景岳全书·妇人规上·胎孕类》：(妊娠卒然下血)若火盛迫血妄行者，当察其火之微甚。火之微者，凉胎饮；稍甚者，徙薪饮；再甚者，保阴煎、子芩散……若兼肝火者，宜化肝煎。

（11）《景岳全书·妇人规上·癥瘕类》：肝气逆而为聚者，解肝煎，兼火者，化肝煎。

（12）《景岳全书·新方八阵·和阵》：解肝煎，治暴怒伤肝，气逆胀满阴滞等证。如兼肝火者，宜用化肝煎。

（二）方剂讲解

化肝煎在《方剂学》教材当中没有收录，但确是必须要补充的一张方，原因后面再说。《景岳全书》当中关于化肝煎的论述很多，涉及的病证十分广泛，包含内科与妇科的多种疾病。王旭高将其列为治肝第十九法，他说："化肝。景岳治郁怒伤肝，气逆动火，烦热胁痛，胀满动血等证，用青皮、陈皮、丹皮、山栀、芍药、泽泻、贝母，方名化肝煎。是清化肝经之郁火也。"讲得很清楚，"化肝"的意思就是清化肝经郁火。"郁怒伤肝，气逆动火"则是本方证的基本病机。患者因怒伤肝，肝气郁结，在此基础上还动了肝火。所以治法当然是清热泻火，疏肝解郁。

我们来看组方，丹皮和栀子是清肝火的经典组合，大凡肝郁化火，首选就是这两味药。芍药滋阴养血，能够护肝体，也是调肝的常用药。泽泻是利水药，同时能够泄热化浊，使郁热从小便排出。土贝母也叫大贝母，能够解毒、散结、消

肿，用于治疗乳痈、瘰疬、痰核等症。肝火郁结虽然是无形之气，但也会影响有形物质的运行，从而凝聚成结，所以很多常年肝郁的患者，特别是女性，经常出现乳腺增生、结节，子宫肌瘤，卵巢囊肿等癥瘕类疾病。《景岳全书·妇人规·癥瘕类》中也用化肝煎治疗肝气逆而为聚化火的病症。所以化肝煎配伍土贝母，用其散结的作用，一方面扩大了适应证，同时也对散肝火之郁结有帮助。最后青皮和陈皮，都是理气药，陈皮善理脾胃之气，青皮则能疏肝破气，两个药配合起来，调理肝脾的气机。所以整张方都是围绕肝火来设计的，用丹皮、栀子泻火，这是正面战场。但这个火是郁怒所生，单纯用清热的方法是清不掉的，所以要疏散，这就用到了土贝母的散和泽泻的利，把郁结的火热散开，一部分从小便清利出去，给一个出路。然后用青皮、陈皮理气开郁，也是帮助解郁散火。最后用一个芍药，固护肝体。

这样一来，景岳的组方思路就很清楚了。但是不知道大家是否和我一样，也产生了一个疑问？既然是肝郁，常用的疏肝药很多，比如柴胡、郁金、香附，还有疏肝兼清热的菊花似乎也很适合，为什么这些药一个都没有用，反而选择青皮？我找了很多关于化肝煎的论文，大多在分析方中各个药物的功效，似乎有了青皮疏肝，这个方就顺理成章地成立了。中医经典名方都是经过千锤百炼的，其配伍大多富有深意，里面的药物也是优中选优，值得我们深入研究。所以我想将个人的一点不成熟的想法分享给大家。

中医在论述肝与脾的关系时，常用五行的木与土来说明。一般情况下，肝木能够克制脾土，临床多见肝气犯脾胃的情况，《金匮要略》也专门提到"见肝之病，知肝传脾，当先实脾"。这类疾病主要会表现出胃痛、胃胀、恶心、呕吐、嗳腐吞酸等脾胃症，但其根本原因却是肝气郁结，所以需要疏肝健脾，代表方如逍遥散等，用的都是柴胡剂。中医管这种情况叫"木不疏土"，其实反过来还有一种情况，就是当脾土过于旺盛，或者肝木过于衰弱的时候，两者失去平衡，就会出现脾土反侮肝木的情况，称之为"土壅木郁"。这时患者会表现肝木郁结的症状，如胸闷、胁胀、太息、情志抑郁等。单纯的疏肝治疗是无效的，反而要从调理脾胃入手，才能解决问题。

化肝煎治疗郁怒伤肝，就是肝木受损，导致脾土的反侮，因为有火，所以临床表现都是肝火的症状，治疗时自然不能再用柴胡剂疏肝，反而要用青、陈皮来理脾。陈皮本身就是调理脾胃气机的常用药，这个没有问题。青皮实际上和陈皮都是橘子皮，只不过陈皮是等橘子成熟之后采收，青皮则是橘子尚未成熟时的果皮，因为那时候还是青色，所以叫青皮。所以青皮虽然说能够疏肝破气，但同时也有梳理脾胃之气的作用，而且青皮还是消积化滞的良药，常用来治疗饮食积滞，脘腹胀痛等。

大家再看一下原文选录部分的最后两条，里面都提到了"解肝煎"，也是治疗暴怒伤肝，只不过没有化火。所以两条原文都是将解肝煎与化肝煎并提，意思就是"暴怒伤肝，肝气郁结"没有化火的用解肝煎，化火的用化肝煎。解肝煎也是七味药，陈皮、半夏、厚朴、茯苓、苏叶、芍药、砂仁，连青皮都没有用，里面有半夏厚朴汤的意思，用半夏、厚朴、苏叶、茯苓，这本来是《金匮要略》用来治疗痰气交阻的梅核气，这里是用来调理脾胃，再加上陈皮、砂仁都是调理脾胃药。最后用一个护肝体的芍药。组方思路不言而喻，就是针对"土壅木郁"的问题，通过调理脾胃来解决肝郁。

讲到这里，大家也许就能明白，为什么一开始我就说"这是必须要补充"的方剂，因为这在临床当中，代表了一大类肝病的治法，是我们突破疏肝解郁框架所必备的知识。可能很多医生临床当中都遇到过这样的困扰，患者明明一派肝郁气滞的证候，但各种疏肝解郁的方法用了半天，都没效果，其实是我们自己没有用对方法。只要理解了"土壅木郁"的问题，对解肝煎、化肝煎与逍遥散为代表的柴胡剂之间的差别，可以说一目了然。

适应证方面，原书已经写得很详细了，不用我们过多解释，仅帮助大家梳理一下要点，首先最核心的要点，一是郁怒的病因或诱因，二是烦热、胁痛的症状，以此为基础，肝郁化火后的情况可以千变万化，包括寒热、郁证、动血、厥逆、妇科的崩漏、妊娠恶阻、胎漏下血、癥瘕积聚等都可以出现。

（三）用方要点

病性：火郁。

病位：肝、脾。

症状：胁痛，胀满，呕血，崩漏。

（四）学习启示

在学习中医时，可能经常会有人告诉你，古方今病不相能，所以学习古方要灵活化裁，师其法不泥其方。这种灵活也体现在只要治法正确，处方切合治法，用药可以变通，比如当某味药找不到，或由于种种原因不能用，可以用同类药物替代，效果是一样的。这些观点背后的共同逻辑是，在辨证准确的前提下，治法是一切的核心，药物不起决定性作用，同类或同功效的药物可以互相替代，不会影响，或不会过多影响疗效。这一观点表面上看是对的，而且在临床当中，有时候是成立的，比如原方用羌活，我换成荆芥、防风，有时也有效。但我想你可能遇到过这种情况，辨证明明正确，但处方之后治疗效果就是不理想，更令人费解的是，旁人在处方中稍微调整，立刻疗效显著。这些调整很多时候就是同类药物替换了一两味，甚至就是原方当中某些药物剂量的调整，这种情况又说明了什么？中医的灵活绝不是随意，一切都是在有法度的基础上变化的，处方中的药物组成、炮制方法、剂量大小、比例关系等，无一不对最终疗效产生影响，所以在对一个方子吃透之前，不要随便说"师其法不泥其方"这样的话，可能你随意地将金银花换成连翘、将白芍换成赤芍、将生地换成熟地，这一微小举动，都可能导致最终疗效大打折扣。事实上，中医在很多时候都需要精确的，有的方剂功效相同或类似，但具体适应证却有很大差别，所以仅仅辨证正确，还不能保证疗效。

【知识链接】

治肝三十法（节选）

肝火燔灼，游行于三焦，一身上下内外皆能为病，难以枚举。如目赤颧红，痉厥狂躁，淋秘疮疡，善饥烦渴，呕吐不寐，上下血溢是也。

一法曰：清肝。如羚羊、丹皮、黑栀、黄芩、竹叶、连翘、夏枯草。

一法曰：泻肝。如龙胆泻肝汤、泻青丸、当归龙荟丸之类。

一法曰：清金制木。肝火上炎，清之不已，当制肝，乃清金以制木火之亢也。如沙参、麦冬、石斛、枇杷叶、天冬、玉竹、石决明。

一法曰：泻子。如肝火实者，兼泻心。如甘草、黄连，乃"实则泻其子"也。

一法曰：补母。如水亏而肝火盛，清之不应，当益肾水，乃"虚则补母"之法也。如六味丸、大补阴丸之类，亦乙癸同源之义也。

一法曰：化肝。景岳治郁怒伤肝，气逆动火，烦热胁痛，胀满动血等证，用青皮、陈皮、丹皮、山栀、芍药、泽泻、贝母，方名化肝煎，是清化肝经之郁火也。

一法曰：温肝。如肝有寒，呕酸上气，宜温肝，肉桂、吴萸、蜀椒。如兼中虚胃寒，加人参、干姜，即大建中法也。

（《西溪书屋夜话录》）

读吴佩衡医案

学《温疫论》之达原饮

一、医案

小儿时疫

郑某之子，2岁，四川省会理县南门外近郊农民。1921年5月，因邻居患时疫而被传染，某医以祛风解表治之，愈进愈危，延余诊视。时高热已6日，壮热渴饮，唇赤而焦，舌苔黄燥，指纹粗而色紫，脉沉数。大便已三四日不解，小便短赤，饮食不进，角弓反张之状，时而瘛疭抽掣，喘挣不已，视其症状颇危。此系疫邪传里与阳明燥气相合，热甚伤阴之证，复被祛风解表，更耗散阴血，以致津枯液涸，血不荣筋，血虚筋急风动，遂成是状，所谓热极生风之证也。乃拟达原饮去草果加石膏、大黄清热下结，输转达邪治之。

杭芍13g，黄芩6g，榔片6g，知母6g，甘草3g，生石膏13g（碎，布包），大黄6g（泡水，兑入）。

服1剂，二便通利，病退四五，抽掣筋急已止。再服1剂，则病退七八。继以生脉散加生地、当归、杭芍、石膏，连进2剂而愈。

沙参10g，寸冬10g，五味子3g，甘草3g，生石膏10g，（碎，布包），生地6g，当归10g，杭芍10g。

（《吴佩衡医案》）

【验案解说】 本案为疫病，具体是哪一种并不清楚，但根据发病时的临床表现，是可以辨证治疗的。许多疫病早期会有类似普通外感表证的表现，如发热恶寒，头身疼痛等，所以很容易被误认为外感，用疏风解表的方法治疗。所以本案当中医者最初误用祛风解表可以理解，但他在诊治过程中犯了两个明显的错误。医案里面明确写出病因是邻居患时疫被传染，这应当是吴佩衡先生接诊后询问到的情况，前面的医生没有了解到这一重要信息。在疫病流行或周围有疫病患者时，或疫病高发时节，都应注意询问患者有无接触，从而对疾病属于普通外感还是疫病有一个基本判断。第二个错误是，在患儿服用解表药后病情逐渐加重时，仍然不思悔改，执着己见。普通外感患者服用解表药后，大部分会很快好转。有时候因为药力不足，可能服药后没有变化，或反而热势加重，可以连续服用两三次，进一步观察，如仲景所说的"半日许令三服尽"。若三服之后仍然没有好转，反而越来越重，就要重新考虑，最初的辨证是否正确，是否需要调整用药，甚至换方。

本案患儿就诊时的表现可以归纳为3组，一是里热亢盛，表现为高热、壮热、唇赤而焦、喘挣不已、舌苔黄燥、指纹粗而色紫、脉沉数；二是热盛伤津，表现为口渴饮水、小便短赤、大便三四日不解、饮食不进；三是热盛动风，表现为角弓反张、时瘛疭抽掣，所以辨为热极生风之证毫无问题。选用吴又可《瘟疫论》的达原饮作为底方，是考虑到病属时疫。患者热势亢盛，且非典型的积粉苔，说明邪气性质以热为主，没有夹湿，所以去掉温燥的草果、厚朴。吴佩衡先生为经方大家，所以在思考问题时，多从伤寒六经入手，在分析病机时提出疫邪传里与阳明燥气相合，所以处方中加入生津止渴的生石膏；又因患儿大便数日不解，再加大黄急下存阴。

由于小儿疾病变化快，所以药是一剂一剂吃的，吃完一剂观察一下，虽然动风的表现已经没有，但病退四五显然还不够，所以再吃一剂。病退七八后，患儿邪热基本退清，尚有余邪，酌加石膏清热扫尾就够了，转过来用生脉散加生地、当归、芍药，滋阴养血，以扶正为主。生脉散本身用的是人参，但考虑到主要问题是邪热伤阴，所以将人参换成了养阴的沙参。温热病后期，邪气所剩无几，已经不是主要矛盾，而此前高热损耗的津液却需要尽快恢复，所以恢复期的调养，一般以养阴扶正为主，兼用一点清热药，扫荡余邪，这是善后调理非常重要的技巧，很见医生的功底。

本案的病情记载十分清楚，我们单从文字来分析，没有任何障碍，但在实际临床中，面对2岁的患儿，采集这些信息才是最困难的。除了就诊时就能观察到的客观指征，其他如口渴多饮，大便数日不解，小便短赤，有时抽搐等，都需要患儿家长仔细观察，医生仔细询问才能了解。儿科古称幼科，又称哑科，就是因为小儿不会言语，或者逻辑不清，表达不准确，所以对医生考验最大。发病过程中，患儿饮食、二便、睡眠等方面的改变，对判断病情有很大帮助，有时家长粗心大意，或者没有特别关注这些问题，就需要医生仔细耐心询问，这时多数家长都能回忆出部分重要细节。否则就如本案当中，前面接诊的医生，对邻居患时疫，患儿有时抽搐等重要信息视而不见，或者根本就没有采集到，自然会在错误的道路上越走越远。

二、方剂

（一）文献记载

（1）《温疫论·瘟疫初起》：温疫初起，先憎寒而后发热，日后但热而无憎寒也。初得之二三日，其脉不浮不沉而数。昼夜发热，日晡益甚，头疼身痛。其时邪在夹脊之前，肠胃之后，虽有头疼身痛，此邪热浮越于经，不可以为伤寒表证，辄用麻黄、桂枝之类强发其汗。此邪不在经，汗之徒伤表气，热亦不减。又不可下，此邪不在里，下之徒伤胃气，其渴愈甚。宜达原饮。

厚朴一钱，草果仁五分，知母一钱，芍药一钱，黄芩一钱，甘草五分，槟榔二钱。上用水二盅，煎八分，午后温服。

按：槟榔能消能磨，除伏邪，为疏利之药，又除岭南瘴气；厚朴破戾气所结；草果辛烈气雄，除伏邪盘踞；三味协力，直达其巢穴，使邪气溃败，速离膜原，是以为达原也。热伤津液，加知母以滋阴；热伤营血，加白芍以和血；黄芩清燥热之余；甘草为和中之用；以后四味，不过调和之剂，如渴与饮，非拔病之药也。

凡疫邪游溢诸经，当随经引用，以助升泄，如胁痛、耳聋、寒热、呕而口苦，此邪热溢于少阳经也，本方加柴胡一钱；如腰背项痛，此邪热溢于太阳经也，本方加羌活一钱；如目痛、眉棱骨痛、眼眶痛、鼻干不眠，此邪热溢于阳明经也，本方加干葛一钱。证有迟速轻重不等，药有多寡缓急之分，务在临时斟酌，所定分两，大略而已，不可执滞。

间有感之轻者，舌上白苔亦薄，热亦不甚，而无数脉，其不传里者，一二剂自解，稍重者，必从汗解，如不能汗，乃邪气盘踞于膜原，内外隔绝，表气不能通于内，里气不能达于外，不可强汗。或者见加发散之药，便欲求汗，误用衣被壅遏，或将汤火熨蒸，甚非法也。然表里隔绝，此时无游溢之邪在经，三阳加法不必用，宜照本方可也。感之重者，舌上苔如积粉，满布无隙，服汤后不从汗解，而从内陷者，舌根先黄，渐至中央，邪渐入胃，此三消饮证。若脉长洪而数，大汗多渴，此邪气适离膜原，欲表未表，此白虎汤证。

（2）《温疫论·热邪散漫》：白虎汤辛凉发散之剂，清肃肌表气分药也。盖毒邪已溃，中结渐开，邪气分离膜原，尚未出表，然内外之气已通，故多汗，脉长洪而数。白虎辛凉解散，服之或战汗，或自汗而解。若温疫初起，脉虽数未至洪大，其时邪气盘踞于膜原，宜达原饮。误用白虎，既无破结之能，但求清热，是犹扬汤止沸也。若邪已入胃，非承气不愈，误用白虎，既无逐邪之能，徒以刚悍而伐胃气，反抑邪毒，致脉不行，因而细小。又认阳证得阴脉，妄言不治，医见脉微欲绝，益不敢议下，日惟杂进寒凉，以为稳当，愈投愈危，至死无悔。此当急投承气缓缓下之，六脉自复。

（3）《温疫论·注意逐邪勿拘结粪》：温疫可下者，约三十余证，不必悉具，但见舌黄，心腹痞满，便于达原饮加大黄下之。设邪在膜原者，已有行动之机，欲离未离之际，得大黄促之而下，实为开门祛贼之法，即使未愈，邪亦不能久羁。

（4）《温疫论·统论疫有九传治法》：若先表而后里者，始则但有表证而无里证，宜达原饮。有经证者，当用三阳加法。经证不显，但发热者不用加法。继而脉洪大而数，自汗而渴，邪离膜原未能出表耳，宜白虎汤辛凉解散，邪从汗解，脉静身凉而愈。愈后二三日或四五日后，根据前发热，宜达原饮。至后反加胸满腹胀，不思谷食，烦渴，舌上苔刺等证，加大黄微利之。久而不去，在上者宜瓜蒂散吐之，如在下者，宜承气汤导之。

（5）《方剂学》：开达膜原，辟秽化浊。主治：瘟疫或疟疾，邪伏膜原证。憎寒壮热，或一日三次，或一日一次，发无定时，胸闷呕恶，头痛烦躁，脉弦数，舌边深红，舌苔垢腻，或苔白厚如积粉。

（二）方剂讲解

明代崇祯十四年（1641年），浙江一带疫病流行，医生用治疗伤寒的方法无效，致使病情迁延，许多患者死亡。有感于此，吴又可潜心研究，于次年撰成《温疫论》，对瘟疫的病因、传变及治法等展开详细论述。其主要贡献有两方面，一是旗帜鲜明地提出疫病不同于伤寒，并非感受六淫之邪而发病，而是疠气致病。二是创立达原饮，成为治疗疫病的经典名方。吴鞠通评价他"其议论宏阔，实有前人所未发"，但同时"细察其法，亦不免支离驳杂"，可谓中肯。

达原饮的组方思路在《温疫论》当中已经系统阐述，我们简单地梳理一下。达原饮的核心药物有3味，槟榔、厚朴、草果，每味药的使用目的吴又可已经讲了，但这3味药有一个共同的特点，都是芳香药，能够辟秽化浊。吴又可虽然提出"疠气"致病的理论，但并不知道哪些药能够治疗"疠气"，即使今天，我们也不知道哪些中药能够治疗"疠气"。但"疠气"既然是一种邪气，不管它多么特殊，总能排出体外吧！所以吴又可用芳香药来辟秽化浊，透邪于外。这当中又涉及"膜原"的概念。"膜原"一词在《黄帝内经》当中反复提到，如《素问·举痛论篇》："寒气客于肠胃，膜原之下，血不得散，小络急引故痛。"《素问·疟论篇》："邪气内薄于五脏，横连膜原。"虽然讲了很多，但我们仍然不知道膜原到底是什么，只知道这里是邪气潜伏的地方。吴又可认为，"膜原"属半表半里，所以邪气潜伏在此，无论发汗解表，还是攻下清里，都够不到，只能用草果这样辛烈气雄之品，向外透散潜伏在膜原的邪气。

达原饮的另外四味药是知母、黄芩、芍药、甘草，吴又可说这些是调和之剂，就像人渴了要喝水一样，临床时根据证候加减即可，并非不可替代。总体而言，疬气以温性居多，所以要用知母、黄芩清热；热邪能够伤津耗血，所以用芍药滋阴养血，甘草和中。

达原饮适应证的基本表现与伤寒很像，都是发热、恶寒、头身疼痛。但是其热型比较复杂，初起先憎寒后发热，之后是但热不寒，还可能昼夜发热，日晡益甚。除此之外，疫邪的变化比较复杂，比如胁痛、耳聋、寒热、呕而口苦，这是邪气到了少阳，所以加柴胡；目痛、眉棱骨痛、眼眶痛、鼻干不眠，这是邪气到了阳明，所以加葛根；如果是腰背项痛，是邪气到了太阳，要加羌活。在《注意逐邪勿拘结粪》一篇当中，吴又可还提出"舌黄，心腹痞满"的可下之症，用达原饮加大黄。

最后，达原饮适应证当中，有一个最典型，也是最重要的指征，就是积粉苔。这一点一定要记住。临床当中很多医家治疗高热患者，只要见到典型的积粉苔，就会果断使用达原饮，据说临床疗效十分显著。

（三）用方要点

病性：湿。

病位：膜原（半表半里）。

症状：积粉苔，憎寒壮热，头身疼痛。

（四）学习启示

吴佩衡人称吴附子，是著名的经方大家，也是火神派的代表人物，临床以大剂量使用姜桂附等温热药著称。本案患者为小儿，吴氏处方尽显轻灵，毫无火神派之痕迹。所以说好的中医，是真正能够做到因人、因时、因地、因病灵活变通的。这也是很多人认为中医不应该分科的原因。

古代中医也分科，但不像现在这么细致。内科统称大方脉，此外，女科、外科、幼科、伤科等皆有。不论哪一科，虽然所面对的疾病，其主要特点、治疗方法、常用药物等有所不同，但其运用的理论却是统一的。所以真正精通中医理论，即使没有相关的专科知识，在面对这些专科疾病时，也会找到相对正确的治疗方法。可能用药处方不如专科医生娴熟，但辨证的大方向绝对不会错。

在现代分科越来越细的情况下，长年从事专科诊疗的医生，虽然对本科室的疾病见多识广，经验丰富，但同时也会不自觉地带来思维上的局限。比如很多妇科医生开出来的方子，大体就是补肝肾，养血活血这样的路数。外科则是见到疮疡就是清热解毒，手术后就是活血化瘀。内科也是这样，呼吸科基本都是清热化痰；心血管科就是活血化瘀，补血养心；肾病科就是滋补肝肾；脾胃科就是和中健脾。这种情况下，有时一个大方脉的医生，由于不熟悉专科的常规套路，反而思维上没有框框，常常能够解决专科治不了的疑难病。民国邹趾痕在其《圣方治验录》当中就记载吴子涵之子出痘塌陷的病案，患儿家属遍访儿科名家，病情反而越来越重。临危之时邹氏用调胃承气汤、黄连解毒汤加生地、白芍、西洋参治愈。经过这一病案，邹氏十分感慨，他说："愚自治愈此儿之后，乃知妇科、儿科，皆不出六气方之范围，于是一切妇科、儿科诸证，皆以六气方治之裕如也。"所以说不论治疗哪一科的疾病，能否运用中医理论，真正做到辨证论治，必能有很好的疗效。专科经验能够帮助我们深入了解该科疾病，但如果死抱着经验不放，这些经验反而会限制我们的思维。

【知识链接】

宣透膜原法

治湿疟寒甚热微，身痛有汗，肢重脘懑。

厚朴一钱（姜制）　槟榔一钱五分　草果仁八分（煨）　黄芩一钱（炒）　粉甘草五分　藿香叶一钱　半夏一钱五分（姜制）

加生姜三片为引。

此师又可达原饮之法也。方中去知母之苦寒及白芍之酸敛，仍用朴、槟、草果，达其膜原，祛其盘踞之邪，黄芩清燥热之余，甘草为和中之用，拟加藿、夏畅气调脾，生姜破阴化湿，湿秽乘入膜原而作疟者，此法必奏效耳。

（《时病论》）

读张文选医案

学《医门法律》之清燥救肺汤

一、医案

干　咳

喻某，女，25 岁。2005 年 9 月 24 日初诊。

咳嗽 2 个月余，无痰，夜咳尤甚，每晚因咳嗽喘气难以入睡，咳嗽急剧则欲吐。脉弦关滑，舌红赤，苔薄黄。曾先后请 3 位中医诊治，其中一方用小青龙汤加减，服后咳嗽加重；一方用大量清肺泻火药，服后腹泻，疲乏无力。从脉舌辨为清燥救肺汤证。

处方：桑叶 10g，生甘草 6g，黑芝麻 10g，杏仁 12g，生石膏 30g（先煎），阿胶 10g（烊化），麦冬 12g，枇杷叶 15g，北沙参 10g，桔梗 10g。3 剂。

2005 年 9 月 27 日二诊：服药后咳嗽大为减轻，气喘止，夜能安睡，仅觉咽喉至胸部不舒。脉细滑，舌黯红，苔薄黄。继用此法处方：桑叶 10g，生甘草 6g，黑芝麻 10g，桃、杏仁各 12g，生石膏 30g（先煎），阿胶 10g（烊化），麦冬 15g，枇杷叶 15g，北沙参 10g，黛蛤散 15g（包煎）。6 剂。咳止而诸症痊愈。

（《温病方证与杂病辨治》）

【验案解说】　咳嗽是最为常见的疾病，其原因众多，不论中、西医，都需要仔细诊查，才能取得好的疗效。虽然我们一直强调《黄帝内经》上讲的"五脏六腑皆令人咳，非独肺也"。但临床当中，很多医生见到咳嗽首先想到的还是止咳化痰，围绕肺来做文章。著名老中医唐步祺先生曾有专著《咳嗽之辨证论治》，将咳嗽分为数十种类型，皆有专方治疗，可见导致咳嗽的因素多么广泛。可以说不论病位在哪一脏腑，哪一经络，病性之寒热虚实，乃至痰饮水湿，气滞血瘀，都有可能影响肺之宣降，从而出现咳嗽。因此辨治咳嗽，关键在于对证，不论处方当中用了多少止咳化痰药，哪怕加上西药的强力镇咳药，如果不对证，基本不会有效，主要靠患者自身康复，若药证相反，反而会加重病情；同样的，如果用药对证，疗效也立竿见影，不管之前咳嗽多长时间，哪怕是持续数年的咳嗽，也会在几剂药之后看到明显疗效。

本案患者表现为无痰干咳，如果刚刚发病，还有可能是暂未引起水液代谢异常，未及生痰，但已咳嗽两个多月，始终无痰，则燥邪损伤津液，或阴虚津液亏虚的可能性大增。很多疾病会出现白天减轻而夜晚加重的情况，这便是《灵枢·顺气一日分为四时》所说的"旦慧昼安，夕加夜甚"。但这种变化一般不会很大，如果在某一时段疾病的缓解或加重有明显变化，往往对辨证有帮助。大体而言，白天加重，特别是中午前后明显加重者，多为阳热之证；夜晚加重，或半夜前后特别重者，则阴寒之证居多。如疾病加重总是发生在某一特定时间，可以考虑经络与时辰的对应关系，比如某些失眠患者会说，不论几点睡觉，但总在夜间两三点钟醒来，之后就难以入睡，这就可以根据两三点钟肝经当令，考虑从肝胆入手治疗。

本案患者咳嗽以晚间为重，特别是睡觉前，因咳嗽影响入睡，这种情况可以结合睡眠的生理加以分析。按照《黄帝内经》的说法，人体的卫气白天在阳经循行，晚间在阴经循行，入睡就是刚好卫气从阳入阴的这一过程。疾病在入睡时突然加重，往往与阳气入阴有关，如果是实证，则多考虑邪气阻碍，经脉不通；如果是虚证，则可能是阴虚不能敛阳，或阳气过虚，虚阳浮越，不能潜藏。患者久病，虚证可能性大，再加上无痰则倾向于阴虚，因此睡前咳嗽影响睡眠，考虑可能为肺阴不足，不能收敛卫气所致。

接下来看舌脉，脉弦而关滑，不像阴虚之脉，结合舌红赤，苔薄黄，提示患者有内热存在。于是问题出现了，从久咳、干咳及睡前咳甚来分析，肺阴虚的可能性较大，但从舌脉来看，又似是肺热实证，究竟孰是孰非？患者此前的服药反映给了我们重要的线索，这就是陈修园说的"再需服药参机变"。患者最先用的是小青龙汤，这张方是治疗的是表寒里饮咳嗽，关键是里饮证，一般患者咳嗽吐清稀涎沫，状如鸡蛋清，这是水饮的典型表现。如在疾病早期风寒束表，水饮尚未泛滥时，可能会出现干咳，但一般会伴畏风寒，受寒加重，舌面多津等症，且很少会持续干咳。从服药后咳嗽加剧来看，这个方子用反了，患者根本不是寒证，反而可能是热证。之后的医生可能想到了这个问题，所以改用了清热药，如果患者真的是实热证，服药后应该能够缓解，但实际情况是不但咳嗽如故，反而增加了腹泻和疲乏。由此可知患者存在正虚的问题，至少不是单纯的实热证。我们知道小青龙汤是化水饮的，所以总体非常的燥，如果没有水饮，则很可能损伤阴津，因此服小青龙汤加重，提示患者也可能是阴虚津亏证。如果是阴虚而见燥热，应当滋阴为主，此时用大量寒凉之品，非但不能救阴，反而会伤阳，所以吃第二种药后会出现腹泻乏力也就讲通了。

因此患者咳嗽是以阴虚津亏为主，同时由于阴虚而产生了内热，这个热是虚热。治疗以滋阴润肺为主，可以根据内热的情况，适当加一些清热药。处方选择清燥救肺汤加减，用阿胶、麦冬滋肺阴，石膏、桑叶清肺热。原方中的人参，换成养阴的沙参；胡麻仁换成黑芝麻，都是加强养阴润燥的作用。再加上桔梗、杏仁、枇杷叶宣降肺气而止咳，整个方剂作用集中在肺，滋肺阴为主，泻肺热为辅，十分切合病机，所以效果很明显。

二、方剂

（一）文献记载

（1）《医门法律·伤燥门》：自制清燥救肺汤，治诸气膹郁，诸痿喘呕。

桑叶（经霜者得金气而柔润不凋取之为君，去枝梗，净叶）三钱，石膏（禀清肃之气极清肺热）二钱五分，甘草（和胃生金）一钱，人参（生胃之津，养肺之气）七分，胡麻仁（炒研）一钱，真阿胶八分，麦门冬（去心）一钱二分，杏仁（泡，去皮尖，炒黄）七分，枇杷叶一片（刷去毛，蜜涂，炙黄）。水一碗，煎六分，频频二三次滚热服。痰多加贝母、瓜蒌。血枯加生地黄。热甚加犀角、羚羊角，或加牛黄。

昌按：诸气膹郁之属于肺者，属于肺之燥也。而古今治气郁之方，用辛香行气，绝无一方治肺之燥者。诸痿喘呕之属于上者，亦属于肺之燥也。而古今治法，以痿呕属阳明，以喘属肺，是则呕与痿属之中下，而惟喘属之上矣。所以千百方中，亦无一方及于肺之燥也。即喘之属于肺者，非表即下，非行气即泻气，间有一二用润剂者，又不得其旨矣。总之《内经》六气，脱误秋伤于燥一气，指长夏之湿，为秋之燥。后人不敢更端其说，置此一气于不理，即或明知理燥，而用药夹杂。如弋获飞虫，茫无定法示人也。今拟此方，命名清燥救肺汤，大约以胃气为主，胃土为肺金之母也。其天门冬，虽能保肺，然味苦而气滞，恐反伤胃阻痰，故不用也。其知母能滋肾水、清肺金，亦以苦而不用。至如苦寒降火，正治之药，尤在所忌。盖肺金自至于燥，所存阴气，不过一线耳。倘更以苦寒下其气，伤其胃，其人尚有生理乎？诚仿此增损以救肺燥变生诸证，如沃焦救焚，不厌其频，庶克有济耳。

（2）《方剂学》：清燥润肺，养阴益气。主治：温燥伤肺，气阴两伤证。身热头痛，干咳无痰，气逆而喘，咽喉干燥，鼻燥，心烦口渴，胸满胁痛，舌干少苔，脉虚大而数。

（二）方剂讲解

《素问·至真要大论篇》当中有一段关于病机的著名论述，被称为病机十九条，包括五脏病机各一条，病位上、下各一条，外感六淫中的风、寒、湿各一条，火与热共九条。可以看出其中火、热类病机占了将近一半的比例，这也成为金代名医刘河间火热论的重要理论依据。刘河间在研究过程中发现，病机十九条当中缺少燥邪病机，因此他在《素问玄机原病式》当中补充"诸涩枯涸，干劲皴揭，皆属于燥"。同样的问题喻嘉言也发现了，他说："病机一十九条，独遗燥气。他凡秋伤于燥，皆谓秋伤于湿，历代诸贤，随文作解，弗察其讹。"所以在《医门法律》当中，专门写了一篇《秋燥论》，主张将《黄帝内经》当中"秋伤于湿"改为"秋伤于燥"。

我们在关注燥邪的时候，更多的是注意到损伤津液的问题，在《中医基础理论》教材中，还提到了燥易伤肺的特点，秉承这一理论，《方剂学》在讲清燥救肺汤的时候，提出"温燥伤肺"的病机。但在喻嘉言看来，燥和湿是相对的邪气，燥为天之气，湿为地之气，"春月地气动而湿胜，斯草木畅茂。秋月天气肃而燥胜，斯草木黄落"。夏季过后，随着金气的肃杀，气候逐渐转凉，燥邪开始当令，所以燥本身的性质并不是温而是凉。燥邪损伤津液也与火热不同。火热之邪，煎灼津液，通俗地说就是把水分蒸发掉了。燥邪则是禀金秋肃杀之气，使草木枯萎，类似直接脱水。这种津液损伤的干涸的状态只是表象，其真正的原因是金气的肃杀，所以喻嘉言治疗秋燥旨在调理肺脏。我们总是说养阴润燥，实际上并没有理解燥为金气这一本质，而围绕津液受损考虑问题，这样一来非但不能抓住要点，反而和火热伤津混淆在一起，将清燥救肺汤理解为清热润燥，得出治疗温燥的结论。其实喻嘉言已经说得很清楚，清燥只是手段，救肺才是治疗的根本。

那么怎么来救肺呢？用的是很高级的培土生金法，通过养胃来救肺。从这个角度就容易理解清燥救肺汤了。里面桑叶、杏仁、枇杷叶是理肺气的，桑叶、杏仁主降，枇杷叶主宣，恢复肺的宣降作用。阿胶、麻仁两个药是润的，阿胶直接润肺，麻仁能够润大肠，从脏到腑，照顾周全。剩下人参、麦冬、石膏、甘草都是调胃的，人参益气，麦冬养阴，甘草和中，这是滋补脾胃的基本组合。石膏也是甘寒之品，清胃热而生津，《伤寒论》用来治疗胃热津伤的口干、口渴。白虎汤、竹叶石膏汤都是这个用法，主要作用在胃，清肺反而是次要的。

我们前面用大量时间解释秋燥，就是想让大家理解燥邪是金气所化，伤津是现象，伤肺是根本，不能和温热伤津混淆。这样就能明白为什么要用培土生金的方法救肺，而不是简单地养阴润燥。从培土生金的角度来看清燥救肺汤，其组方思想可谓一目了然。要不然都说燥热伤肺了，为什么不用天门冬，专门清肺泻火，养阴润燥，就算不替换麦冬，两个一块儿用总可以吧？石膏如果也是为了清肺热，是不是可以配知母，这是经典组合，而且知母也算是质润，热邪伤津都可以用，这里为什么不行？喻嘉言讲得很清楚，这两个药都是苦寒的，怕伤了胃气，用上之后还怎么培土生金。

接下来说主治病证，原书说"治诸气膹郁，诸痿喘呕"。这两句话都是病机十九条里面的，"诸气膹郁，皆属于肺""诸痿喘呕，皆属于上"。肺为一身华盖，所以属于上的也是肺的问题。以前认为痿和呕都属于胃，因为《素问·痿论篇》里面说"治痿独取阳明"，所以痿是阳明胃经的问题；呕就更好说了，那是胃气上逆。但胃属中焦，如果痿和呕都归属于胃，那就不是"皆属于上"，而是"属于中"。所以他把这一条也放到清燥救肺汤证的病机当中。

病机清楚了，那么又有什么临床表现呢？后半句的喘、呕都是症状，好理解，痿是什么？我们可以参考《金匮要略》的肺痿，特点是"寸口脉数，其人咳，口中反有浊唾涎沫"。前半句诸气膹郁，《内经知要》的解释是"膹者，喘急上逆；郁者，痞塞不通"。两句话合在一起，包括了咳嗽、气喘，口中有浊唾涎沫，胸胁胀满，欲呕，寸口脉数。此外《方剂学》补充的干咳无痰，口渴咽干等症也较为常见。

（三）用方要点

病性：燥。

病位：肺。

症状：咳喘，咽干，口渴，呕。

（四）学习启示

五行之间的生克关系的应用十分广泛，仅就治法而言，如培土生金、佐金平木、抑木扶土、滋水涵木、金水相生等。清燥救肺汤就是培土生金法的运用。但在临床当中，我们经常会忽视这些作用关系。就如我们看到清燥救肺汤，想到的都是温燥伤肺，想到的是养阴润燥。还有我们之前讨论化肝煎的时候，同样是肝脾之间的关系，我们印象中似乎只有肝木克土，很少想到土壅木郁。可以说，对于五行关系的应用，我们很多时候还是纯粹停留在理论层面，没有真正在临床当中达到灵活运用的程度。这使我们在很大程度上产生思维的局限，限制了我们对中医思想的理解，限制了我们对疾病本质的认识。所以，在学习中要有意识地注意这些问题，在临床中要有意识地思考脏腑之间的关系。这是锻炼中医思维，提高理论与临床水平的一条很好的路径。

【知识链接】

秋燥论（节选）

燥之与湿，有霄壤之殊。燥者，天之气也；湿者，地之气也。水流湿，火就燥，各从其类，此胜彼负，两不相谋。春月地气动而湿胜，斯草木畅茂。秋月天气肃而燥胜，斯草木黄落。故春分以后之湿，秋分以后之燥，各司其政。今指秋月之燥为湿，是必指夏月之热为寒然后可，奈何《内经》病机一十九条，独遗燥气。他凡秋伤于燥，皆谓秋伤于湿，历代诸贤，随文作解，弗察其讹，昌特正之。大意谓春伤于风，夏伤于暑，长夏伤于湿，秋伤于燥，冬伤于寒。

（《医门法律》）

读王慎轩医案

学《傅青主女科》之生化汤

一、医案

产后恶露不绝

周，本年以来，曾连续 2 次小产，10 月产后恶露断续，时下瘀块，大如鸽蛋，已延 3 月有余。迩尚淋漓不止，少腹坠胀，立久更甚，腰脊酸痛，左侧尤甚，头眩目花，时而头胀，时而心悸，清晨面肿，午后足肿。前医屡进补气止血之药，未获显效。苔薄白，脉象细涩。细为血虚，涩为血瘀。宜养血化瘀，引血归经。拟生化汤加减。

全当归 9g，川芎 4.5g，桃仁泥 4.5g，炮姜炭 1.8g，炙甘草 1.8g，益母草 15g，参三七末 1.8g

二诊：服前药 2 剂后，腰酸腹坠大减，恶露随即停止；再服 1 剂，头眩眼花已除，诸症爽然若失。

（《近代江南四家医案医话选·王慎轩医案医话选》）

【验案解说】 产后恶露不绝，从概念上来说，一般指顺产之后，血性恶露持续不断。《金匮要略》当中有关于本病的记载，称为"恶露不尽"，原文说："产后七八日，无太阳证，少腹坚痛，此恶露不尽。正常情况下，顺产后血性恶露一般持续 3~4 天，如果持续 7~8 天仍然不止，同时有少腹坚硬疼痛的症状，根据《金匮要略》的记载，就可以确定为"恶露不尽"。如按照现在《中医妇科学》教材中的观点，血性恶露持续两周以上才诊断为"恶露不尽"。本案患者迁延至 3 个月，所以符合产后恶露不绝的诊断。

从症状上看，恶露不断，时下瘀血，大如鸽卵是典型的瘀血表现；少腹坠胀，立久更甚，腰脊酸痛，左侧尤甚，头眩目花，时而头胀，时而心悸，属于血虚之证。中医讲"血不利则为水"，所以瘀血日久，水液代谢异常，出现晨起面肿，午后足肿的情况。细涩之脉亦提示虚中兼瘀。总体而言，本案辨证并不困难，再结合产后多虚、多瘀的生理特点，进一步印证血虚兼瘀的判断，因此用养血祛瘀之法，选用产后常用的生化汤治疗。由于瘀血较为明显，再加益母草、三七养血活血，加强疗效。

这样典型的病案，为何之前的医生没有给予准确的治疗？大概主要原因就在于先入为主地接受了"产后气血亏虚"这一观点，反而对明显的瘀血指征视而不见。或者有的医生认为，患者的瘀血是因虚致瘀，也就是气血亏虚为本，瘀血是气血亏虚造成的，因此只要益气养血，待气血充足，则瘀血自去。中医看病还要以临床客观信息为依据，过多的理论推测，很可能偏离疾病的本来面目。

单从症状来看，患者的病情还是比较重的，但仅仅服药3剂即获痊愈，可能会出乎很多人的意料。如果是一般患者，经年累月、久病成虚、成瘀，治疗起来确实要费一番工夫，即使处方完全正确，患者身体体质的改善与恢复也需要时间。但本案患者因生产导致血虚、血瘀，正常情况下，很多人产后可以自行恢复，本患者情况较为严重，超出身体自我调节的范围，但在药物辅助后，很快调动起自身的康复能力，因此能够短时间内恢复。

二、方剂

（一）文献记载

（1）《傅青主女科·产后篇上卷·血块》：此症勿拘古方，妄用苏木、蓬、棱，以轻人命。其一应散血方、破血药俱禁用。虽山楂性缓，亦能害命，不可擅用。惟生化汤系血块圣药也。

生化汤原方：当归八钱，川芎三钱，桃仁十四粒（去皮尖，研），黑姜五分，炙草五分，用黄酒、童便各半，煎服。

又益母丸、鹿角灰，就用生化汤送下一钱，外用烘热衣服暖和块痛处。虽大暑亦要和暖块痛处。有气不运而晕迷厥，切不可妄说恶血抢心，只服生化汤为妙。俗有生地、牛膝行血；三棱、蓬术败血；山楂、砂糖消块；蕲艾、椒酒定痛，反致昏晕等症，切不可妄用。二、三、四日内，觉痛减可揉，乃虚痛也，宜加参生化汤。

如七日内，或因寒凉食物，结块痛甚者，加入肉桂八分（一作三分）于生化汤内。如血块未消，不可加参、芪，用之则痛不止。总之，慎勿用峻利药，勿多饮姜椒艾酒，频服生化汤，行气助血，外用热衣以暖腹。如用红花以行之，苏木、牛膝以攻之，则误。其胎气胀，用乌药、香附以顺之；枳壳、厚朴以舒之，甚有青皮、枳实、苏子以下气定喘；芩、连、栀子、黄柏以退热除烦。至于血结更甚，反用承气汤下之而愈结；汗多小便短涩，反用五苓散通之而愈秘，非徒无益，而又害之也。

凡儿生下，或停血不下，半月外尚痛，或外加肿毒，高寸许，或身热，减饮食，倦甚，必用生化汤加三棱、蓬术、肉桂等，攻补兼治，其块自消。如虚甚，食少泄泻，只服此帖定痛，且健脾胃，进食止泻，然后服消块汤。

（2）《方剂学》：养血祛瘀，温经止痛。主治：血虚寒凝，瘀血阻滞证。产后恶露不行，小腹冷痛。

（二）方剂讲解

生化汤在民间的知名度非常高，我在门诊当中经常遇到患者点名要开生化汤，仔细一问才知道，基本都是家里有妊娠或新产妇女，认为产后吃一些生化汤，对产妇有益，甚至成为一种常规手段。这种认识是有误区的，生化汤确实是产后使用，但其主治血块，或者是产后恶露不尽。血块本身是瘀血，但由于产后气血亏虚，不能贸然攻伐，因此傅青主才说："妄用苏木、蓬、棱，以轻人命"，甚至"一应散血方、破血药俱禁用"。所以生化汤并非产后必需品，要有瘀血，见到大量血块，或者恶露不尽，由于产后这一特殊阶段，各种活血、破血药不能乱用，所以才首选生化汤来治疗。

以前我们讲过四物汤，养血为主，兼能活血。后人在其基础上，加桃仁、红花，成为桃红四物汤，增强活血的效果，变成养血、活血并重。生化汤当中刚好用了半张桃红四物汤。四物汤当中用了当归、川芎，养血活血，符合产后血虚的体质特点。熟地有些滋腻，白芍性寒，且味酸收敛，两个药都不利于活血，所以不用。桃仁和红花都具有活血化瘀，调经止痛的作用，两者同用，活血之力过强，不适合产后血虚的患者。相比之下，桃仁苦泄下行，又能润肠通便，作用主要集中在下焦；但红花性温，辛散温通，更加走窜，对于产后胞宫的血块而言，反而作用不够集中，因此生化汤中选择了桃仁。很多治疗下焦瘀血方都是选择桃仁，如桃核承气汤、大黄牡丹皮汤等，均是如此。

除了养血活血的川芎、当归、桃仁，方中还用黑姜，也就是炮姜，除了保留干姜的温性外，还能入血分，具有温经止血，温经止痛的作用。炮姜在方中主要发挥两方面作用，一个是温，产后气血亏虚，容易受寒，同时血有"寒则涩而不留，温则消而去之"的特点，所以温药既有助于活血，又有助于御寒。第二是止血的作用，活血是手段，目的是排出瘀血，最终还是要止血，炮姜既能温又能止，刚好契合产后多虚多瘀的特点。最后再加甘草，和中缓急，调和诸药。

综合来看，生化汤的作用主要是祛瘀，同时兼有养血、温中的功效。唐宗海在《血证论》里面说："血瘀可化之，则所以生之，产后多用。"生化汤的化是化瘀，化瘀而后生新。也就是中医常说的瘀血不去，新血不生的意思。命名时却是"生"在前，"化"在后，生是最终目的，是治疗的核心，化是使用的方法与手段。

适应证就是产后血块，很长时间排不干净，中医称为产后恶露不尽。有时会兼有小腹冷痛，如果产后受寒，可能会导致瘀血加重，这种情况要加肉桂。用法方面也要注意，生化汤并没有顿服或者日二三服，而是频服。同时要注意保暖。在产后这一特殊阶段，还要避免使用峻烈的药物。此外，妇科的各种寒凝血瘀证也可以生化汤为基础加减应用，如痛经、月经淋漓不绝有大量血块等。

在类方鉴别方面，一是桃红四物汤，生化汤里面有半张桃红四物汤，另外半张的红花、熟地、白芍都没有用，所以桃红四物汤养血活血的作用都强于生化汤。但其中并没有用温药，因此多作为养血活血的基础方使用，生化汤则更适合血瘀兼有寒凝的情况。二是《金匮要略》当中的桂枝茯苓丸，两者都能活血，也都具有温通的作用，但桂枝茯苓丸属苓桂剂，有同样利水的功效。患者有瘀血，有水停，进而又化热，最终产生癥瘕，所以要用丸剂缓消。临床常用于治疗子宫肌瘤等。

（三）用方要点

病性：血虚血瘀。

病位：胞宫。

症状：恶露不尽，小腹痛。

（四）学习启示

中医主张治未病，按照《金匮要略》中的论述，治未病包括未病先防和已病防变两方面。进一步划分，未病先防包括"养""慎"两方面。养是养护正气，慎是慎避邪气，属于养生范畴。已病防变也包括两方面，一是有病早治，以免延误；二是防止传变。比如"见肝之病，知肝传脾，当先实脾"就是先安未受邪之地，是防止传变的具体应用。

既然生病之后，我们可以对未受邪之地提前用药，预防疾病的传变。那么没有生病的时候，是否也可以先服药预防呢？在这一思想下，生化汤成为很多产妇的常规用药，不论是否有恶露不尽，都要吃几剂生化汤。其实这一观点存在误区。先安未受邪之地，是因为已经生病，根据疾病发展变化规律采取的预防措施。也就是肝病容易传脾，所以只需要预先实脾，而且还有"四季脾旺不受邪"的时候，也不需要预先实脾。因此是否要实脾需要满足两个条件，一是肝病，二是脾虚，在这种情况下，肝病传脾的可能极大增加，故先实脾。但产后多虚、多瘀则只是一种常见可能，与肝病传脾一样，是否需要服用生化汤化瘀，还是要看是否真的有瘀血存在，否则也不必服生化汤。所以产后常规服生化汤预防瘀血的观点是不成立的。

【知识链接】

生化汤

此钱氏世传治妇人者。当归五钱，川芎二钱，甘草（炙）五分，焦姜三分，桃仁十粒（去皮尖、双仁），熟地三钱。上咬咀，水二钟，枣二枚，煎八分，温服。一方无熟地。

附加减法：凡胎衣不下，或血冷气闭，血枯气弱等证，连服生化汤二三剂即下，或用此送益母丸一丸即下。盖益母草行血养血，性善走而不伤人者也。凡妇人无论胎前产后，皆宜此药。凡血晕虚晕，加荆芥穗六七分；凡产妇气虚气脱，倦怠无力，加人参、黄芪；凡阳虚厥逆，加附子、肉桂；脉虚烦渴，加麦冬、五味；气壅有痰，加陈皮、竹沥；血虚血燥便结，加麻仁、杏仁、苁蓉；多汗不眠，加茯神、枣仁、黄芪；上体多汗，加麻黄根；下体多汗，加汉防己；烦热，加丹皮、地骨皮；口噤如风，反张瘛疭者，加荆芥、防风各三四分；恶露未尽，身发寒热，头痛胁胀，其小腹必然胀痛，加红花、丹皮、肉桂各三四分，玄胡一钱；内伤饮食，加山楂、陈皮、砂仁，或神曲、麦芽；外伤寒湿，或加苍术、白术；血积食积，胃有燥粪，脐腹胀痛，加大黄二钱；产后下血不止，或如屋漏水，沉黑不红，或断或来，或如水，或有块，淋沥不休，此气血大虚之候，不可误用寒凉。其脉浮，脱者，可加附子辈诸阳分药，否则无救矣。佛手散单用当归三钱，川芎二钱，此即其变方也。

（《景岳全书·妇人规古方》）

读周子芳医案

学《傅青主女科》之完带汤

一、医案

乳　泣

王某，女，45岁。初诊：1981年3月10日。

主诉：婚后一向月经不调，一直未孕。20余年来每于经前上怀作胀，胸闷易怒，腹满作痛。平素白带频下，屡治未效，亦无信心就医。近几月来，忽有乳汁自流，惧为乳癌前期征象，焦虑万分，而来就医。

诊查：乳汁自流，质清稀，有时如带浊，无血性物；乳房丰满时胀，未扪及包块，乳晕肤色如常。平素性情多虑易怒。脉弦缓，少苔。

辨证：龄届更年，一直未孕，平素多虑善怒，伤及肝脾，肝失疏泄，脾失健运，津液不循正途，水湿化为浊汁，从乳窍泌出。

治法：舒肝解郁，健脾除湿。

处方：苍、白术各10g，陈皮10g，茯苓15g，柴胡6g，当归10g，白芍15g，太子参15g，黑芥8g，山药15g，车前子15g，炒苡仁20g。水煎服。

二诊：药进5剂，自觉乳房胀满减轻，乳汁逐渐停溢；继服药5剂而愈。

[《中国现代名中医医案精华（四）·周子芳医案》]

【验案解说】　分析病案之前，我们先说一下乳汁的问题。中医认为乳汁为精血化生，一般只有哺乳期才会产生乳汁，用于哺育婴儿。由于各种原因，在哺乳期可能出现乳汁不经婴儿吮吸，自行流出的情况，称为乳汁自出。妊娠期间，由于精血都去孕养胎儿，所以月经会停止来潮，一般也不会产生乳汁，但如果由于各种原因，妊娠期产生乳汁，并自行流出，称为乳泣。其他时候，由于月经来潮，血随之而下，不会产生乳汁。所以《中医妇科学》对乳泣的定义为妊娠期乳汁自行流出。

本案患者在非妊娠期出现乳汁自出，由于乳腺癌早期会有乳头溢液的情况，所以十分担心。可以想象，患者患病20余年，屡治不愈，已经没有信心就医了，但因为担心发生乳腺癌，才来就诊，因此我们接诊时首先就要围绕患者最担心的问题展开。从乳汁中无血性物，未扪及包块，乳晕肤色正常来看，都不符合乳腺癌早期的特征，因此初步印象不太像是乳腺癌。如果是现在，可能还可以安排很多化验、检查，但当时条件所限，进一步检查的手段不多，通过临床表现鉴别诊断就很有意义，同时通过这些初步检查，也可帮助患者减轻焦虑，更好地配合后续治疗。

回过头来继续分析，患者近几个月突然出现乳汁自流，从病案的描述看，应该是没有任何先兆或者较为明确的原因，所以这个情况应该与患者一贯的体质或疾病有关，是既往疾病加重的征兆，想要解决问题就要从既往疾病与体质情况入手。患者结婚20余年一直未孕，而临床表现主要是两方面，一是典型的肝气郁结证，如经前上怀作胀，胸闷易怒，腹满作痛，平素多虑易怒，脉弦等，这是患者的体质特征；另一方面是月经不调和白带频下，单纯从这两个症状看，也可以从肝郁气滞来解释。

再看乳汁的情况，其特点是质地清稀，有时如带浊，由此推测，患者平素白带频下时，白带的特点可能也与乳汁一样，都是质地清稀，量较多的。这种乳汁和白带一般提示水湿停滞，多由脾虚湿浊停聚有关。如因肝郁气滞，白带量不会太多，质地也不会很清稀，如气滞化火，甚至会出现白带色黄，质地较为黏稠等情况。

结合患者乳汁、白带的特点，再加上平素肝郁气滞，患者的病机可以概括为肝郁脾虚，湿浊内停，所以治疗应该从疏肝、健脾、化湿入手。进一步分析，由于当前阶段以脾虚湿浊内停为主，所以治疗也以健脾化湿为先，选用健脾化湿兼能疏肝的完带汤最为恰当。在原方基础上，进一步加入茯苓、薏苡仁增强健脾利水的作用；同时针对肝郁日久，加入当归滋养肝血，配合柴胡、白芍养血疏肝。

最终服药10剂痊愈，从完带汤的治疗作用来分析，患者应当不仅乳汁自出的问题得到解决，平素白带频下的情况也会有所好转。临床当中遇到这类患者，最好建议她继续调养一段时间，白带问题解决后，可以逐渐转为以养血疏肝为主，健脾化湿为辅的方法。

二、方剂

（一）文献记载

（1）《傅青主女科·带下·白带下》：夫带下俱是湿症。而以"带"名者，因带脉不能约束而有此病，故以名之。盖带脉通于任、督，任、督病而带脉始病。带脉者，所以约束胞胎之系也。带脉无力，则难以提系，必然胎胞不固，故曰带弱则胎易坠，带伤则胎不牢。然而带脉之伤，非独跌闪挫气已也，或行房而放纵，或饮酒而癫狂，虽无疼痛之苦，而有暗耗之害，则气不能化经水，而反变为带病矣。故病带者，惟尼僧、寡妇、出嫁之女多有之，而在室女则少也。况加以脾气之虚，肝气之郁，湿气之侵，热气之逼，安得不成带下之病哉！故妇人有终年累月下流白物，如涕如唾，不能禁止，甚则臭秽者，所谓白带也。

夫白带乃湿盛而火衰，肝郁而气弱，则脾土受伤，湿土之气下陷，是以脾精不守，不能化荣血以为经水，反变成白滑之物，由阴门直下，欲自禁而不可得也。治法宜大补脾胃之气，稍佐以舒肝之品，使风木不闭塞于地中，则地气自升腾于天上，脾气健而湿气消，自无白带之患矣。方用完带汤。

白术一两（土炒），山药一两（炒），人参二钱，白芍五钱（炒），车前子三钱（酒炒），苍术三钱（制），甘草一钱，陈皮五分，黑芥穗五分，柴胡六分。

水煎服。二剂轻，四剂止，六剂则白带痊愈。

此方脾、胃、肝三经同治之法，寓补于散之中，寄消于升之内，开提肝木之气，则肝血不燥，何至下克脾土；补益脾土之元，则脾气不湿，何难分消水气。至于补脾而兼以补胃者，由里以及表也。脾非胃气之强，则脾之弱不能旺，是补胃正所以补脾耳。

（2）《方剂学》：补脾疏肝，化湿止带。主治：脾虚肝郁，湿浊带下。带下色白，清稀如涕，面色㿠白，倦怠便溏，舌淡苔白，脉缓或濡弱。

（二）方剂讲解

完带汤的名字起得特别好，以至于我们一看到白带方面的病，立刻就能想起这张方。即便知名度很高，但关注完带汤的医生并不多。总感觉这是妇科专用方，而且在妇科的患者中，也是调经远多于止带。在普通人的心目中，对出血的关注度自然是高于白带，月经量多一些、少一些，周期提前或错后，兼有痛经、乳房胀等都会引起重视，所以就诊的人会比较多。这样一来，感觉专门治疗白带异常的完带汤好像使用的机会不多，重视程度自然也就不如那些调理月经的方剂。

　　事实上完带汤是《傅青主女科》的第一方，全书第一篇就是讲带下，而带下的第一节就是白带，用的方就是完带汤。其实白带的问题看似不大，却是妇科系统，乃至整个身体状态的一个窗口。傅青主认为，带下病的根源在于带脉不能约束，所以命名为带下病。带脉有约束胞胎的作用，所以白带在一定程度上是带脉约束能力的反映。同时带脉通于任督二脉，往往由于任督二脉先出现问题，而后带脉也会受到影响，从这一角度看，白带也和任督二脉有关。我曾经遇到一名女性患者，背部湿疹，瘙痒难耐，部位集中在脊柱附近，宽约 3 寸，上起大椎，下至于腰。每于夏季发病，夏至后最甚，中秋以后即安。就诊时刚好在 7 月，正是病情最重的阶段。数年来各大医院中西医皮肤科几乎看遍，各种内服外用药均无效。细问病史及症状，只有白带量多，无色无臭，质地清稀，此外再无异常，舌脉亦如平人。我亦束手无策，但思之再三，总不能让患者徒劳往返，于是决定先治白带，予完带汤 5 剂。一周后患者又来复诊，见面就说服药两三剂即见效，5 剂后湿疹基本平复，白带亦明显减少，此次想继续服药巩固疗效。当时只考虑白带与湿疹均与脾虚湿盛有关，长夏湿气当令，故发病最重。后来读《傅青主女科》，突然想到此案，患者湿疹部位实在督脉，下至腰而止，恰在带脉区域。带脉不能约束，则湿浊下流，故白带过多。湿邪流于督脉，则发为湿疹。讲这么多是想提醒大家两点：第一，白带能够反映任、督、带脉的情况，是妇科甚至全身状态的风向标，所以要重视。第二，完带汤不是仅能治疗白带，各种脾虚湿盛的疾病都可以考虑应用。这个乳泣病案就是一例。

　　完带汤的组方思路傅青主已经讲清楚了，健脾为主，兼以疏肝。我们知道健脾的基础方四君子汤，用人参、白术、茯苓、甘草。完带汤里面没有用茯苓，但用了车前子。为什么要用车前子代替茯苓呢？因为茯苓利水的作用是以中焦脾胃为主，用于脾虚水湿内停的情况。车前子则是利下焦的水，主要作用在肝肾、胞宫等，用于治疗湿热下注的小便不利、外阴瘙痒，以及各种妇科的水湿、湿热类疾病。除此之外还有山药，也是益气健脾的常用药，由于药性极为平和，而且经常作为食物，让人感觉它的作用似乎没有那么大。实际上山药是治疗虚劳的首选药，《神农本草经》说山药能够补虚，还能除寒热邪气。《金匮要略》中有薯蓣丸，治疗虚劳风气百疾。也就是由于虚劳，导致患者身体弱，免疫力差，经常感受各种病邪。脾虚再加上带脉失约，所以要用山药来补虚，和缓而持久。

　　第二组药是苍术、陈皮，这是我们前面讲过的平胃散当中的经典组合，主要用来调理脾胃之气，同时能够燥湿，是益气健脾的必要补充。第三组是柴胡、芍药，也是以前讲过的逍遥散中，调肝的经典组合，用来疏肝、养肝、柔肝。最后还有一个黑芥穗，荆芥穗本身是风药，炒炭之后具有收敛固涩的作用，对于白带量多，起到一个止带治标的作用。

适应证方面主要是关注白带本身的情况，以无色无臭，质地清稀，量多不止为特点。此外患者可以兼有脾胃虚弱的常见表现，如面色萎黄或㿠白，倦怠便溏等，右手关脉多细弱。此外会阴部的湿疹，或男性阴囊潮湿等，如因脾虚湿浊下注者，都可以用完带汤来治疗。

（三）用方要点

病性：脾虚湿盛。

病位：胞宫，脾。

症状：白带量多，色白清稀，右关脉弱。

（四）学习启示

妇科、外科等专科问题，往往表现在局部，但中医整体观念决定，临床看病要从整体入手。即使是局部的疾病，也要关注患者整体的情况。很多时候，局部疾病是整体问题的缩影，在一定程度上反映了整体的情况，是整体问题的集中体现。比如湿疹属于局部问题，但往往与患者体质有关，我们可以从患者的整体状态，湿疹发生部位等入手，综合调理。还有一些过敏性疾病，西医采用脱敏疗法，也不一定都有效。中医要做的是改变患者身体的环境，使患者能够耐受之前的变应原。还有肿瘤，用药物消散只是治标的方法，中医更加关注患者体质，是身体的整体状态为肿瘤的生长提供了适宜的环境，因此我们要想办法改变身体的内环境，不给肿瘤生长的条件，才是从根本上解决问题的思路。

【知识链接】傅山（1607—1684），初名鼎臣，字青竹，改字青主，山西太原人。著名思想家、书法家、医学家。梁启超将他与顾炎武、黄宗羲、王夫之、李颙、颜元等并称为"清初六大师"。著《傅青主男科》《傅青主女科》，在当时有"医圣"之名。

傅山传

傅山，字青主，阳曲人。六岁，啖黄精，不谷食，强之，乃饭。读书过目成诵。明季天下将乱，诸号为缙绅先生者，多迂腐不足道，愤之，乃坚苦持气节，不少婉婉。提学袁继咸为巡按张孙振所诬，孙振，阉党也。山约同学曹良直等诣通政使，三上书讼之，巡抚吴甡亦直袁，遂得雪。山以此名闻天下。甲申后，山改黄冠装，衣朱衣，居土穴，以养母。继咸自九江执归燕邸，以难中诗遗山，且曰:"不敢愧友生也!"山省书,恸哭,曰:"呜呼!吾亦安敢负公哉!"

顺治十一年,以河南狱牵连被逮,抗词不屈,绝粒九日,几死。门人中有以奇计救之,得免。然山深自咤恨,谓不若速死为安,而其仰视天、俯视地者,未尝一日止。比天下大定,始出与人接。

康熙十七年,诏举鸿博,给事中李宗孔荐,固辞。有司强迫,至令役夫舁其床以行。至京师二十里,誓死不入。大学士冯溥首过之,公卿毕至,山卧床不具迎送礼。魏象枢以老病上闻,诏免试,加内阁中书以宠之。冯溥强其入谢,使人舁以入,望见大清门,泪涔涔下,仆于地。魏象枢进曰:"止,止,是即谢矣!"翼日归,溥以下皆出城送之。山叹曰:"今而后其脱然无累哉!"既而曰:"使后世或妄以许衡、刘因辈贤我,且死不瞑目矣!"闻者咋舌。至家,大吏咸造庐请谒。山冬夏著一布衣。自称曰"民"。或曰:"君非舍人乎?"不应也。卒,以朱衣、黄冠敛。

山工书画,谓:"书宁拙毋巧,宁丑毋媚,宁支离毋轻滑,宁真率毋安排。"人谓此言非止言书也。诗文初学韩昌黎,倔强自喜,后信笔抒写,俳调俗语,皆入笔端,不愿以此名家矣。著有《霜红龛集》十二卷。子眉,先卒,诗亦附焉。

眉,字寿髦。每日出樵,置书担上,休则把读。山常卖药四方,与眉共挽一车,暮抵逆旅,篝灯课经,力学,继父志。与客谈中州文献,滔滔不尽。山喜苦酒,自称老蘗禅,眉乃称曰小蘗禅。

(《清史稿》)

读朱良春医案

学《医学心悟》之半夏白术天麻汤

一、医案

眩 晕

管某，女，57 岁。初诊：1973 年 4 月 5 日。

主诉：头痛、泛恶 2 个月，近日来加剧。曾服中西药治疗，其效不显。近日来症情加剧，头眩且重，若坐舟车之中，泛恶欲吐，终日嗜睡，胸闷纳呆，困惫委顿而来诊。

诊查：体形丰腴，苔白腻，舌质淡，脉象濡细。血压 130/80mmHg。

辨证：痰湿上蒙，清阳不升之眩晕（美尼尔综合征）。

治法：温化痰湿，升清降浊。

处方：姜半夏 9g，炒白术 12g，明天麻 3g，化橘红 6g，陈京胆 4.5g，茯苓 12g，白附子 1.5g，鸡内金 9g，莱菔子 9g，甘草 3g。5 剂。

二诊：4 月 10 日。药后诸象见瘥解。药既奏效，毋庸更张。药方续服 4 帖。数月后随访已愈，迄未再作。

[《中国现代名中医医案精华（四）·朱良春医案》]

【验案解说】 美尼尔综合征是西医病名，现在叫梅尼埃病，主要症状就是眩晕，病理改变为膜迷路积水，临床表现除了反复发作的眩晕外，还会出现听力下降，耳鸣，耳部的闷胀感等。朱良春先生在辨证的后面特意注明"美尼尔综合征"，应当是已经西医确诊。

这个病西医没有特效药，中医可以按眩晕来辨证治疗，病机以风、痰、虚三者最为常见。《黄帝内经》著名的病机十九条当中提到"诸风掉眩，皆属于肝"。受此影响，历代医家多从肝风角度治疗眩晕，故有"无风不作眩"之说。《灵枢·海论》当中还提出："髓海不足，则脑转耳鸣，胫酸眩冒，目无所见，懈怠安卧。"髓海就是指脑，也就是由于肾精亏虚，髓海失于充养，也会导致眩晕。在此基础上，明代著名医家张景岳更是提出："眩运一证，虚者居其八九，而兼火、兼痰者不过十中一二耳。"这一观点被概括为"无虚不作眩"。元代的朱丹溪则强调头晕应以治痰为主，提出"无痰不作眩"的观点。以上观点虽然角度不同，但均阐明了眩晕的辨证要点，因此临床遇到眩晕患者，可以首先从风、痰、虚三个角度来考虑。

本案患者初为头痛、恶心，之后病情加剧，出现眩晕，同时还有胸闷、纳呆、嗜睡、疲劳感等症状。从这些兼证看，疲劳、嗜睡是阳气不足的表现；恶心、纳呆是胃失和降，虚实皆有可能；胸闷则是气机不通，乍一看像是虚实夹杂，很难判断，这时就要四诊合参。患者形体丰腴，根据"肥人多痰"的特点考虑存在痰湿的问题，苔白腻、脉濡细是典型的痰湿之象。从痰湿角度来看，前面的症状也迎刃而解，痰阻胸中则会出现胸闷；痰湿阻胃则恶心、纳呆；痰湿困阻，阳气不通则疲劳、嗜睡，所有问题都解释通了。因此朱良春先生辨证为痰湿上蒙，清阳不升，选用程钟龄的半夏白术天麻汤为底方，加陈京胆和白附子两味化痰药，加强祛痰之力。陈京胆就是胆南星，是天南星加牛羊或猪胆汁炮制而成，天南星本身是温燥的，胆南星则转为凉性，能够清热化痰、息风定惊。另外加鸡内金、莱菔子，消食化痰，解决纳呆的问题。

本案患者西医诊断为梅尼埃病，这个病的关键就是迷路积水，所以也有医生从这个角度分析，认为积水是水液代谢异常，从中医角度来看，属于水湿痰饮一类的疾病。这是很好的思路，遇到这类病人也的确可以先看一看，到底有没有水湿痰饮的问题，但还是我们经常说的那句话，不要让西医的诊断影响我们的中医思维，也就是这种诊断提供给我们一个很好的思考方向，但千万不要认为迷路积水可以和中医的水湿痰饮画等号，一定要以中医辨证为最终依据。

二、方剂

（一）文献记载

（1）《医学心悟·眩晕》：眩，谓眼黑；晕者，头旋也。古称头旋眼花是也。其中有肝火内动者，经云：诸风掉眩皆属肝木是也，逍遥散主之。有湿痰壅遏者，书云：头旋眼花，非天麻、半夏不除是也，半夏白术天麻汤主之。有气虚挟痰者，书曰：清阳不升，浊阴不降，则上重下轻也，六君子汤主之。亦有肾水不足，虚火上炎者，六味汤。亦有命门火衰，真阳上泛者，八味汤。此治眩晕之大法也。予尝治大虚之人，眩晕自汗，气短脉微，其间有用参数斤而愈者，有用参十数斤而愈者，有用附子二三斤者，有用术熬膏近半石者，其所用方，总不离十全、八味、六君子等。惟时破格投剂，见者皆惊，坚守不移，闻者尽骇，及至事定功成，甫知非此不可。想因天时薄弱，人禀渐虚，至于如此。摄生者。可不知所慎欤！

半夏白术天麻汤

半夏一钱五分，天麻、茯苓、橘红各一钱，白术三钱，甘草五分。生姜一片，大枣一枚，水煎服。

（注：同书卷三另有一同名方，多蔓荆子一味，治痰厥头痛，胸膈多痰，动则眩晕。）

（2）《方剂学》：化痰息风，健脾祛湿。主治：风痰上扰证。眩晕，头痛，胸膈痞闷，恶心呕吐，舌苔白腻，脉弦滑。

（二）方剂讲解

半夏白术天麻汤是专门治疗眩晕的一张名方，《医学心悟》中提到了5种最常见的眩晕，一种是肝火内动，在《黄帝内经》的病机十九条当中，第一条就是"诸风掉眩，皆属于肝"，可以说中医很早就认识到这类疾病，逍遥散仅仅是其中的一个选择，大凡治疗肝风的方都可以选用。第二种是痰湿造成的眩晕，主要因痰湿阻滞，清阳不升。第三是气虚兼有痰湿的类型，用六君子汤益气健脾化痰。第四种为肾水不足，用六味地黄丸。大家可能还记得，之前我们讲六味地黄丸的时候，当时提到，地黄为治痰之圣药，同时方中的茯苓、泽泻利水祛湿，所以肾虚导致水液代谢异常而产生的痰，可以用地黄丸治疗。其他如左归丸、大补丸等治痰的作用不及地黄丸。第五种是命门火衰，用八味汤，也就是《金匮要略》中的崔氏八味丸，和六味地黄丸的原理一样。

在这5类眩晕当中，第二和第三两种都与痰湿有关，区别在于是否存在气虚的问题。有气虚自然要补气，用六君子汤；没有气虚就用半夏白术天麻汤。单从方名看两个方子好像没有多大关系，但实际上两者只有一味药的区别，就是人参和天麻。所以我们可以在既往学过的六君子汤基础上来理解半夏白术天麻汤。气虚不是主要问题，于是把人参去掉了，接下来只要弄清楚新加入的天麻，整个方剂也就明白了。

天麻的作用主要有两方面，一是治肝风，取其平抑肝阳，息风止痉的功效，用于小儿惊风、癫痫、头痛、眩晕等。二是治外风，能够祛风湿，强筋骨，用于风湿痹痛，肢体麻木等。有些本草记载，天麻还能利腰膝，强筋骨。张元素则提出:"（天麻）治风虚眩晕头痛。"所以从这个角度来看，虽然半夏白术天麻汤是以祛痰为基础，但是加入天麻却是考虑肝风的问题。原文引用的"头旋眼花，非天麻、半夏不除"这句话不知道是从哪本书看到的，但从其表达方式来看，更像是经验用药，也就是药证相应。所以方中使用天麻可能还有第二重因素，就是从药证角度出发，天麻也是治疗眩晕的关键药。

原书当中没有明确列举该方的适应证，仅提出痰湿阻遏这一病机。《方剂学》则做出详细的补充。眩晕、头痛为主症；后面胸膈痞闷，恶心呕吐都是痰湿阻遏的表现；舌苔白腻，脉弦滑也主痰证。在《医学心悟》当中另有一张半夏白术天麻汤，较本方多一味蔓荆子，主治痰厥头痛，但同时也有胸膈多痰，动则眩晕等症状。可以看出，两个方子的适应证基本相同，差别在于眩晕为主还是头痛为主。因此也可以理解为本方证见头痛较重者，加蔓荆子。

除上述适应证外，临床当中还有一些需要注意的问题。中医有肥人多痰的说法，所以痰湿体质的患者往往有肥胖，面色、肤色偏白，肌肉松弛等特征。如形体消瘦，或壮实者，应审慎对待。但形体往往是长期逐渐改变的，所以对于久病之人的诊断意义更大。有些患者虽然形体肥胖，但病程很短，起病仅数日或一两周，显然他的疾病不是体质原因直接造成的，应当注意其他因素。

（三）用方要点

病性：痰。

病位：脾。

症状：眩晕，头痛，舌苔白腻。

（四）学习启示

本案中医诊断为眩晕，西医诊断为梅尼埃病，感觉好像这两种诊断是对应的。就好像西医诊断为糖尿病，对应中医就是消渴；西医诊断为高血压，中医就要诊断为肝阳上亢证。事实上中西医的诊断是各自独立的。本案的患者中医诊断为眩晕是根据症状，西医诊断为梅尼埃病，也是有相关的检查为依据，只不过这些检查的结果对中医辨证论治没有影响，所以没有在病案中详细写。

以前读书的时候遇到这样一个事，某位同学说头晕，他旁边两个同学在第一时间分别问了两个问题。一个问他是否做过头部 CT 检查；另一个问他有没有感觉看东西转、恶心、呕吐这些症状。这很显然代表了两种思维，前者是进入西医的思维模式中，见到头晕，考虑脑部疾病，希望通过头部 CT 检查，进一步确诊或排除相关疾病。后者是中医思维，看东西转，用术语讲叫"目眩"，加上恶心、呕吐，常见于痰饮病所致的头晕。所以他开启的是中医辨证模式。

临床当中一定要注意，两者的思维模式不同，诊疗各有其规范和标准，因此要分别独立完成。决不能以其中一方的诊断结果，直接对应为另外一方的某种病证。

【知识链接】

头 痛

头为诸阳之会，清阳不升，则邪气乘之，致令头痛。然有内伤、外感之异。外感风寒者，宜散之。热邪传入胃腑，热气上攻者，宜清之。直中证，寒气上逼者，宜温之。治法详见伤寒门，兹不赘。然除正风寒外，复有偏头风，雷头风，客寒犯脑，胃火上冲，痰厥头痛，大头天行，破脑伤风，眉棱骨痛，眼眶痛等证。更有真头痛，朝不保暮，势更危急。皆宜细辨。

偏头风者，半边头痛，有风热，有血虚。风热者，筋脉抽搐，或鼻塞，常流浊涕，清空膏主之；血虚者，昼轻夜重，痛连眼角，逍遥散主之。雷头风者，头痛而起核块，或头中雷鸣，多属痰火，清震汤主之。客寒犯脑者，脑痛连齿，手足厥冷，口鼻气冷，羌活附子汤主之。胃火上冲者，脉洪大，口渴饮冷，头筋扛起者，加味升麻汤主之。痰厥头痛者，胸膈多痰，动则眩晕半夏白术天麻汤主之。肾厥头痛者，头重足浮，腰膝酸软，经所谓下虚上实是也。肾气衰，则下虚，浮火上泛，故上实也，然肾经有真水虚者，脉必数而无力；有真火虚者，脉必大而无力。水虚，六味丸，火虚，八味丸。大头天行者，头肿大，甚如斗，时疫之证也，轻者名发颐，肿在耳前后，皆火郁也，普济消毒饮主之，更加针砭以佐之。破脑伤风者，风从破处而入，其症多发搐搦，防风散主之。眉棱骨痛，或眼眶痛，俱属肝经，见光则头痛者，属血虚，逍遥散。痛不可开者，属风热，清空膏。真头痛者，多属阳衰。头统诸阳，而脑为髓海，不任受邪，若阳气大虚，脑受邪侵，则发为真头痛，手足青至节，势难为矣。速用补中益气汤，加蔓荆子、川芎、附子，并进八味丸，间有得生者，不可忽也。

……

半夏白术天麻汤

半夏一钱五分　白术　天麻　陈皮　茯苓各一钱　甘草（炙）五分　生姜二片　大枣三个　蔓荆子一钱

虚者，加人参。水煎服。

（《医学心悟》）

读何绍奇医案

学《外科全生集》之阳和汤

一、医案

男性乳腺增生

何某，男，50岁。患者于1982年5月9日发现左侧乳头内陷，乳头下有一核桃大小的肿块，能推动，无疼痛感。11日在地区医院检查、照片，拟诊为男性乳腺癌。当天下午赴成都，川医病理科、门诊均认为是乳腺癌。5月20日收入院，25日手术，术中活检，结果为良性，乃改诊断为"男性乳腺增生病"。认为可能与患者过去患前列腺炎，较长时间服用雌激素引起内分泌紊乱有关。

返绵阳后，至8月中旬，右侧乳头下又出现核桃大的肿块，地区医院诊断为"右侧乳腺小叶增生"，建议试服中药。在当地先后用疏肝理气、活血化瘀、软坚散结中药20余剂，无明显效果，于是来信要求处方。笔者当时寄去处方，用柴胡、香附、枳壳、桔梗、丹参、荔橘核、蒺藜、青皮、牡蛎、夏枯草、川楝子、赤芍等，服20剂，了无寸效。

又来信相商，反复分析病情，认为：①乳头为足厥阴肝经经脉所过之处，故乳头疾患，从肝考虑，理气疏肝，本为常法，但久服无效，且年届五十，提示要进一步考虑冲任失调。②冲任隶于肝肾，故在一定意义上，补肝肾即补冲任，故当以补肝肾为大法。③结块久结不散，无红灼疼痛，则属阴寒，非温通无以祛寒散结。此外，还要考虑到结聚之处，气血不行，易于留痰停瘀的问题。根据以上分析，拟方如下：熟地30g，老鹿角6g（研粉分2次冲服），炮干姜6g，麻黄3g，肉桂4g，当归10g，丹参12g，淫羊藿12g，炒白芥子10g，法半夏10g，青、陈皮各6g，甘草3g。此王洪绪阳和汤加味方。重用熟地，加以当归、淫羊藿温养冲任，炮干姜、肉桂、麻黄温阳散寒，半夏、白芥子化痰散结，青皮、陈皮、丹参调理气血，王氏原方用鹿角胶，今改用老鹿角，则兼取其活血攻坚之长。上方服至 15 剂，乳部肿块开始缩小，坚持服至 26 剂，即完全消散。至今多次检查，未见复发。

　　附注：老鹿角甚坚硬，很难研粉，如以羊脂或其他动物油涂鹿角片上，置火上反复翻烤，即易研粉。

（《读书析疑与临证得失》）

　　【验案解说】　这则医案摘自何绍奇先生的《读书析疑与临证得失》，这本书包括两部分，上辑原名《西苑读书记》，正式出版时改为《读书析疑》；下辑为《临证得失》，收录医案 100 余篇，其最大的价值在于不仅收录有效案例，同时也将诊疗过程中出现的错误如实记录下来。按照何绍奇先生的说法："一个医生的医疗生涯中，总是有得有失的，如能认真地加以总结，于自己，将来就会少出些错，于他人，也可引以为鉴。"所以这个医案更像是一个医话，不仅详细记录患者的诊疗经过，同时也将医生分析疾病的思路清晰地展示出来，所以即便不加以解读，相信读者也会有很大的收获。何绍奇先生将自己的得失经验拿出来，让别人可以引以为鉴，我十分尊重他这种精神，所以在这里也对医案中的一些比较重要的问题加以分析，不为批评，仅仅希望为大家提供另外一种看问题的角度。

　　先说第一个问题，我们不止一次说过，中医辨证首先要辨阴阳，《素问·阴阳应象大论篇》中说"善诊者，察色按脉，先别阴阳"。可以说阴阳辨证是一切的纲领。本案患者乳头下方出现一个核桃大小的肿块，这是一个外科疾病，是一个局部问题，所以辨证的核心都要围绕这个肿块展开。医案中对这个肿块有过几次描述，第一次是刚发病时，肿块的特征是能推动，无疼痛感。第二次是手术后将近 3 个月，再次出现核桃大小的肿块，从下文的病情分析第三点可以看出，这次的肿块仍然没有红肿热痛等表现。所以何绍奇先生分析的第三点十分正确，对于没有红肿热痛的肿块，更多可考虑为阴证。在临床当中，除了红肿热痛外，我们还可以观察肿块的软硬程度，在外力推动下是否可以移动，疾病进展的速度等作为辨证的参考。阴证肿块一般质地相对较软，推之可以移动，发展得较慢。总之对于外科疮疡肿毒等疾病，对病灶局部的细致观察至关重要。

　　第二个问题，患者肿块在手术切除后不到 3 个月的时间内复发，这种情况在临床当中极为多见，很多患者都是因为术后接连复发，没有办法才来选择中医治疗。在中医看来，这种频繁复发意味着患者的疾病并非局部或偶然因素所致，多半是身体的内环境出现问题，或者说体质状况给了肿块产生的土壤，所以治疗这种疾病要注意观察患者的体质特点。本案当中没有任何关于患者体质的记录，后面关于冲任不足、肝肾亏虚等判断都是推论，并没有客观辨证依据，这可能与远程诊疗有关，加之当时通信不发达，很多信息难以采集。仅凭理论推测，就能给出恰当的处方十分难得，但临床时还是尽量搜集客观的辨证依据更为妥当。

第三个问题，医者首次处方还是不可避免地陷入惯性思维，患者已经服用疏肝活血散结的中药20余剂，在没有效果的情况下，仍然重蹈覆辙是诊疗上的失误。患者的肿块不红不热不痛，说明没有火热的问题，不需要用寒凉药。疏肝活血散结药无效，说明不是一般意义上的气滞血瘀引起的阳证肿块。再结合前面说的肿块自身特征，基本已经可以断定为阴证。阴证肿块最常见的就是两种情况，一是阳虚痰凝，二是寒邪凝滞，当然从最终选用阳和汤收效来看，自然属于前者，但在第一次处方时能否做出判断？我想可以有以下两点作为参考，一是患者年龄，这在后来分析病情时也用上了；二是服药反应，疏肝活血散结药大多为辛温走窜之品，如果用于治疗寒凝病证，虽然不能完全切合病机，但至少大方向是一致的，所以服药后即使病情没有缓解，很可能多少会有一些反应，不至于石沉大海，毫无动静。从这两点来考虑，首次处方时，在阳虚与寒凝之间二选一的话，则阳虚的可能性更大。

二、方剂

（一）文献记载

（1）《外科全生集·卷四·煎剂类》：阳和汤：治鹤膝风，贴骨疽，及一切阴疽。如治乳癖、乳岩，加土贝五钱。

熟地一两，肉桂一钱（去皮，研粉），麻黄五分，鹿角胶三钱，白芥子二钱，姜炭五分，生甘草一钱。煎服。

马曰：此方治阴症，无出其右，用之得当，应手而愈。乳岩万不可用。阴虚有热及破溃日久者，不可沾唇。

（2）《外科全生集·卷一·阴症门》：流注：此症色白肿痛，毒发阴分，盖因痰塞清道，气血虚寒凝结，一曰寒痰，一曰气毒。其初起皮色不异，惟肿惟痰，体虽发热，内未成脓，以二陈汤加阳和丸同煎，数服全消。消后接服小金丹七丸，杜其续发。如皮色稍变，极痛难忍，须服阳和汤以止其痛，消其未成脓之余地。使其已成脓者，渐至不痛而溃，此乃以大疽变小之法。……

如孕妇患之，当问怀胎月数，倘未满六个月，犀黄丸有麝香，不可服，当以阳和汤愈之。

马曰：阳和汤孕妇忌服，即小金丹亦非所宜。

鹤膝风：初起膝盖骨内作痛，如风气一样，久则日肿日粗，而大腿日细者是也。因形似鹤，故名。专治之法，取新鲜白芷，用酒煎至成膏，收贮瓷瓶，每日取膏二钱，陈酒送服。再取二三钱涂患，至消乃止。否则，用阳和汤日服，外以白芥子为粉，白酒酿调涂亦消。

马曰：鹤膝乃三阴不足，有外受风寒、脾湿下注而成者，有肝肾阴亏，湿热下注而成者，阳和汤不宜，即白芷、白芥子等品，有热者亦不可用。

乳岩：初起乳中生一小块，不痛不痒，症与瘰恶核相若，是阴寒结痰，此因哀哭忧愁，患难惊恐所致。其初起以犀黄丸，每服三钱，酒送，十服痊愈。或以阳和汤加土贝五钱煎服，数日可消。倘误以膏贴药敷，定主日渐肿大，内作一抽之痛，已觉迟治，若皮色变异，难以挽回。勉以阳和汤日服，或以犀黄丸日服，或二药每日早晚轮服，服至自溃，用大蟾六只，每日早晚取蟾破腹连杂，以蟾身刺孔，贴于患口，连贴三日，内服千金托里散，三日后接服犀黄丸。十人之中，可救三四。溃后不痛而痒极者，断难挽回。大忌开刀，开则翻花最惨，万无一活。男女皆有此症。

马曰：乳岩乃心肝二经，气火郁结，七情内伤之病，非阴寒结痰，阳和汤断不可服，服之是速其溃也，溃则百无一生。惟逍遥散最为稳妥，且犀黄丸内有乳香、没药、麝香，辛苦温燥，更当忌投。

贴骨疽：患在环跳穴，又名缩脚疽。皮色不异，肿硬作痛者是。外用白芥子捣粉，白酒酿调涂，或以大戟、甘遂二末，白蜜调敷，内服阳和汤，每日一剂，四五服可消。消后接服子龙丸，或小金丹，以杜患根。大忌开刀，开则定成缩脚损疾。

马曰：贴骨疽用阳和汤是正理，可法也。

骨槽风：患在腮内牙根之间，不肿不红，痛连脸骨，形同贴骨疽者是。倘以痛治，则害之矣。初起最易误认牙疼，多服生地、石膏，以致成患，烂至牙根，延及咽喉不救。当用二陈汤加阳和丸煎服，或阳和汤消之。倘遇溃者，以阳和汤、犀黄丸每日早晚轮服。如有多骨，以推车散吹入，隔一夜其骨不痛，自行退出。吹至次日，无骨退出，以生肌散吹入，内服保元汤加肉桂、归、芎。芪、草宜生，收功而止。

马曰：骨槽风生于牙关开合处，名颊车穴。如坚硬贴骨，按之不热，可服阳和汤。

恶核痰核：大者恶核，小者痰核，与石疽初起相同。然其寒凝甚结，毒根最深，极难软熟。未溃之前，忌贴凉膏，忌投凉药，惟内服阳和汤、犀黄丸可消。亦有以大田螺捣烂，敷涂消之者。大忌开刀，开则翻花起肛。用大蟾破腹，刺数孔，连杂盖患，拔毒软肛，内服温补托毒消痰之剂，犀黄丸尽可收功。如孕妇，丸内有麝香，忌之。

马曰：恶核难溃敛，即服药亦难取效。大忌开刀，洵是至言。

石疽：初起如恶核，渐大如拳，急以阳和汤、犀黄丸，每日轮服，可消。如迟至大如升斗，仍如石硬不痛，又曰，久患现红筋则不治。再久患生斑片，自溃在即之证也。溃即放血，三日内毙。如现青筋者可治，内服阳和汤，外以活商陆根捣烂，加食盐少许敷涂，数日作痒，半月皱皮，日敷日软而有脓袋下，以银针穿之，当服千金托里散，加熟地同生各一两，代水煎药。服十剂后以阳和解凝膏满贴患上，空出穿针之眼，使其血活，若皮膜中似成脓巷，用布绑紧，使皮膜相连。内服大补、保元等汤，参忌炙，服至收功。如其毒气未尽，忌投补剂。

马曰：现青筋者亦不可治。商陆根虽能溃坚，用之皮腐，入盐更痛，徒伤其肌，徒增其痛，未必能消，只有服补养气血之剂，以解阴凝，庶可保延岁月。

善头：孩子头发内，患白色肿块，初起多有认为跌肿，至高大作疼，方始延医。医以头为首阳，惟用寒凉解毒，是以溃者内脓复生增出者不一。殊未知此患色白，其脓不红，乃阴寒虚弱之症，用小金丹治之。初起三服而消，溃后七九而愈，外贴阳和解凝膏。大人患之，名曰发疽，以阳和愈之。

马曰：此症初起，当服疏风清痰热之剂，阳和汤似不宜用。又曰：善头系风、热、痰交结而生，大人亦有之，阳和汤不可用也。

（3）《外科全生集·卷一·有阴有阳症门》：脱骨疽：凡手足之无名指，患色白而痛甚者，脱骨疽是也。诸书载云：急剪去指，可保其命，迟则肿延手足之背，救无术矣。殊不知此疽也，大人以阳和汤，小孩以小金丹，最狠者以犀黄丸，皆可以消。色红者，以热疖、蛇头等法治之。

马曰：此症无论手足，皆是火毒湿热结成。又有温疫病中，邪陷下焦而成者。阳和汤断不可投。又曰：脱疽无色白者，必现红紫之象，或痛或不痛，或麻木而冷，

十指各有主经。何经受毒，发于何指。亦有漫延四指者。然多生足指，少毒手指，均是火毒内蕴所致。小金亦非所宜。

陶曰：脱骨疽发于脚趾，渐上至膝，色黑，痛不可忍，逐节脱落而死。亦有发于手者。方用土蜂窠研细，醋调，应手而愈。真神方也。

（4）《方剂学》：温阳补血，散寒通滞。主治：阴疽。如贴骨疽、脱疽、流注、痰核、鹤膝风等，患处漫肿无头，皮色不变，酸痛无热，口中不渴，舌淡

苔白，脉沉细或迟细。

（二）方剂讲解

我们选的 50 首经典名方当中，只有两个是外科方。一个是仙方活命饮，主要用于治疗外科实热性质的疮疡肿毒。第二个就是阳和汤，用于各种阴疽。这两个方子刚好是一阴一阳，可以对比着学习，要仔细比较外科阴证与阳证的区别。

《外科全生集》对痈和疽两种疾病有系统论述，大体包括以下三方面：首先是形态，红肿者为痈，白陷者为疽。其次为病位，痈发六腑，疽发五脏，故疽根深，而痈毒浅。第三是病性，未成脓时，痈的性质主要为火毒壅滞，疽的性质为寒痰凝聚；出脓以后痈有热毒未尽，宜托毒外出，疽有寒凝未解，宜温化寒凝。

对西医而言，阳证的疮痈肿毒很好治，用上抗生素很快就能治，成脓的切开引流，也能快速痊愈，但面对阴疽却经常束手无策。最常见的是切开引流后，长时间不能收口，抗生素也不管用，有些患者溃烂的区域还会增大，最后只能找中医治疗。阴疽是由于气血不足，寒痰凝聚而发病，所以往往病程很长，局部肿势弥漫，皮肤颜色或不变，或紫暗而没有光泽，成脓很慢，成脓之后，脓色清淡而质稀，破溃后也很难收口。因此治疗阴疽既要温化寒凝，同时还要补虚扶正。

回过头来说阳和汤，由于该方专治外科阴证，很多讲方剂的书中都会重点讲解阳药，因为这代表了与常规清热解毒截然不同的治法与思路。如果从药味数量来分析，全方的 7 味药中有 5 味是阳药，确实占了很高的比例。但如果看一下各药的用量，方中全部阳药一共用了七钱，反而不如熟地的一两。前面说过，疽的共同性质是寒痰凝滞，所以用阳药温化是基本治法。但对于阴疽而言，气血亏虚是发病的关键。换句话说，在气血不足的情况下，不论寒痰还是邪毒，人体都没有能力将其驱逐，这才是阴疽难治的根源。王洪绪正是抓住了这一根本问题，才在阳和汤当中使用大量熟地。用量第二位的是鹿茸，是一味动物药，中医称之为血肉有情之品，因为阴疽导致血肉腐败，所以需要补充血肉。鹿茸和地黄都是补肾药，而且都能补益精血，而且刚好一个滋阴，一个温阳，于是两个药解决了扶正固本的问题。

可能有人会问，用其他补益气血的药不行吗？比如前面提到过八珍汤、十全大补汤等？气血亏虚是造成阴疽缠绵难愈的重要原因，但真正致病的是寒痰邪毒，气血亏虚只是使得这些病邪易入难出，所以补气血是为后面祛邪打基础，并非根本目的。在这一前提下，如果用大量的补益药，不仅本末倒置，同时由于药味驳杂，反而会影响祛邪，倒不如大剂量单刀直入更为妥当。

在补虚扶正打好基础后，剩下的就是寒、痰、毒三方面的问题，其中以寒、痰为主，兼有一点毒邪，这样一来其余的药就好理解了。肉桂、姜炭两个温药祛寒，因为外科病共同的特点是肉腐血败，都是深入血分，因而选择姜炭这样能够入血的药。麻黄和白芥子也是一个常用药对，白芥子是一味祛痰药，因为气味走窜，能通经络，所以最擅搜胁下经络，皮里膜外之痰；麻黄则是宣肺药，能够温腠理，通经络，利水道，具有向外透散寒邪的作用。两味药配合在一起，能够宣散经络中的寒湿痰凝，这是针对痰的一组药。最后用生甘草，既能解毒，又能调和。这些药配伍在一起，全面照顾到寒、痰、毒三方面。

适应证方面，一个是鹤膝风，一个是贴骨疽，这两个是原文直接提出的，此外还能治疗一切阴疽，如果用来治疗乳岩、乳癖还需要加土贝母，之前讲化肝煎时说过，土贝母具有很好的散结消肿功效。鹤膝风是膝关节肿痛，时间久了就会出现膝关节肿大而大腿反而变细，像仙鹤的腿一样，所以叫鹤膝风。马培之对该病的概括是"三阴不足，有外受风寒，脾湿下注而成者"，所以刚好用阳和汤来温化。贴骨疽则是在环跳穴的位置，皮肤颜色一般没有变化，但会有肿块，质地坚硬并且疼痛。

此外，在流注、鹤膝风、骨槽风、贴骨疽、恶核痰核、石疽、善头、脱骨疽、乳岩等病症中，均有使用阳和汤的相关介绍。需要注意的是，这些外科疾病，多为内外同治，具体病症及治法，原文已经写得很清楚，不用赘述。

最后需要说明的是，阳和汤虽然出自外科著作，但临床应用十分广泛。除了各种阴疽以外，大凡阴证的肿块多可考虑使用。特别是囊肿类的疾病，如肝囊肿、肾囊肿，妇科的卵巢囊肿、多囊卵巢综合征等，因为囊肿的形态就是外面一个囊，里面大多是液态物质，这些液态物质，本质上都属于寒痰水饮，所以可以用阳和汤来温化。

（三）用方要点

病性：阴证。

病位：皮肉筋骨。

症状：漫肿无头，皮色不变，酸痛无热。

（四）学习启示

中医察色按脉先别阴阳，这个大原则非常重要，但在临床当中却往往被忽视。本案患者病位在乳头，考虑从肝经论治在理论上没有问题，用疏肝理气，软坚散结的药物却犯了方向性错误。这一方法针对的是肝郁气滞，气血阻滞不通的实证而设，从阴阳上划分，属于阳证。但最终用阳和汤治愈，显然患者的病是阴证。所以从一开始的阴阳大方向就出现了偏差，后面的治疗自然也就无效。

临床辨阴阳最难，故郑钦安说："医学一途，不难于用药，而难于识症，亦不难于识症，而难于识阴阳。"其中最难的是识别寒热虚实之真假。有时单纯从疾病表面现象很难判断，需要综合分析才能判断准确。

此外，最为关键的是，别阴阳的过程是贯穿整个诊疗始终的。患者从进门开始，中医的诊断就开始了。先是望其体貌特征，形体肥瘦，面色及光泽，体位与步态等，都是别阴阳的关键。比如患者形体壮实，肌肉坚紧，面色红赤油光，步履稳健，基本都指向阳证。还有闻诊，听患者说话的声音，中气是否充足，语言是否清晰连贯等。之后再结合问诊、切诊，最终判断患者疾病的阴阳性质。所以"先别阴阳"的先字，既是说辨阴阳是辨证的第一步，同时也提示辨阴阳在诊疗过程中的重要作用，是一切辨证以及治疗的基础。

【知识链接】

痈疽总论

痈疽二毒，由于心生。心主血而行气，气血凝而发毒。患盘逾径寸者，红肿称痈，痈发六腑；若其形止数分，乃言小疖。按之陷而不即高，顶虽温而不甚热者，脓尚未成；按之随指而起，顶已软而热甚者，脓已满足。无脓宜消散，有脓当攻托。醒消一品，立能消肿止疼，为疗痈之圣药。白陷称疽，疽发五脏，故疽根深，而痈毒浅。根红散漫者，气虚不能拘血紧附也；红活光润者，气血拘毒出外也。外红里黑者，毒滞于内也；紫黯不明者，气血不充，不能化毒成脓也。脓色浓厚者，气血旺也；脓色清淡者，气血衰也。未出脓前，痈有腠理火毒之滞，疽有腠理寒痰之凝。既出脓后，痈有热毒未尽宜托，疽有寒凝未解宜温。既患寒疽，酷暑仍宜温暖；如生热毒，严冬尤喜寒凉。然阴虚阳实之治迥别，古书未详，因立其旨备览焉。诸疽白陷者，乃气血虚寒凝滞所致。其初起毒陷阴分，非阳和通腠，何能解其寒凝？已溃而阴血干枯，非滋阴温畅，何能厚其脓浆？盖气以成形，血以华色。故诸疽平塌，不能逐毒者，阳和一转，则阴分凝结之毒，自能化解。血虚不能化毒者，尤宜温补排脓，故当溃脓。毒气未尽之时，通其腠理之药，仍不可缓。一容一纵，毒即逗留；一解一逐，毒即消散。开腠里而不兼温补，气血虚寒，何以成脓？犹无米之炊也。滋补而不兼开腠，仅可补其虚弱，则寒凝之毒，何能觅路行消？且毒盛者，则反受其助，犹车粟以助盗粮矣。滋补而不兼温暖，则血凝气滞，孰作酿脓之具？犹之造酒不暖，何以成浆？造饭无火，何以得熟？世人但知一概清火以解毒，殊不知毒即是寒，解寒而毒自化，清火而毒愈凝。然毒之化必由脓，脓之来必由气血，气血之化，必由温也，岂可凉乎？

况清凉之剂，仅可施于红肿痈疖。若遇阴寒险穴之疽，温补尚虞不暇，安可妄行清解，反伤胃气。甚至阳和不振，难溃难消，毒攻内腑，可不畏欤！盖脾胃有关生死，故首贵止痛，次宜健脾。痛止则恶气自化，脾健则肌肉自生。阳和转盛，红润肌生，当投补养气血之剂。若犀角、羚羊、连翘等性寒之药，咸当禁服。

（《外科全生集》）

读王渭川医案

学《续名医类案》之一贯煎

一、医案

齿 血

顾某某，女，14 岁。

症状：齿缝出血，血多时可满 1 酒杯，年余不愈。面赤烦躁，头目眩晕，月经量少，经期腰痛。脉弦细，舌质淡红，苔薄白。

辨证：肝肾阴虚，浮阳上越。

治法：滋养肝肾，予一贯煎加减。

处方：北沙参、归身、炒川楝子各三钱，鲜生地一两，枸杞四钱，荆芥炭三钱，仙鹤草一两，生白芍四钱，牛膝一钱。

疗效：服上方 4 剂后复诊，血止，面赤消失。适值经至，量比前较多。尚觉晕眩腰痛。经水颜色污暗，且未复常规之量。原方去川楝、白芍、仙鹤草、荆芥、牛膝，加女贞子、旱莲草、益母草各八钱，阿胶珠三钱，茺蔚子五钱，连服 6 剂痊愈

[《老中医医案医话选·齿血（王渭川）》]

【验案解说】 齿衄就是牙龈出血，一般出血量很少，多在刷牙时出现。本案患者的出血量很大，而且没有说特定的出血原因，所以很可能是搞不清原因，自己就时不时地牙龈出血。面赤烦躁是火热症，头目眩晕是肝风内动，所以初步推测病位在肝，性质为火热，剩下的问题就是火热性质的虚实。从月经量少，经期腰痛来看，偏向于肝肾阴血亏虚。舌淡红，苔薄白，基本是一个正常的舌象；脉弦细，弦主肝病，细主阴血不足，也与前面月经量少，经期腰痛的症状相符。综合考虑，患者的根本问题是肝肾阴虚，由于阴虚导致火旺，火热上炎生风就会眩

晕，动血导致齿衄，全部症状都能解释得通。所以治疗就要滋养肝肾为主，兼用疏肝，选用一贯煎加减。一贯煎以滋阴为主，方中还用了疏肝止痛的川楝子，主要用来治疗阴虚胁痛，止血作用并不强，所以又加了荆芥炭、仙鹤草2味止血药；白芍也是滋阴养血药，也是养肝的首选药；川牛膝引热下行、引血下行，对火热上炎导致的上部出血均有很好的作用。

服药4剂之后血止，同时刚好月经来潮，由于上面不出血了，所以月经量也有所增多。这时由于出血已经痊愈，所以去掉围绕出血加入的荆芥炭、仙鹤草、川牛膝、白芍等药，加入大量滋阴养血补肾药，集中解决肝肾阴血不足这一根本问题。

本案辨出肝肾阴虚火旺这一大方向并不困难，难点在于立法和选方。患者出血量比较大，而且面赤心烦，可以说火热证候很明显。以前我们说过，阴虚火旺的患者一方面是滋阴，一方面是降火，所以很多方子都是滋阴药与清热药同用。一贯煎是以滋阴为主的，里面没有严格意义上的清热药，医生在加减过程中也没有加清热药，主要围绕滋阴和止血进行治疗，而且疗效很好。于是出现了一个问题，临床遇到类似情况，究竟应该单纯滋阴，还是配合清热药一块儿用？恐怕没有一定之规，但我们可以考虑几方面问题，一是患者虚的程度，如果虚得很厉害，可以先单用滋阴药观察效果；二是患者病情的缓急，如果病情较急，可以考虑适当加一点清热药；三是对于清热药的选择，阴虚火旺的患者，尽量不要选择苦寒的清热药，因为苦燥伤阴，所以大凡是滋阴降火的方子，即使选用苦味药，也多是知母这样的质润之品。

二、方剂

（一）文献记载

（1）《续名医类案·心胃痛》：高鼓峰治一妇人胃痛，勺水不入，寒热往来。或从火治，用芩、连、栀、柏，或从寒治，用姜、桂、茱萸，辗转月余，形体羸瘦，六脉弦数，几于毙矣。高曰：此肝痛也，非胃脘也。其病起于郁结生火，阴血受伤，肝肾枯干，燥迫成痛（色欲之人，尤多此病），医复投以苦寒辛热之剂，胃脘重伤，其能瘳乎？急以滋肾生肝饮与之，一昼夜尽三大剂，五鼓熟寐，次日痛定。再用加味归脾汤加麦冬、五味，十余剂而愈。

按：此病外间多用四磨、五香、六郁、逍遥，新病亦效，久服则杀人矣。又用肉桂亦效，以木得桂而枯也。屡发屡服，则肝血燥竭，少壮者多成劳，衰弱者多发厥而死，不可不知。

吕东庄治吴维师内，患胃脘痛，叫号几绝，体中忽热忽寒，止觉有气逆左胁而上，呕吐酸水，饮食俱出。或疑停滞，或疑感邪，或疑寒凝，或疑痰积。脉之弦数，重按则濡，盖火郁肝血燥耳。予以当归、白芍、地黄、柴胡、枣仁、山药、山萸、丹皮、山栀、茯苓、泽泻顿安。惟胃口犹觉稍劣，用加味归脾及滋肝补肾丸而愈。

按：高吕二案持论略同，而俱用滋水生肝饮。予早年亦尝用此，却不甚应，乃自创一方，名一贯煎，用北沙参、麦冬、地黄、当归、杞子、川楝，六味出入加减，投之应如桴鼓。口苦燥者，加酒连尤捷。可统治胁痛、吞酸、吐酸、疝瘕一切肝病。

（2）《方剂学》：滋阴疏肝。主治：肝肾阴虚，肝气郁滞证。胸脘胁痛，吞酸吐苦，咽干口燥，舌红少津，脉细弱或虚弦。亦治疝气瘕聚。

（二）方剂讲解

一贯煎是清代名医魏玉璜所创，最初以按语的形式出现在《续名医类案》中。起因是很多心胃疼痛的患者，用滋水生肝饮效果不好，于是他自创一方，且疗效显著。所以要想理解一贯煎，首先要弄清楚魏玉璜到底遇到了什么问题。我们先看一下高鼓峰和吕东庄的两则医案。患者共同的特征是胃脘痛，饮食不下，这是主诉。吕东庄案当中，患者还有呕吐酸水，饮食俱出，也是胃脘的问题。第二，都有肝胆火热证，如往来寒热，气逆左胁而上等。第三，用清热药无效。医案当中还用了行气解郁，温中散寒等方法，这些都是明显的错误，不用讨论。肝胆火热症与胃脘痛并见，我们大概都能想到肝火犯胃证。正常情况下，清肝泻火多少能起到一点作用，但对于这两个患者，不但无效，反而病情加重。说明这个肝火不是一般的实火，而是肝肾阴虚产生的虚火，苦寒药进一步伤阴耗血，所以服药后反而加重。高、吕二人用滋水生肝饮滋补肝肾，兼清热疏肝，切合病机，取得疗效。

滋水生肝饮出自《校注妇人良方》，原名滋肾生肝饮，亦名生肝饮。是六味地黄丸与逍遥散合方变化而来。其中六味地黄丸用的是原方，但剂量全部减半；逍遥散当中仅增加了柴胡、白术、当归、甘草4味，芍药换成了五味子，茯苓是两方共有，其余的生姜、薄荷都没有用。芍药和五味子都是酸敛之品，不过芍药善于敛肝，五味子能收敛肺肾，可能是因为要生肝，所以干脆换成五味子，还是从肾入手。

回到魏玉璜遇到的问题，同样是肝肾不足，肝火犯胃的胃脘痛，高鼓峰、吕用晦等人用滋水生肝饮疗效显著，魏玉璜用的时候就不太灵验了。这种情况简直太让人感同身受了。一个方子，明明老中医用着很好，到了自己手里怎么就不管用了？还好魏玉璜水平很高，自己创了一贯煎。先看一贯煎的组成，虽然仅有6味药，但涵盖肝、肾、胃等3个脏腑。这个病的根本就是肝肾阴虚，所以用熟地、枸杞两个补肝肾药，属于滋水涵木法，滋补肝肾阴血。在此基础上，由于阴不能制约阳，则出现了肝气郁结、肝火犯胃等问题，所以用川楝子行气疏肝泻火，当归养血活血。同时两个药还都有止痛的作用，刚好对应胃脘灼痛这一主症。最后用沙参、麦冬，养脾胃之阴，同时也是对滋补肝肾的一种支持。

从两张方剂的组成，我们就能明白问题的所在。两个方都是滋补肝肾兼顾疏肝，所以都能治疗肝肾阴虚，肝火犯胃这一类疾病。但两者的核心区别还是我们之前讲六味地黄丸时候说的，滋水生肝饮以地黄丸为基础，所以是肾虚兼有水停，是补泻兼施；一贯煎则是纯粹的滋阴，没有任何利水药。患者如果兼有面色㿠白或萎黄、舌体胖大、水肿等水停表现，则滋水生肝饮最恰当。《四明心法》在滋水生肝饮适应证中还提到倦怠嗜卧，饮食不思，妇人小便自遗等症状，都不是单纯阴虚所致，而是兼有脾胃虚弱、水湿内停等情况。

另外还有一张治疗胃脘灼热的益胃汤，用沙参、麦冬、生地、玉竹、冰糖5味药，是以甘寒药为主，专入中焦，治疗作用主要在胃。但一贯煎是肝火犯胃，所以还有肝火的症状。这样一来，一贯煎的适应证也就明晰了。首先是纯粹的肝肾阴虚，患者舌红，舌体多瘦小，形体偏瘦，皮肤偏干，还可以出现其他肝肾阴虚的表现；第二是肝郁与肝火的问题，如口苦、目干、胁痛、症瘕等；第三是肝火犯胃，表现为胃脘灼热、呕吐吞酸等。

（三）用方要点

病性：阴虚火旺。

病位：肝，肾，胃。

症状：胃脘灼热疼痛，胁痛，吞酸，舌红瘦，脉细弱。

（四）学习启示

一贯煎的创立过程在一定程度上反映出方剂发展的脉络。从最初的地黄丸与逍遥散两张方，到滋水生肝饮的产生，再到一贯煎的创立，都是中医不断创新的体现，而这种创新的前提则是发现问题。肝肾同源，所以阴虚证经常表现为肝肾两虚，地黄丸滋补肝肾，故也称补肝肾地黄丸。临床当中并非都是单纯的虚证，在肝肾阴虚的同时出现肝郁气滞属于常见问题。因此将补肝肾的地黄丸与疏肝的逍遥散合方，滋水生肝饮应运而生。但如我们之前所说，地黄丸的适应证是阴虚兼有水停，单纯的阴虚证并不适合用地黄丸，左归丸等方剂的出现，在治疗纯阴虚证方面，补充了地黄丸的不足。与之相应，理论上也应该有纯阴虚与肝郁同见的证候，是否也可以考虑左归丸与逍遥散合方？事实上最终出现并成为经典名方的是一贯煎。一贯煎的定位已经超越了肝肾二脏，开始更多地考虑肝火犯胃的问题，由此其适应证当中除了肝肾阴虚、肝郁气滞等方面的问题外，更多地表现为胃火的相关症状，如胃脘灼热疼痛、吞酸等。从疾病的发展变化看，肝肾阴虚兼有肝郁气滞时，化火出现的概率很高，化火之后则很容易出现横逆克犯脾胃的情况。所以一贯煎的出现，解决了这一方面的问题，同时地黄丸去掉三泻，也兼顾纯粹的肝肾阴虚。

【知识链接】

滋水生肝饮

（滋水生肝饮）治肝火郁于胃中，以致倦怠嗜卧，饮食不思，口渴咽燥，及妇人小便自遗，频数无度。凡伤寒后，热已退而见口渴者用之。

（《四明心法·卷一·二十五方主症》）

薛氏治妇女郁怒伤肝脾，以致小便淋漓不利，月经不调，两胁胀闷，小腹作痛，寒热往来，胸乳作痛，左关弦洪，右关弦数。此郁怒伤肝脾，血虚气滞为患，则变为滋肾生肝饮。

熟地　山药　萸肉　丹皮　茯苓　泽泻　五味　当归　柴胡　白术　甘草

原用六味双对减半分两，而加柴胡、白术、甘草、当归、五味。合逍遥而去白芍，加五味者，合都气意也，以生肝，故去白芍，而留白术、甘草，以补脾。补脾者，生金以制木也。以制为生，天地自然之理也。

（《四明心法·卷二·方论》）

胁　痛

黄古潭治一人，六月途行受热过劳，性且躁暴，忽左胁痛，皮肤上一片红如碗大，发水泡疮三五点，脉七至而弦，夜重于昼。医作肝经郁火治，以黄连、青皮、香附、川芎、柴胡之类，进一服，其夜痛极且增热。次早视之，皮肤上红大如盘，水泡疮又加至三十余粒，医教以水调白矾末敷，仍以前药加青黛、龙胆草进之，夜痛更甚，胁中如钩摘之状。次早视之，红已半身，水泡增之百数，乃载以询黄，为订一方。以大瓜蒌一枚，重一二两者，连皮捣烂，加粉甘草二钱，红花五分（雄按：玉璜之一贯煎，当是从此案悟出，而更加周到，可谓青出于蓝矣），进药少顷即得睡，比觉已不痛矣。盖病势已急，而时医执寻常泻肝正治之剂，又多苦寒，益资其燥，故病转增剧。发水泡疮于外者，肝郁既久，不得发越，仍侮所不胜，故皮肤为之溃也。瓜蒌味甘寒，经云泄其肝者缓其中，且其为物柔而滑润，于郁不逆，甘缓润下，又如油之洗物，未尝不洁，此其所以奏功之捷也欤。

（《续名医类案·胁痛》）

读马光亚医案

学《医林改错》之血府逐瘀汤

一、医案

不 寐

雷某，男，57 岁，住彰化市光复街某巷某号。初诊 1974 年 5 月 23 日。病证：失眠，2 年多来，夜不成寐，胸闷，口干，大便习惯性秘结。患者自己曾涉猎中医书籍，除请西医诊断服药之外，自己也开方自服，什么治失眠的方子都服过，如归脾汤、养心汤、天王补心丹等药方都记得很熟。处方：柴胡 6.5g，当归 6.5g，赤芍 6.5g，生地 10g，川芎 3g，桃仁 10g，红花 6.5g，枳壳 3g，桔梗 6.5g，牛膝 10g，甘草 3g。

患者一见我写方的头两味时，他说：逍遥散我服过，没有效。我说：不是逍遥散，是另外一条古方。写到桃仁、红花时，他说：破血的药，吃了恐怕不行。我没有答他，写完，就在书架上取出《医林改错》，翻出血府逐瘀汤给他看，说：我开的是这一条方。

他回去照方服了 1 剂，略见功效，服 5 剂而能酣然入眠。以后再来请诊，因为他口干食欲不振，我处方如下：北沙参 10g，麦冬 15g，石斛 10g，扁豆 10g，玉竹 10g，天花粉 10g，桑皮 10g，甘草 3g。

（《台北临床三十年》）

【验案解说】 之前反复说过，见到失眠就想到安神，是很多中医的思维误区。《黄帝内经》当中并没有将睡眠与神志不安联系到一起，直到唐代才开始逐渐关注神志对睡眠的影响，但神志不安也仅仅是失眠众多原因的一种。所以我们这个系列课程中，选出的失眠案例中，没有一个是用养心安神的，就是希望帮助大家走出思维的误区。

本案患者失眠已经2年多，也算是久病，所以很多医生可能都会认为属于虚证的可能性大。患者自己也看了很多医书，和大多数医生一样，他首先尝试的也是归脾汤、养心汤这样的益气养血、养心安神的方药，但根本无效。在一次次的失败中，也逐渐对医生产生了不信任。患者的症状很简单，除了失眠外，只有胸闷、口干、便秘3个症状。单从这3个症状来看，患者有很大的可能存在气滞血瘀。胸闷提示气滞这一点比较容易接受，血瘀是哪儿看出来的？口干和便秘，这两个是血瘀的常见症，因为血主濡之，所以血瘀之后，不能发挥濡润的作用，就会出现各种干燥的表现，包括口干、咽干、大便干、皮肤干燥等一系列症状，典型的瘀血症患者，皮肤特点为"肌肤甲错"，就是皮肤失去濡养后，出现粗糙、干燥、角化过度的情况，也有人将其形容为"肌若鱼鳞"。血瘀的口干也很有特点，按照《诊断学》教材的表述是"口燥，但欲漱水而不欲咽。"没有那么绝对，但总之是口干但喝水并不多。因此从口干、大便干两个症状，可以怀疑患者存在瘀血的问题，结合胸闷综合考虑，存在气滞血瘀的可能性。

第二个依据是各种养血药无效，这一点恰好是王清任在《医林改错》原文里面特意强调的，而且口气十分肯定，"夜不能睡，用安神养血药治之不效者，此方（血府逐瘀汤）若神"。按照这个记载，如果王清任本人来看这个病，恐怕都不用管前面胸闷、口干、便秘这些症状，一听吃了很多养血安神药没有效果，直接可以开方子了。王清任的方子大多临床疗效甚佳，但他并没有将理论讲清楚。同样的，在这里也没有说为什么用养血安神药无效，就可以用活血化瘀药。刚才我们说过，血主濡之，血瘀之后，由于不能发挥这一作用，所以出现各种干燥。同样道理，既然血主濡之，那么血虚之后是否也应该出现各种干燥？与血瘀之间又如何鉴别呢？别的方法都不说，至少服用养血药无效这一条，就足够排除血虚证了。因此，本案患者既有胸闷、口干、便秘等疑似气滞血瘀的表现，又有服用养血安神药无效的经历，自然转而考虑气滞血瘀的问题，用活血化瘀的血府逐瘀汤来治疗。

病案中还描述了开方过程中，患者的反应及医生的应对。从患者的各种挑剔和意见来看，他对医生不够信任，同时交流的态度也不大友好。这也是一种情绪化的表现，既是长期失眠，屡治无效后的常见现象，同时这种情绪也会进一步加重气滞血虚。临床面对这种情况可以采用各种方法处理，但大原则是至少让患者暂时相信你，能够接受你的治疗。马光亚先生采用的是直接知识碾压，拿出权威依据，让患者不得不信。对于这种看了很多书，掌握了很多知识，自己做过很多尝试的患者，把他从来没有接触过的知识展示出来，反而会让他觉得这个医生很高明，可以尝试医生开的药。所以说中医看病不单是医学知识的运用，如何与患者沟通，也是临床能力的一部分。

二、方剂

（一）文献记载

（1）《医林改错·方叙》：余不论三焦者，无其事也。在外分头面四肢、周身血管，在内分膈膜上下两段，膈膜以上，心肺咽喉、左右气门，其余之物，皆在膈膜以下。立通窍活血汤，治头面四肢、周身血管血瘀之症；立血府逐瘀汤，治胸中血府血瘀之症；立膈下逐瘀汤，治肚腹血瘀之症。病有千状万态，不可以余为全书。查证有王肯堂《证治准绳》，查方有周定王朱绣《普济方》，查药有李时珍《本草纲目》。三书可谓医学之渊源。可读可记，有国朝之《医宗金鉴》；理足方效，有吴又可《瘟疫论》，其余名家，虽未见脏腑，而攻发补泻之方，效者不少。余何敢云著书，不过因著《医林改锗》脏腑图记后，将平素所治气虚、血瘀之症，记数条示人以规矩，并非全书。不善读者，以余之书为全书，非余误人，是误余也。

（2）《医林改错·血府逐瘀汤所治症目》：血府逐瘀汤所治之病，开列于后。

头痛：头痛有外感，必有发热、恶寒之表症，发散可愈；有积热，必舌干、口渴，用承气可愈；有气虚，必似痛不痛，用参芪可愈。查患头痛者，无表症，无里症，无气虚、痰饮等症，忽犯忽好，百方不效，用此方一剂而愈。

胸疼：胸疼在前面，用木金散可愈；后通背亦疼，用瓜蒌薤白白酒汤可愈。在伤寒，用瓜蒌、陷胸、柴胡等，皆可愈。有忽然胸疼，前方皆不应，用此方一付，痛立止。

胸不任物：江西巡抚阿霖公，年七十四，夜卧露胸可睡，盖一层布压则不能睡，已经七年，召余诊之，此方五付痊愈。

胸任重物：一女二十二岁，夜卧令仆妇坐于胸方睡，已经二年，余亦用此方，三付而愈。设一齐问病源，何以答之？

天亮出汗：醒后出汗，名曰自汗；因出汗醒，名曰盗汗，盗散人之气血。此是千古不易之定论。竟有用补气固表、滋阴降火，服之不效，而反加重者，不知血瘀亦令人自汗、盗汗，用血府逐瘀汤，一两付而汗止。

食自胸右下：食自胃管而下，宜从正中。食入咽，有从胸右边咽下者，胃管在肺管之后，仍由肺叶之下转入肺前，由肺下至肺前，出膈膜入腹，肺管正中，血府有瘀血，将胃管挤靠于右。轻则易治，无碍饮食也；重则难治，挤靠胃管，弯而细，有碍饮食也。此方可效，痊愈难。

心里热（名曰灯笼病）：身外凉，心里热，故名灯笼病，内有血瘀。认为虚热，愈补愈瘀；认为实火，愈凉愈凝。三两付血活热退。

瞀闷：即小事不能开展，即是血瘀，三付可好。

急躁：平素和平，有病急躁，是血瘀，一二付必好。

夜睡梦多：夜睡梦多，是血瘀，此方一两付痊愈，外无良方。

呃逆（俗名打咯忒）：因血府血瘀，将通左气门、右气门归并心上一根气管，从外挤严，吸气不能下行，随上出，故呃气。若血瘀甚，气管闭塞，出入之气不通，闷绝而死。古人不知病源，以橘皮竹茹汤、承气汤、都气汤、丁香柿蒂汤、附子理中汤、生姜泻心汤、代赭旋覆汤、大小陷胸等汤治之，无一效者。相传咯忒伤寒，咯忒瘟病，必死。医家因古无良法，见此症则弃而不治。无论伤寒、瘟疫、杂症，一见呃逆，速用此方，无论轻重，一付即效，此余之心法也。

饮水即呛：饮水即呛，乃会厌有血滞，用此方极效。古人评论全错，余详于痘症条。

不眠：夜不能睡，用安神养血药治之不效者，此方若神。

小儿夜啼：何得白日不啼，夜啼者？血瘀也。此方一两付痊愈。

心跳心忙：心跳心忙，用归脾安神等方不效，用此方百发百中。

夜不安：夜不安者，将卧则起，坐未稳又欲睡，一夜无宁刻，重者满床乱滚，此血府血瘀，此方服十余付可除根。

俗言肝气病：无故爱生气，是血府血瘀，不可以气治，此方应手效。

干呕：无他症，惟干呕，血瘀之症，用此方化血，而呕立止。

晚发一阵热：每晚内热，兼皮肤热一时，此方一付可愈，重者两付。

血府逐瘀汤

当归三钱，生地三钱，桃仁四钱，红花三钱，枳壳二钱，赤芍二钱，柴胡一钱，甘草二钱，桔梗一钱半，川芎一钱半，牛膝三钱，水煎服。

方歌

血府当归生地桃，红花甘草壳赤芍，柴胡芎桔牛膝等，血化下行不作劳。

（3）《方剂学》：活血化瘀，行气止痛。主治：胸中血瘀证。胸痛，头痛，日久不愈，痛如针刺而有定处，或呃逆日久不止，或饮水即呛，干呕，或内热瞀闷，或心悸怔忡，失眠多梦，急躁易怒，入暮潮热，唇暗或两目暗黑，舌质暗红，或舌有瘀斑、瘀点，脉涩或弦紧。

（二）方剂讲解

王清任是颇具争议的医家，但同时也是一位临床实践家，不论其理论是否正确，但其所创立的诸多活血化瘀方剂，却是疗效显著。《医林改错》当中有6首逐瘀汤，2首活血汤，共8首以活血、逐瘀命名的方剂。其中有4首方剂根据瘀血部位设立，分别为瘀血在头面、毛窍者用通窍活血汤；瘀血在少腹者用少腹逐瘀汤；瘀血在肚腹者用膈下逐瘀汤；瘀血在胸中者用血府逐瘀汤。另外4首方，则是结合瘀血部位以及兼有风、湿、瘟毒等邪气，综合考虑，如瘀血在会厌、膈上，兼有瘟毒者用会厌逐瘀汤；瘟毒炽盛，瘀血凝滞于血络，出现痘疹者用通经逐瘀汤；瘟毒流行，吐泻转筋，瘀在血管者，用解毒活血汤；瘀血在肢体，兼有风湿者用身痛逐瘀汤。

《医林改错》分为上下两卷，上卷主要介绍人体解剖结构及王氏的学术观点；下卷为各种瘀血相关疾病。全书记载方剂33首，大部分是列于疾病之后，唯有活血四方有单独的专篇论述。如上卷有《通窍活血汤所治之症目》《血府逐瘀汤所治之症目》《膈下逐瘀汤所治之症目》等3篇；下卷有《少腹逐瘀汤说》一篇。可见这4张针对不同部位的活血化瘀方剂，为本书之基础。

血府逐瘀汤主要用于治疗胸胁的瘀血，王清任认为"血府即人胸下膈膜一片"，也就是将现代解剖学中的横膈膜当成了"血府"。这与他所解剖的尸体多为罪犯或义冢中收回的弃尸有关，这些尸体很多已经残缺不全，可能死亡之前，心脏或大血管已经破裂，血液流入胸腔。因此王清任看到的多是胸腔横膈膜附近沉积的瘀血，心脏之内反而无血。因此他专门写了《心无血说》一篇，论述这一观点。

在王清任看来，血府是化生血液的地方，产生的血液储存于横膈膜与胸腔后壁之间的凹陷处。令人惊奇的是，他基于这样一个在中西医看来都是错误的理论，却创造出了疗效显著的血府逐瘀汤。

这个方子说起来也容易理解，可以看作是由桃红四物汤、四逆散两方合并化裁而来，一共换了2味药，加了2味药。一是将白芍换成了赤芍，这一点好理解，因为主要目的是活血，所以把养血为主的白芍换成了赤芍。二是将四逆散中的枳实换成了枳壳。这两个药有点像青、陈皮，都是同样的植物，只是采收时机不同。枳实是没有成熟的果实，枳壳则是成熟以后的果实去瓤。相比之下，枳实的行气作用更强，能够破气除痞；枳壳作用缓和，能够行气宽中除胀。所以换成枳壳可能就是因为其作用缓和，毕竟目的是活血，行气是辅助，所以不用破气的枳实。加入的桔梗和牛膝，刚好一气一血，一升一降，能够辅助整个方剂调节气机升降，推动血液运行。

虽然王氏用本方治疗血府瘀血，但从组方可以看出，整个方剂的着眼点还是气与血的关系，作用的脏腑也主要是心、肝两脏。这背后完全可以用"心主血、肝藏血""气为血帅，血为气母"等传统中医理论来解释。因此本方的适应证也可以从这几方面理解。

先来说瘀血的问题，大体可以归为三个方面，一是疼痛及各种感觉异常，如王氏所说的头痛、胸痛、胸不任物、胸任重物、食自右胸下等；二是精神神志问题，这是瘀血常见指征，如失眠、多梦、急躁、瞀闷、夜不安、小儿夜啼等；三是异常发热，如心里热、晚一阵发热，与一般的外感发热类型明显有别。气滞的问题，主要表现为肝郁气滞及肝气犯胃，如肝气病、干呕、呃逆等。此外原书还提出两个症状，天亮汗出、饮水即呛。天亮汗出包括自汗与盗汗，从西医学来看，多与自主神经调节的功能有关。饮水即呛，是会厌瘀血，这种情况多见于慢性咽喉炎、扁桃体肥大等，影响吞咽功能。同时经常呛水也是脑卒中的常见并发症，很多患者发病前就会突然出现经常呛水的现象，因此要引起足够的警惕与重视。由此可见，异常出汗与经常呛水两个症状也与精神神经系统有一定关系。除原书提到的各种临床表现外，瘀血患者常见面目黧黑、皮肤干燥、大便干燥、舌质暗有瘀点等特征，对临床辨证具有重要价值。

（三）用方要点

病性：血瘀。

病位：胸中。

症状：皮肤黑而干燥，舌暗有瘀点，失眠，烦躁。

（四）学习启示

中医不单是临床科学，也包含了社会、心理等问题。所以好的临床医生并不是单纯的从科学角度考虑问题。本案患者长年失眠，自己也学习中医，从诊疗过程当中能够明显看出他对医生不够信任。所以如何建立患者的信心，让他能够接受治疗，是医生必须要考虑的问题。相传冉雪峰先生曾经治疗安徽省主席家中的一个老太太，患者发热多日，中西医治疗均无效。冉雪峰在柴胡、知母等平常药物中加野山参，并要求烧灰作引。患者服药后病愈。但当时周围的名医也不理解为什么加人参烧灰，询问这是遵的哪家古法炮制？冉雪峰说："这一处方药引并不稀奇，病是害在人身上，不光要医病，还要医人嘛。"患者身份显赫，虽然病很普通，但平日惯服名贵之药，如用便宜的草药，恐怕患者不能服药，即便勉强服药，也会心存疑虑影响疗效。这就是对患者心理的精确把握。

《华佗传》当中也记载他治疗一位郡守，知道该郡守需要大怒才能治愈，所以不但收了他很多钱，之后还悄悄离开，留下书信辱骂他。太守看信之后大怒吐黑血而病愈。这也是心理疗法的具体运用。

【知识链接】

梁启超对王清任的评价（节选）

医学方面，中国所传旧学，本为非科学的。清医最负盛名者如徐洄溪（大椿）、叶天士（桂），著述皆甚多，不具举。唯有一人不可不特笔重记者，曰王勋臣（清任），盖道光间直隶玉田人，所著书曰《医林改错》，其自序曰："尝阅古人脏腑论及所绘之图，立言处处自相矛盾。……本源一错，万虑皆失……著书不明脏腑，岂非痴人说梦？治病不明脏腑，何异盲子夜行？"勋臣有惕于此，务欲实验以正其失。然当时无解剖学，无从着手。彼当三十岁时，游滦州某镇，值小儿瘟疹，死者甚多，率皆浅殡。彼乃不避污秽，就露脏之尸细视之，经三十余具，略得大概，其遇有副刑之犯，辄往迫视。前后访验四十二年，乃据所实睹者绘图成脏腑全图而为之记。附以"脑髓说"，谓灵机记性不在心而在脑；"气血合脉说"，斥《三焦脉诀》等无稽，诚中国医界极大胆之革命论。其人之求学，亦饶有科学的精神，惜乎举世言医者莫之宗也。

（《中国近三百年学术史》）

读窦伯清医案

学《医林改错》之补阳还五汤

一、医案

中 风

陈某某，男，40岁，干部。1972年8月门诊。

近日来兰州探亲，访友会客，甚为疲劳。一日晨起，突感右侧颜面麻木，口眼歪斜，右半身体活动力弱，步履迟缓，语言略有謇涩，今来就医。诊脉沉弦，舌淡，苔白微腻。

邪之所凑，其气必虚，气虚则血行不畅，脉络瘀滞。轻证出现口眼歪斜、语言不利、半身肢体行动迟缓等经络证候。脉沉、舌淡为里虚之征。治宜补益气血，消瘀通络，用《医林改错》补阳还五汤加味。

处方：黄芪一两，赤芍四钱，川芎二钱，当归三钱，地龙三钱，桃仁三钱，红花三钱，白附子三钱，僵蚕十五条，全蝎十五条。

服药10剂，颜面自觉舒适，语言逐渐流利，但口眼开合还不自如，步履欠灵活，脉沉迟。沉为气虚不达，迟为血行不畅，仍按虚证处理。上方加黄芪为二两，另加细辛五分，以温经通痹，入络搜风。连服10剂，自感效果显著，口眼开合自如，惟觉口干，头眩。脉沉略数，苔薄白。上方去细辛、白附子，加天麻二钱，石斛三钱，以祛风滋阴。连服10剂，头眩、口干减轻，腿脚活动接近正常。脉沉略数，苔薄白。又服10剂，诸症悉愈，未留后遗症。

[《老中医医案医话选·中风（窦伯清）》]

【验案解说】 中风这个词本来是中医的病名，临床表现与西医的急性脑血管病相似。可能是"中风"这个名称太深入人心了，实际生活中，不论中、西医生还是患者，在交流中都习惯于使用"中风"这个词。中医很早就对这个病有认识，

《金匮要略》中有就专篇论述。原文说："夫风之为病，当半身不遂，或但臂不遂者，此为痹。脉微而数，中风使然。""邪在于络，肌肤不仁；邪在于经，即重不胜；邪入于腑，即不识人；邪入于脏，舌即难言，口吐涎。"从这两条可以看出中风的核心症状是"半身不遂"，同时脏腑经络不同病位也各有其相应的临床表现。病在络脉时，仅表现为皮肤触觉减弱，或者是麻木感；邪入于腑则会出现神智障碍，不能识人，可以说病情的轻重差别很大。现在《中医内科学》上，将中风分为中经络和中脏腑，两者的核心区别在于中脏腑会出现神智方面的问题，患者突然昏迷，不省人事。

回到本案，患者突然发病，出现颜面麻木，口眼歪斜，右半身体活动力弱，步履迟缓，语言謇涩，但并没有出现昏迷及任何神智改变，所以属于中风的中经络范围。如何辨证呢？从病案的记录中，一上来就强调"会客访友，甚为疲劳"，已经提示患者本次发病存在气虚的问题。因为很多中风的患者，临床表现大同小异，很难从症状上区分疾病的性质。所以医者特意将疲劳这一因素记录在案，作为气虚的辨证依据。患者的舌脉也没有特点，对辨证帮助不大。脉沉主里证，弦主气滞、疼痛、肝病，都和气虚无关；舌淡可以是气血不足的表现，但苔白微腻则和气虚、血瘀没有必然联系。总体而言，根据病案中记载的临床信息，可以明确诊断中风（中经络），但可供辨证的线索很少。后面"邪之所凑，其气必虚，气虚则血行不畅，脉络瘀滞"，主要是理论推演，从前面的描述中，找不到典型的血瘀证。之所以会推论血行不畅，是受到王清任理论的影响，因为补阳还五汤太有名了，可以说一见到中风，基本就会想到这张方，所以气虚血瘀的中风病机深入人心。另一方面，西医学的脑血管意外，不论是出血还是梗死，从中医角度看也都属于瘀血，因而现在临床上，凡见中风，必言血瘀。从实际情况看，也确实是气虚、血瘀这两者的问题最为突出，区别多在于两者之间的主次关系，所占比例等不同。从这个角度上说，中风这个病并没有留给我们多少辨证的余地，更多的是专病专方的治疗模式。

本案处方在补阳还五汤的基础上加入了白附子、僵蚕、全蝎，这三个药配伍在一起就是《杨氏家藏方》当中记载的牵正散，原书专门用来治疗口眼歪斜。由于患者主要症状集中在面部，半身不遂的表现并不严重，所以合用此方。

需要补充说明，临床当中还有一个病会出现口眼歪斜、说话漏风、流口水等现象，就是面瘫。但由于面瘫主要是周围性面神经麻痹，所以仅影响面神经直接支配的区域，不会出现半身不遂等肢体方面的症状，更不会出现神智昏迷等问题。从西医学角度讲，面瘫是周围神经的问题，中风是中枢神经的问题，两者根本就不是同一种疾病。本案中合方使用的牵正散恰是治疗面瘫的有效方剂。

二、方剂

（一）文献记载

（1）《医林改错·瘫痿论》：或曰：元气归并左右，病半身不遂，有归并上下之症乎？余曰：元气亏五成，下剩五成，周流一身，必见气亏诸态，若忽然归并于上半身。不能行于下，则病两腿瘫痿。奈古人论痿症之源，因足阳明胃经湿热，上蒸于肺，肺热叶焦，皮毛焦悴，发为痿症，概用清凉攻下之方。余论以清凉攻下之药，治湿热腿疼痹症则可，治痿症则不相宜。岂知痹症疼痛，日久能令腿瘫，瘫后仍然腿疼；痿症是忽然两腿不动，始终无疼痛之苦。倘标本不清，虚实混淆，岂不遗祸后人。

补阳还五汤

此方治半身不遂，口眼歪斜，语言謇涩，口角流涎，大便干燥，小便频数，遗尿不禁。

黄芪四两（生），归尾二钱，赤芍一钱半，地龙一钱（去土），川芎一钱，桃仁一钱，红花一钱，水煎服。

初得半身不遂，依本方加防风一钱，服四五剂后去之，如患者先有入耳之言，畏惧黄芪，只得迁就人情，用一二两，以后渐加至四两，至微效时，日服两剂，岂不是八两？两剂服五六日，每日仍服一剂。如已病三两个月，前医遵古方用寒凉药过多，加附子四五钱。如用散风药过多，加党参四五钱，若未服，则不必加。此法虽良善之方，然病久气太亏，肩膀脱落二三指缝，胳膊曲而搬不直，脚孤拐骨向外倒，哑不能言一字，皆不能愈之症。虽不能愈，常服可保病不加重。若服此方愈后，药不可断，或隔三五日吃一付，或七八日吃一付，不吃恐将来得气厥之症。方内黄芪，不论何处所产，药力总是一样，皆可用。

方歌

补阳还五赤芍芎，归尾通经佐地龙，四两黄芪为主药，血中瘀滞用桃红。

（2）《方剂学》：补气，活血，通络。主治：中风之气虚血瘀证。半身不遂，口眼㖞斜，语言謇涩，口角流涎，小便频数或遗尿失禁，舌暗淡，苔白，脉缓无力。

（二）方剂讲解

王清任是非常有想象力的人，中风后出现偏瘫，等于一半的身体失去控制，所提他提出的理论模型是人体元气亏虚。由于生命活动有赖于元气的支撑，中风患者则是因为一半的元气亏虚，导致半身不遂。因此治疗上要补充元气，元气又称元阳，所以叫"补阳"。"补阳"的最终目的是"还五"，也就是把之前因病亏损掉的五成（一半）元气还回来。不论这个理论好坏，补阳还五汤已经成为目前治疗半身不遂最常用的方剂。

理解了王清任的意图，我们也就明白，这张方的核心包括"补阳气""化瘀血"两方面。补阳气只用了一味黄芪，但是剂量非常大，其他 6 味药加起来才七钱半，黄芪一味药就用了四两，是其他药物用量总和的 5.3 倍。核心目的就是补气，活血仅为辅助。黄芪是一味很全面的补气药，一是补脾胃之气，用于一般的脾胃虚弱，如倦怠乏力、食少便溏等；同时还能治疗中气下陷导致的脏器下垂等。二是补肺气，能够治疗气虚的咳嗽、气喘。由于肺合皮毛，所以黄芪还能治疗卫气不固的表虚自汗。第三是补气生血，用大量的黄芪，配伍一些补血药，能够加强补血的作用，代表方如当归补血汤。此外，一些本草记载，黄芪还有祛风的作用。如《神农本草经》："（治）大风癞疾。"《名医别录》："主妇人子脏风邪气。"《本草汇言》："（黄芪）驱风运毒之药。"综合来看，黄芪除了主要的补气作用以外，还能生血、祛风，刚好适合治疗中风。

除黄芪外，剩下六味药还是从桃红四物汤化裁而来，主要就是把补肾养血的地黄，换成活血通络的地龙。地龙作为虫类药，活血通络的效果极强，如痹证日久，半身不遂等，大多瘀阻于络脉，常用的当归、川芎等活血药的效果不明显，需要用地龙这样的通络药。现代药理学研究也发现，地龙有很多酶类，具有很强的溶栓和抗凝作用，因此其相关提取物经常用来治疗脑血栓等脑血管疾病。

补阳还五汤专为半身不遂而设，口眼歪斜，语言謇涩，口角流涎等均为中风常见后遗症。大便干燥是瘀血的表现，我们以前说过，血主濡之，瘀血阻络，不能濡润肠道，则大便干燥。小便频数，遗尿不禁则为气虚津液不固，也可以结合西医学，考虑与中枢神经系统损伤有关。除列举的这些中风典型表现外，患者还可能兼有明显的气虚或血瘀证候，气虚可参考刚才说过的黄芪的适应证，血瘀则可参考上次讲的血府逐瘀汤。方后还有加减法，初得半身不遂加防风，还是从中风与"风"相关的角度考虑，认为早期仍然有"风"的存在。这里不用纠结"内、外风"的说法，防风各种风都能治。后面的附子、党参都属于随证加减，不一定是前医误治，如果患者本身就有虚寒或气虚较重，就可以酌加附子、党参等。

如果患者畏惧黄芪，可以采用先少用，后逐渐加量的变通方法，也是非常好的临床技巧。如何与患者沟通，让患者能够接受治疗，是医生的必修课，其重要性不亚于学习医学知识。

（三）用方要点

病性：气虚血瘀。

病位：经络。

症状：半身不遂，下肢瘫痪，口角流涎，小便失禁，大便干燥。

（四）学习启示

中医十分注重象思维，在分析问题的时候，也通常使用取象比类的方法。但中医的象往往兼具抽象与具体两方面。以风为例，风邪的特性是从自然界的风抽象而来的，所以凡是具有风特征疾病，中医都会将病因归结为"风"。但这个"风"其实已经和自然界的风没有太多关系了。病因上的风更多的是强调疾病表现出"风"的象，而这个象是抽象的。比如有动摇特点的疾病可以归结为风，有强直特点的疾病也可以归结为风。《素问》病机十九条中说，诸风掉眩皆属于肝；诸暴强直皆属于风。

但随着时间的推移，医家逐渐将抽象的病理状态的"风"与自然界的"风"混淆在一起。我们当然不能接受自然界的风吹一下，就会出现脑血管意外，这种道理到哪里也讲不通。再加上祛风剂并不能解决所有类型的中风，于是有人开始怀疑"风"邪导致中风这一理论的正确性。开始质疑仲景时代用小续命汤这样的方来治疗中风是否科学。于是出现了各种新理论，比如类中风，乃至中风非风等观点。

中风这个病之所以称为"风"，并非是古人认为这个病是被自然界的风吹出来的，而是在整个过程中都有"风"邪致病的特点。从风中经络到入脏腑，按照《金匮要略》中所说："邪入于络，肌肤不仁；邪入于经，即重不胜；邪入于腑，其不识人；邪入于脏，舌即难言，口吐涎。"既然是"风"邪为患，自然用祛风药。麻黄、羌活能够祛风，在当时的医家里大概也没有人会认为这些药能够对自然界的风有什么作用，"祛风"只是表明这些药能够改善"风"邪致病的病理状态。所以小续命汤等方剂，至今仍在应用，疗效十分显著。当然从临床实际出发，小续命汤这类以祛风为主的方，确实不能在中风的领域包打天下。但应该知道，古人所谓的风邪，从来就和自然界的风没有绝对关系，只是取自然界当中风的象来命名而已。这种象思维才是中医思维的特点，也确实解决了很多临床问题。

半身不遂论

半身不遂，病本一体，诸家立论，竟不相同。始而《灵枢经》曰：虚邪偏客于身半，其入深者，内居荣卫，荣卫衰则真气去，邪气独留，发为偏枯。偏枯者，半身不遂也。《素问》曰：风中五脏六腑之俞，所中则为偏风。张仲景曰：夫风之为病，当令人半身不遂。三书立论，本源皆专主于风。

至刘河间出世，见古人方论无功，另出手眼，云：中风者，非肝木之风内动，亦非外中于风，良由将息失宜，内火暴甚，水枯莫制，心神昏昧，猝倒无所知。其论专主于火。李东垣见河间方论矛盾，又另立论，曰：中风者，气虚而风邪中之，病在四旬以后，壮盛稀有，肥白气虚者间亦有之。论中有中腑、中脏、中血脉、中经络之分，立法以本气虚外受风邪是其本也。朱丹溪见东垣方证不符，又分途立论，言西北气寒，有中风；东南气湿非真中风。皆因气血先虚，湿生痰，痰生热，热生风也。其论专主于痰，湿痰是其本也。

王安道见丹溪论中有东南气温非真中风一句，便云：《灵枢》、《素问》、仲景所言是真中风，河间、东垣、丹溪所言是类中风。虞天民言王安道分真中风、类中风之说，亦未全是，四方病此者，尽因气湿痰火挟风而作，何尝见有真中、类中之分？独张景岳有高人之见，论半身不遂，大体属气虚，易中风之名，著非风之论，惟引用《内经》厥逆，并辨论寒、热、血、虚，及十二经之见症与症不符，其方不效者。可惜先生于此症阅历无多。

其余名家所论病因，皆是因风、因火、因气、因痰之论，所立之方，俱系散风、清火、顺气、化痰之方。有云气血虚弱而中风邪者，于散风清火方中，加以补气养血之药；有云阴虚亏损而中风邪者，于滋阴补肾药内，佐以顺气化痰之品。或补多而攻少，或补少而攻多，自谓攻补兼施，于心有得。今人遵用，仍然无效，又不敢议论古人之非，不曰古方不合今病，便云古今元气不同。既云方不合病，元气不同，何得伤寒病麻黄、承气、陷胸、柴胡，应手取效？何得中风门愈风、导痰、秦艽、三化，屡用无功？总不思古人立方之本，效与不效，原有两途。其方效者，必是亲治其症，屡验之方；其不效者，多半病由议论，方从揣度。以议论揣度，定论立方，如何能明病之本源？因何半身不遂，口眼歪斜？因何语言謇涩，口角流涎？因何大便干燥，小便频数？毫无定见，古人混猜，以一亏损五成元气之病，反用攻发克消之方，安得不错？溯本穷源，非错于医，乃错自著书者之手。嗟呼！此何等事，而竟以意度想当然乎哉！

（《医林改错》）

读刘渡舟医案

学《重订通俗伤寒论》之羚角钩藤汤

一、医案

眩　晕

李某，男，41岁。1992年10月7日初诊。

两月前误食河豚鱼，引起中毒。近日来时有周身颤抖、头目眩晕、手足麻木之感，睡眠易惊醒，血压偏高。舌红，苔白腻，脉弦数。辨为肝经热盛动风，治当凉肝息风。

处方：羚羊角粉1.2g，钩藤15g，桑叶10g，菊花10g，茯神15g，生地10g，浙贝10g，白芍15g，甘草6g，竹茹15g，当归20g，龙骨20g，牡蛎20g。

服药7剂，手足麻木、身体颤抖明显减轻，精神安静，已能入睡，唯觉头目发胀。原方白芍增至30g，另加夏枯草15g。再进7剂，诸症皆愈。

（《刘渡舟临证验案精选》）

【验案解说】　这则病案中医的诊断就是眩晕，但起因可能与患者2个月前河豚中毒有关。河豚中毒发病很快，主要症状包括两方面，一是胃肠道的恶心、呕吐、腹痛、腹泻等；二是神经麻痹，口唇、舌尖、肢体麻木，甚至全身麻木，同时有共济失调、眼睑下垂、呼吸困难、心律失常等，严重者可导致死亡。如果及时治疗，一般不会留有后遗症，但如果中毒较为严重，治疗不及时，可能会留有震颤、抽搐、走路不稳、心悸、气短等后遗症。所以本案患者出现周身颤抖、头晕目眩、手足麻木等症时，考虑可能与之前河豚中毒有关。

对于大部分医生来说，可能都没有过救治河豚中毒患者的经验，脑海中也不会储备治疗河豚中毒的验方，但这并不妨碍辨证处方。中医看病关注的是患者机体在疾病中的状态与反应，因此只要有症可辨，我们就能够从临床的蛛丝马迹中找到线索。患者周身颤抖、头目眩晕、手足麻木，属于动风的表现，《素问·至真要大论篇》中指出"诸风掉眩皆属于肝"，也就是说通过取象比类的方法，眩晕、颤抖、抽搐等症状都具有风的特征，可以归属到肝木这一类。睡眠易惊醒也是肝胆系统疾病的常见表现，中医讲"胆主决断"，和人的勇怯有关，所以俗话才会用"胆大""胆小"来表述人的勇气和决断。因此胆病最常见的症状就是"胆怯易惊"，这类患者平素胆子小，在夜晚或者荒凉的地方常常会感到害怕。"易惊"是说的容易受到惊吓，比如走在马路上，身边突然冲过一辆车，或者突然有汽车鸣笛，这种突发的刺激会让他吓一跳，可能大多数人受到这样的惊吓，都能够在短时间内恢复正常，而胆病的人则很长时间处于惊恐状态，久久不能平复。所以睡眠易惊醒提示了"胆"有问题，这个问题可能是自身存在的，也可能是肝的问题影响到胆，结合前面的头晕目眩等症状，患者的病位在肝胆，而且很可能主要在肝。

肝风内动的原因有很多，但总体可分为虚实两种情况，实证主要是肝经的热很盛，导致热极生风；虚证则以阴血亏虚较为多见。这个患者单从症状上看不出虚实属性，但舌红、脉弦数都是肝经热盛的表现，因此刘老最终判断为肝经热盛动风，用凉肝息风的方法治疗，方子选用《通俗伤寒论》的羚角钩藤汤加味。原书用的是羚羊角片，本案用羚羊角粉，作用都一样。加入了当归，配合白芍滋养肝血以补肝体；龙骨、牡蛎既能够平肝潜阳，帮助治疗肝风内动，同时又具有重镇安神的功效，解决失眠易惊醒的问题。服药有效后，二诊白芍用量加倍，增强养血柔肝的作用；夏枯草则具有很好的清肝泻火明目的作用，《本草纲目》记载："夏枯草治目珠疼至夜则甚者，神效，或用苦寒药点之反甚者，亦神效。"用在这里主要是解决头目发胀的问题。

二、方剂

（一）文献记载

（1）《重订通俗伤寒论·六经方药》：羚角钩藤汤：凉肝息风法，俞氏经验方。

羚角片钱半（先煎），霜桑叶二钱，京川贝四钱（去心），鲜生地五钱，双钩藤三钱（后入），滁菊花三钱，茯神木三钱，生白芍三钱，生甘草八分，淡竹茹五钱（鲜刮，与羚角先煎代水）。

秀按：肝藏血而主筋。凡肝风上翔，症必头晕胀痛，耳鸣心悸，手足躁扰，甚则瘈疭，狂乱，痉厥，与夫孕妇子痫，产后惊风，病皆危险。故以羚、藤、桑、菊息风定痉为君。臣以川贝善治风痉，茯神木专平肝风。但火旺生风，风助火势，最易劫伤血液，尤必佐以芍、甘、鲜地酸甘化阴，滋血液以缓肝急。使以竹茹，不过以竹之脉络通人之脉络耳。此为凉肝息风，增液舒筋之良方。然惟便通者，但用甘咸静镇，酸泄清通，始能奏效；若便闭者，必须犀连承气，急泻肝火以息风，庶可救危于俄顷。

（2）《重订通俗伤寒论·伤寒本证》：邪热传入厥阴脏证……若火旺生风，风助火势，头晕目眩，胸胁胀痛，四肢厥冷，烦闷躁扰，甚则手足瘛疭，便泄不爽，溺赤涩痛，舌焦紫起刺，脉弦而劲，此肝风上翔，邪陷包络，厥深热亦深也。法当息风开窍，羚角钩藤汤加紫雪五分或八分急救之。

（3）《重订通俗伤寒论·伤寒兼证》：大头伤寒（一名大头瘟，俗称大头风，通称风温时毒）……弱少厥并受，时毒大盛，风火交煽，痉厥兼臻，速与羚角钩藤汤加犀角汁二瓢，金汁二两，童便一杯（冲），紫雪五分至八分，泻火息风以消毒，继与七鲜育阴汤，清滋津液以善后。

（4）《重订通俗伤寒论·伤寒夹证》：夹痰伤寒（一名风寒夹痰）……痰火烁肝，肝藏相火而主筋，轻则头晕耳鸣，嘈杂不寐，手足躁扰，甚发瘛疭。法当清火镇肝，羚角钩藤汤加减（冬桑叶、滁菊花各二钱、双钩藤、京川贝、茯神木、青蛤散各四钱绢包，天竺黄钱半，竹沥、童便各二瓢冲，先用羚羊角片、石决明一两煎汤代水）。

（5）《方剂学》：凉肝息风，增液舒筋。主治：热盛动风证。高热不退，烦闷躁扰，手足抽搐，发为痉厥，甚则神昏，舌绛而干，或舌焦起刺，脉弦而数；以及肝热风阳上逆，头晕胀痛，耳鸣心悸，面红如醉，或手足躁扰，甚则瘛疭，舌红，脉弦数。

（二）方剂讲解

《通俗伤寒论》是绍派伤寒的代表性著作，该书的序中说："吾绍伤寒有专科，名曰绍派。"《通俗伤寒论》并非注释仲景的《伤寒论》，而是借用仲景六经体系，将八纲、卫气营血、三焦等辨证方法汇入六经之中。将伤寒分为本证、兼证、夹证、坏证、复证，并详细论述其因、证、脉、治。其所谓的伤寒，是广义伤寒，内容涵盖各种外感发热疾病。

该书最初由俞根初编著，后来俞根初将手稿交给何秀山，何秀山在原稿基础上增加按语，称为"秀按"。此后又经何廉臣（何秀山之孙）增订（廉勘），1956年，徐荣斋重订《通俗伤寒论》，加容斋按，出版时定名为《重订通俗伤寒论》。可见该书凝聚了绍派伤寒几代人的心血，具有很高的价值。

羚角钩藤汤是俞根初的经验方，原载于《通俗伤寒论·六经方药》中的"清凉剂"当中，一共只有 10 味药。关于方剂的配伍意义，在秀按当中已经有了详细的说明，作为俞根初的好友，并且同为绍派伤寒大家的何秀山，对组方思想的把握应该是最为准确，我们就不做过多的解读了，不过其中有两个问题需要提醒大家注意。

首先就是息风定痉的四味君药，大体又可以分为两组，一是羚羊角与钩藤的组合，其中羚羊角药性颇寒，最擅清肺、肝二经之热；钩藤具有息风定惊的作用，用于肝风内动，惊痫抽搐，高热惊厥，感冒夹惊，小儿惊啼，妊娠子痫，头痛眩晕。这两个药配伍在一起，是最常用的平肝息风组合。第二组是桑叶、菊花，这两个药主要用来清肝热，由于是花、叶之类的药，质地很轻，所以具有轻清宣透的作用，除了清热，还能向外宣散透热，桑菊饮就是用的这一组合。所以 4 个药配伍在一起，兼具清与透两方面作用，对治疗各种火热证都是非常好的借鉴。

第二是川贝与竹茹两味药，除了何秀山先生讲的止痉和入络外，两个药都是很好的化痰药。患者本来是肝火炽盛，进一步发展，一方面伤阴，一方面动风，就形成了本证。但临床当中，很多肝火而致动风的患者，会合并夹痰的情况，也就是风火挟痰上攻。羚角钩藤汤中的川贝、竹茹在一定程度上已经照顾到这一方面，临床可根据实际挟痰的情况，适当加减。

在适应证方面，俞根初只说凉肝息风法，没有具体展开，何秀山在按语当中对此进行了补充。同时该书在"伤寒本证""兼证""夹证"当中也多次使用本方，但均根据具体情况，进行了相应的加减，我们逐个进行分析。

秀按当中补充的症状包括火热与动风两方面，虽然是肝火，但波及甚广，耳鸣、心悸、狂乱都是火热的问题，涉及心、肾二经。动风则表现为头晕胀痛、手足躁扰、瘛疭、痉厥、子痫、产后惊风等。《伤寒本证》当中还提到胸胁胀痛，四肢厥冷，便泄不爽，溺赤涩痛，舌焦紫起刺，脉弦而劲等。胸胁胀痛是肝经火热；四肢厥冷是火热内郁，阻遏气机；便泄不爽是热迫大肠；小便赤痛是热入膀胱。舌焦紫起刺，脉弦而劲，都是肝热炽盛的表现。这些症状的基础上，再加"烦闷躁扰"这就提示热邪陷入包络，进一步发展可能会出现神志昏迷，所以要加紫雪。《伤寒兼证》当中的大头伤寒，属于疫毒，所以要加犀角汁、金汁、童便等清热解毒。《伤寒夹证》中提出夹痰伤寒，在"廉勘"中提到"痰火烁肝"与我们前面说的"风火挟痰上攻"类似，所以加青蛤散、竹沥、天竺黄，增强涤痰的作用。

民国时期的张锡纯创镇肝熄风汤，也是治疗肝风，但主要是用来治疗中风。现在临床也多用来治疗胸痹、心痛、眩晕、耳鸣、不寐等病。很多医生也常用来治疗西医的高血压病。镇肝熄风汤主要是镇肝，所以用了赭石、龙骨、牡蛎等重镇药。其次为滋阴潜阳的龟板、玄参、天冬、白芍。总而言之是镇与潜的组合。再加上疏肝的川楝子，利胆的茵陈，引热下行的牛膝，消食和胃的麦芽，和中的甘草，这五味药主要是辅助作用，但整体照顾得很全面。由此可以看出，同样是治肝风，羚角钩藤汤用的是凉与息，是清热药与息风药的组合，用于肝火炽盛产生的肝风，是针对实证；镇肝熄风汤则是镇与潜，是重镇药与滋阴药的组合，用于阴虚阳亢的肝风，针对的是虚证，这一点需要在临床当中仔细体会。

（三）用方要点

病性：热盛动风。

病位：肝。

症状：高热，烦躁，头晕，耳鸣，瘛疭。

（四）学习启示

河豚中毒是一个很冷门的病，本身吃河豚的人就少，中毒的更少，不过在古代医籍当中，也有相关的记载。《本草纲目·卷四·诸毒》在"河豚毒"一条下记载："荻芽、芦花、蒌蒿、胡麻油、白扁豆、大豆汁、橄榄、五倍子（同白矾，水服）、槐花（水服）、橘皮（煮）、黑豆汁、紫苏汁、青黛汁、蓝汁、蜈蚣（解虫、鱼毒）、羊蹄叶（捣汁或煎，解胡夷鱼、檀胡鱼、鲑鱼毒）。"这些药是否真的有效，我没有机会尝试。如果不是看到这个河豚中毒的病案，也不会去查这些资料。所以很大的可能是，临床如果遇到这样的患者，知识储备肯定是不足的。

但中医就是这样神奇，临床当中我们没有见过，甚至完全不了解的疾病很多，但只要遇到，总能根据患者的临床表现，通过中医理论的分析，给出一个相对合理的治疗。归根结底，中医的理论从一开始就是以人为本。也就是常说的，中医看的是生病的人。民国时期的中医名家祝味菊就曾经说过，疾病种类繁多，一病而探出一种病原，一种病原而创制一种特效良药，仅为人类之一种理想。相比之下，虽然病原繁多，但人的本体只有一个，所以不论哪一种病原侵犯人体，我们重点观察机体的反应，给予相应的治疗即可。就如中医说的外感寒邪，可能对于西医而言是不同的细菌、病毒等，但在中医看来，其发展变化不离于六经。所以只要按照六经辨证给予相应的处理，自然可以治愈。

所以临床中的各种疾病，只要患者的身体能够做出反应，我们就可以根据这些反应进行辨证论治。即使遇到没有见过的疾病，只要患者的身体反应没有超出我们掌握的中医理论范畴，就一定能找到相应的治疗方法。这也是我们一直强调中医思维，强调辨证论治的原因。

镇肝熄风汤

治内中风证（亦名类中风，即西人所谓脑充血证），其脉弦长有力（即西医所谓血压过高），或上盛下虚，头目时常眩晕，或脑中时常作疼发热，或目胀耳鸣，或心中烦热，或时常噫气，或肢体渐觉不利，或口眼渐形歪斜，或面色如醉，甚或眩晕，至于颠仆，昏不知人，移时始醒，或醒后不能复原，精神短少，或肢体痿废，或成偏枯。

怀牛膝（一两） 生赭石（轧细，一两） 生龙骨（捣碎，五钱） 生牡蛎（捣碎，五钱） 生龟甲（捣碎，五钱） 生杭芍（五钱） 玄参（五钱） 天冬（五钱） 川楝子（捣碎，二钱） 生麦芽（二钱） 茵陈（二钱） 甘草（钱半）

心中热甚者，加生石膏一两。痰多者，加胆星二钱。尺脉重按虚者，加熟地黄八钱，净萸肉五钱。大便不实者，去龟甲、赭石，加赤石脂（喻嘉言谓石脂可代赭石）一两。

（《医学衷中参西录·治内外中风方》）